17.2.2020

PROF. DR. MED. THOMAS KURSCHEID

MEIN BLEIB-GESUND BUCH

Für jedes gesundheitliche Problem die richtige Lösung

Redaktionelle Mitarbeit:
Dr. med. Suzann Kirschner-Brouns

INHALT

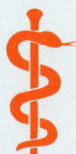

5 Vorwort: Gesundheit auf dem Prüfstand

Stress und Entspannung – die kostbare Balance

Gut leben im Gleichgewicht von Anspannen und Loslassen
9 Gar kein Stress ist auch keine Lösung!
10 *Machen Sie den Stresstest!*
14 Was ein Smartphone und ein Tiger gemeinsam haben
16 *Zwei Entspannungsmythen*
17 Erneuerbare Energie

Lifeline statt Deadline: Schützen Sie sich vor dem Dauerstress
19 Arteriosklerose und die Folgen
20 *Prävention von Herz-Kreislauf-Erkrankungen*
23 Die Gefahr Diabetes
25 Außer Betrieb: die gestresste Immunabwehr
25 Kopf- und Rückenschmerzen
25 Magen-Darm-Störungen
26 *Was hilft bei Alltagsbeschwerden?*
30 Wenn Stress uns »auf den Geist geht«
32 *Gesundheitstypen*

Das Steuer übernehmen: Strategien zur Stressbewältigung
35 Stopp! Bis hierher und nicht weiter
37 Schlafen gegen Stress
38 *Schlafen Sie gut!*
43 Meine besten Tipps für gesunden Schlaf
45 Innere Ruhe für mehr Resilienz
47 *Seele und Geist im Lot*
50 Kraft tanken in stressigen Zeiten
52 Meine Anti-Stress-Tipps

Gesunde Ernährung für Leib und Seele

Essen und Trinken mit Genuss und gutem Gewissen
59 Energiebasis Kohlenhydrate
60 Zucker: ein besonderer Stoff
61 *Den Darm füttern*
64 Eiweiße (Proteine)
65 *Starke Zähne*
69 Fette
71 Mikronährstoffe

Ein Korb voll guter Sachen: Gesundheit beginnt beim Einkaufen
75 Gemüse und Obst: je bunter, desto gesünder
77 Fleisch oder nicht Fleisch?
78 *Gesunder Stoffwechsel*
81 Superfoods: geballte Vitalstoffe
83 *Ihr Ernährungscheck*

Unser täglich Brot und die Gefahr metabolisches Syndrom
87 Starkes Übergewicht (Adipositas)
88 Fettstoffwechselstörung
89 Bluthochdruck
89 Diabetes Typ 2
90 Risiken und Nebenwirkungen

Gewicht im Griff, Gesundheit im Lot, gute Laune gratis dazu
93 Das Gewicht richtig beurteilen
94 Wie viel Energie benötigen Sie?
96 Energiebilanz im Lot
97 Essverhalten unter der Lupe
101 *Bauch und Kopf*

INHALT

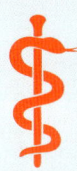

102 Stressfrei essen
106 *Die Rolle des Darms beim Abnehmen*
108 *Diäten unter der Lupe*
113 *Meine wirksamsten Tipps für die schlanke Linie*
114 *Meine Doc-Smoothies*

117 Bewegung – hopp … und top!

118 Der Weg zur Gesundheit führt zurück zu den Wurzeln
119 Seit Urzeiten mobil
120 *Ihr persönlicher Fitnesscheck*
122 Moderne Mangelware

124 Bewegung schützt uns gegen so gut wie jede Krankheit
125 Schutz gegen Herz-Kreislauf-Erkrankungen und Bluthochdruck
125 Schutz gegen Diabetes
126 Aktiv gegen Übergewicht
126 Schutz für Knochen, Gelenke und Muskeln
128 Stark gegen Krebs
128 Bewegung gegen Entzündungen
128 Bewegung hält Kopf und Körper jung

130 Los geht's: So kommen Sie (wieder) in Bewegung
131 Aller Anfang ist Motivation
133 *Schmerzfreie Gelenke*

136 Ausdauersport: So schaffen Sie sich gute Grundlagen
137 Ausdauersportarten, die ich empfehle
139 *Kalorienverbrauch in Bewegung*
140 (Neu-)Start nach Maß
140 Pulsfrequenzen
142 *Pulstabellen*
144 So kommen Sie »in die Gänge«
146 *Die Trainingsbereiche*
147 *Populäre Sportirrtümer*

148 Krafttraining für die Muskeln und den Stoffwechsel
149 6 Gründe für Krafttraining
151 So trainieren Sie effizient
160 Dehnübungen

162 Wellness-Moves: entspannter Körper, ausgeglichener Geist
162 Yoga-Asanas
164 Die Faszien pflegen
166 Bewegung am Arbeitsplatz
166 Entspannung für gestresste Augen

169 Was sagt der Arzt? Gesundheitscheck

170 Lieber vorsorgen als sich Sorgen machen
171 Was ist wirklich sinnvoll?
172 *Fruchtbarkeit und Hormonhaushalt*
175 Prävention
178 *Gesunde Haut*
184 *Blase, Niere, Männergesundheit*
190 Fitness-Check-up
191 Impfungen
192 Check-up mit dem Arbeitgeber
193 *Ausblick: Was erwartet uns?*

Service
196 Bücher und Adressen
198 Register
208 Impressum

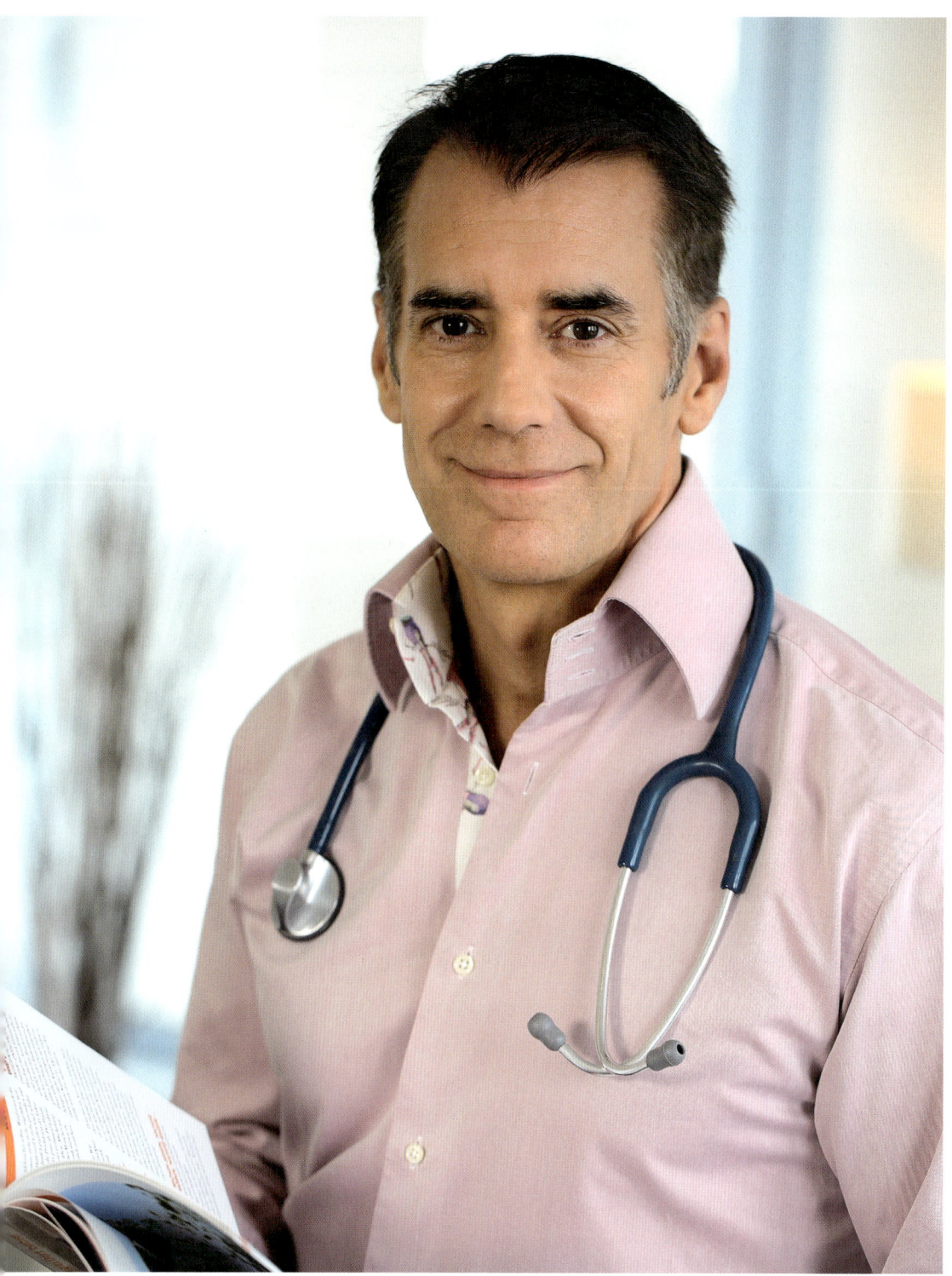

GESUNDHEIT AUF DEM PRÜFSTAND

Würden Sie auf der Autobahn freiwillig ohne Gurt, mit Alkohol im Blut und in einem Auto ohne TÜV in die Gegenrichtung fahren, da es ja heutzutage gute Autowerkstätten und Krankenhäuser gibt? Viele von uns gehen tatsächlich mit ihrer Gesundheit so um. Sie unterziehen ihre Muskeln und Gefäße, Stoffwechsel, Kopf und Herz einem ständigen Stresstest. Wird schon gutgehen! Das tut es auch oft sehr lange, aber irgendwann gibt die Sollbruchstelle unweigerlich nach.

Als ich vor 27 Jahren als junger Arzt auf der Krebsstation der Uniklinik Köln anfing, kam ich schnell ins Grübeln. Sind schwere Krankheiten erst einmal ausgebrochen, stößt die Medizin oft an ihre Grenzen. Wäre es da nicht sinnvoller, frühzeitig vorzubeugen, um möglichst lang – am besten ein ganzes Leben lang – gesund zu bleiben? Damals beschloss ich, mehr über Prävention, also Vorsorge und Vorbeugung, zu lernen, und studierte noch zusätzlich Gesundheitswissenschaften (Public Health). Als ich anschließend im Institut für Gesundheitsökonomie der Uni Köln arbeitete, wurde es mir anhand unserer Analysen noch deutlicher: Das Pferd wird im Gesundheitswesen von hinten aufgezäumt. Statt ausreichend Geld in die Prävention zu investieren, lassen Politik und Krankenkassen den Löwenanteil in die Reparaturmedizin fließen.

Natürlich liegt es an jedem Einzelnen von uns, die eigene Gesundheit – laut allen Umfragen unser höchstes Gut – zu erhalten. Doch vielen ist gar nicht bewusst, wie sehr sie dies selbst in der Hand haben. Außerdem ist es oft nicht leicht, die einmal gefassten guten Vorsätze im Alltag zu verwirklichen.

Dass sich genau das aber lohnt, belegen zahlreiche Studien eindrucksvoll. So wären zum Beispiel 50 bis 70 Prozent aller Todesfälle, die auf Krebs oder Herz-Kreislauf-Erkrankungen beruhen, durch vier einfache Maßnahmen vermeidbar: nicht rauchen, Normalgewicht bis höchstens leichtes Übergewicht halten, sich pro Woche 75 bis 150 Minuten bewegen und nicht mehr als 1 kleines Glas Wein oder Bier am Tag trinken.

Was ist daran so schwierig? Nun, vieles ist uns dann doch kurzfristig wichtiger als die Gesundheit. Das ist einfach menschlich. Erfolg im Job, das nächste Level beim Computerspiel oder Chips und Bier vor dem Fernseher triggern das mächtige Belohnungszentrum im Gehirn. Das alles müssen Sie sich auch gar nicht verbieten. Damit es langfristig keine Nebenwirkungen hat, sollten Sie sich aber gute Rahmenbedingungen schaffen. Finden Sie heraus: Was ergibt für Sie aus gesundheitlicher Sicht Sinn und bereitet Ihnen zugleich wirklich Spaß und Genuss – sodass Sie langfristig dabeibleiben, ohne sich ständig selbst überwinden zu müssen?

Mir und den anderen Mitwirkenden an diesem Buch ist es ein Anliegen, Sie auf jeder Stufe der Prävention zu stärken:

> **Primärprävention:** Wenn Sie gesund sind und es bleiben wollen.
> **Sekundärprävention:** Wenn Sie bereits Alarmzeichen sehen wie Bluthochdruck, hohe Cholesterinwerte oder eine Insulinresistenz (Vorstufe von Diabetes Typ 2).
> **Tertiärprävention:** Wenn Sie das Fortschreiten einer Erkrankung bremsen wollen. Das eine Leben, das wir haben, wird mit der richtigen Vorsorge länger und schöner!

Ihr Prof. Dr. med. Thomas Kurscheid

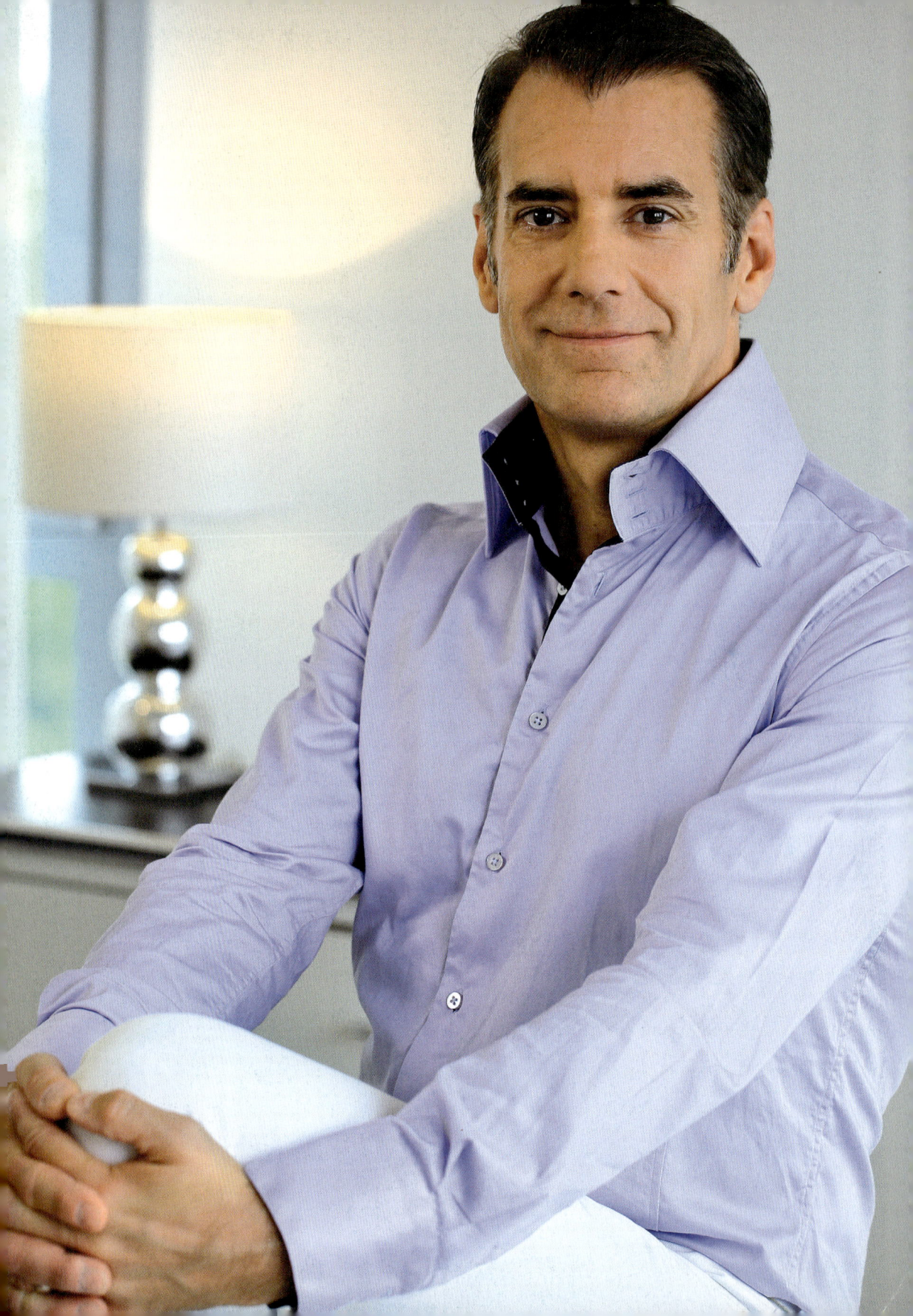

1
STRESS UND ENTSPANNUNG
DIE KOSTBARE BALANCE

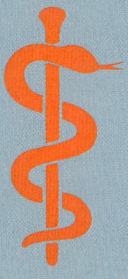

Wer mitten im Leben steht, muss sich auch mal lang machen! Lesen Sie, wie Anti-Stress-Maßnahmen vor Überlastung und Burnout schützen, Gesundheit und Lebensfreude erhalten.

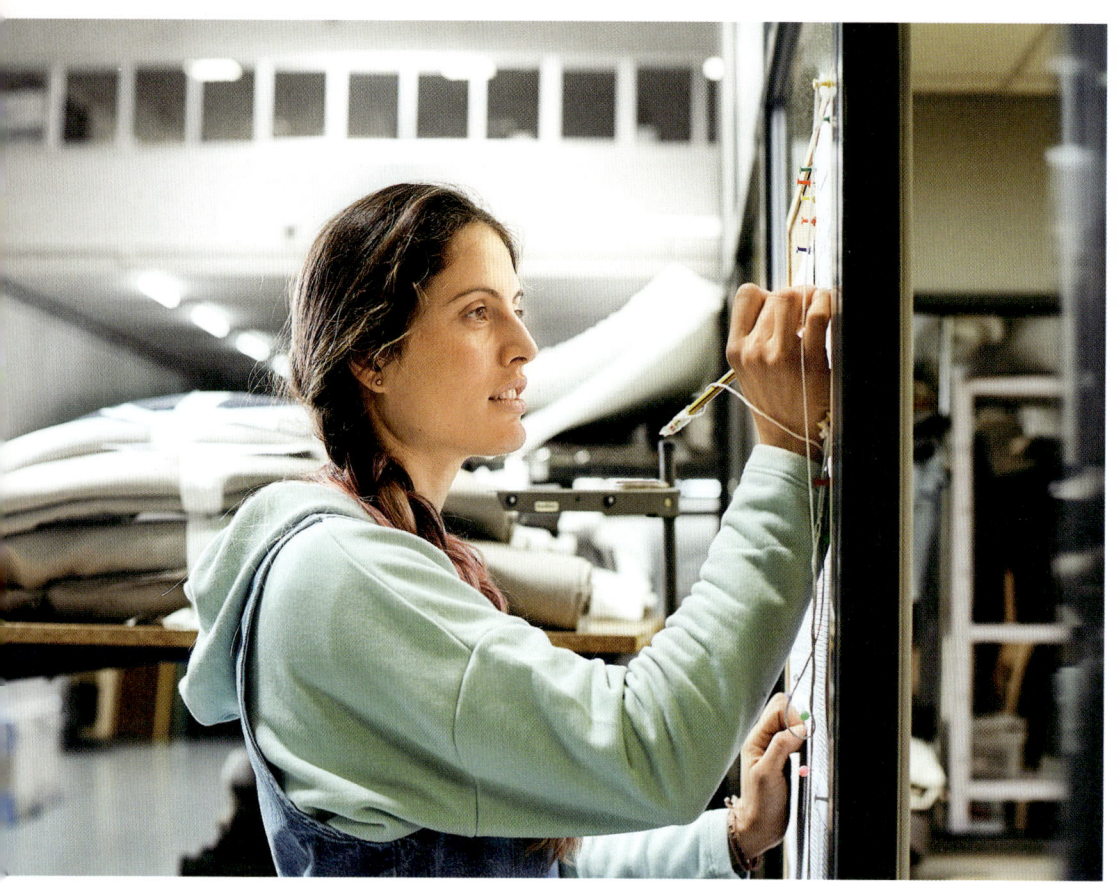

GUT LEBEN IM GLEICH-GEWICHT VON ANSPANNEN UND LOSLASSEN

Weniger Stress oder am besten gar keiner: Das wünschen wir uns vermutlich alle. Doch Stress im richtigen Maße ist ein wichtiger Lebensanreiz. Deshalb ist der Königsweg: gut leben mit dem Stress. Das geht, wenn man es schafft, die Balance zwischen Stress und Erholung zu halten. Auf den folgenden Seiten lesen Sie, wie das gelingen kann. Ich zeige Ihnen, wie Sie typische Anzeichen dafür, dass Ihre Gesundheit durch Belastungen im Alltag gefährdet ist, rechtzeitig erkennen. Das gibt Ihnen erste Anhaltspunkte dafür, wie Sie gegensteuern oder im Notfall auch die Reißleine ziehen können. Denn lang anhaltender Stress ohne Ausgleich – über Wochen, Monate oder gar Jahre – hat stärkere gesundheitliche Auswirkungen, als viele denken. Auf der anderen Seite wird oft vergessen, wie wirkungsvoll schon kleine, einfache Gegenmaßnahmen sind.

GAR KEIN STRESS IST AUCH KEINE LÖSUNG!

Gegensätze ziehen sich an und ergänzen sich. Genauso wie auf Stress eine Phase der Entspannung folgen muss, damit wir gesund bleiben, schützt ein gewisses Maß an Aktivierung und Aufregung vor krankmachender Langeweile. Denken Sie nur einmal an den typischen langen Strandurlaub: So schön es sein kann, einfach mal gar nichts tun zu müssen, sondern nur in der Sonne zu liegen und zu lesen – irgendwann kommt die Lust auf Bewegung wieder, auf Aktion, auf geistige Anregung. Solch positiven Stress (Eustress) erleben wir zum Beispiel auch, wenn wir verliebt sind, mit Freunden eine Reise planen, mit Feuereifer bei einem Kartenspiel dabei sind – oder in der Arbeit mit Freude eine neue Aufgabe angehen.

Ja, wer müde ist, braucht Schlaf, aber wer ausgeschlafen hat, sollte aufstehen. Damit Körper und Geist gesund bleiben, müssen wir sie benützen! In diesem Sinne kann auch zu wenig Anstrengung wiederum Stress bedeuten. Mehr dazu, wie Sie die Balance wiederherstellen, lesen Sie ab Seite 34.

EINE INDIVIDUELLE SACHE

Wie genau die gesunde Balance zwischen Anstrengung und Erholung aussieht, ist bei jedem Menschen anders. Ihr Partner benötigt vielleicht weniger Schlaf als Sie oder umgekehrt. Der eine Arbeitskollege werkelt von frühmorgens bis zur Mittagspause voller Elan und ohne jedes Anzeichen von Müdigkeit, der andere ist schon nach zwei Telefonaten reif für eine Pause.

Um herauszufinden, was es für Sie bedeutet, in Balance zu sein, können Sie den Test ab Seite 10 nutzen. Er gibt wertvolle Anhaltspunkte, denn oft unterschätzen wir unser Tagespensum und können gar nicht verstehen, warum wir so erschöpft sind.

WENN ES ZU VIEL WIRD

Beobachten Sie sich einmal im Tagesverlauf und prüfen Sie, was von den folgenden Anzeichen auf Sie zutrifft:

> Sie schlafen schlecht, weil das Gedankenkreisen nicht aufhört?

> Sie liegen todmüde im Bett, können aber nicht einschlafen und fühlen sich morgens wie gerädert? Sie sind reizbar oder können sich über nichts mehr richtig freuen?

> Sie erkennen sich vielleicht gar nicht mehr richtig wieder in Ihrem Umgang mit anderen Menschen?

> Sie leiden unter unbestimmten Angstgefühlen bis hin zu Panikattacken?

Dies sind deutliche Anzeichen, dass negativer Stress (Distress) Ihr Leben im Griff hat und dass Sie für mehr Ausgewogenheit sorgen sollten. Erst recht gilt das, wenn auch auf der körperlichen Ebene bereits stressbedingte Beschwerden auftreten (siehe Kasten Seite 17).

»Nichts wird so oft unwiederbringlich versäumt wie eine Gelegenheit, die sich täglich bietet.«

Marie von Ebner-Eschenbach

MACHEN SIE DEN STRESSTEST!

Auf diesen Seiten können Sie sich gezielt bewusst machen, welche wichtigen Bereiche Ihres Lebens mehr oder weniger stark von Stress belastet sind. Kreuzen Sie jeweils an, was auf Ihren Alltag zutrifft. Für jedes »Stimmt« vergeben Sie 3 Stresspunkte, für jedes »Stimmt zum Teil« 1 und für jedes »Stimmt nicht« 0. Auf Seite 13 finden Sie die Auswertung.

SCHLAF	STIMMT	STIMMT ZUM TEIL	STIMMT NICHT
Es fällt mir schwer einzuschlafen, mir geht zu viel durch den Kopf und ich bin unruhig.			
Ich kann nicht durchschlafen. Ich wache nachts auf und grübele.			
Ich schlafe sehr unregelmäßig, je nachdem, wie viel zu tun ist.			
Ich wache morgens schon müde auf.			
Ich bin tagsüber oft müde und erschöpft, mir fehlt dann einfach der »Drive«.			

ENTSPANNUNG	STIMMT	STIMMT ZUM TEIL	STIMMT NICHT
Es gibt in meinem Tagesablauf kaum Zeiten ohne Verpflichtungen.			
Freizeit und Urlaub kommen bei mir regelmäßig zu kurz.			
Mir fehlt eine wirksame Entspannungsmethode.			
Meine geistigen Interessen treten gegenüber meinen Pflichten in den Hintergrund.			
Ich habe kaum Zeit für Familie und Freunde.			

LEBENSEINSTELLUNG	STIMMT	STIMMT ZUM TEIL	STIMMT NICHT
Ich befürchte jeden Morgen, mein Tagespensum nicht zu schaffen.			
Ungewissheit macht mir Angst.			
Überraschungen mag ich gar nicht, denn meist sind es keine guten.			
Wenn Probleme auftreten, fürchte ich oft automatisch, keine Lösung zu finden.			
Ich blicke generell eher pessimistisch in die Zukunft.			

GESUNDHEIT UND FITNESS	STIMMT	STIMMT ZUM TEIL	STIMMT NICHT
Ich leide unter Beschwerden wie Kopfweh, Bauchschmerzen, Übelkeit oder Rückenschmerzen.			
Ich leide unter einer chronischen Krankheit.			
Stress im Alltag macht meine Beschwerden regelmäßig schlimmer.			
Mein Tagesrhythmus (Schlafen, Essen …) ist unregelmäßig.			
Ich esse oft ungesund oder nebenbei.			
Ich habe ungesunde Angewohnheiten wie Rauchen oder zu viel Alkohol.			
Mir fehlt Bewegung. Ich komme schon beim Treppensteigen außer Atem.			

BERUFSTÄTIGKEIT	STIMMT	STIMMT ZUM TEIL	STIMMT NICHT
Ich kann bei der Arbeit wenig selbst entscheiden und gestalten.			
Ich muss einem engen Zeitplan folgen.			
Mein Tagespensum ist regelmäßig zu hoch.			
Ich habe viele Dinge gleichzeitig zu tun und kann selten etwas abschließen.			
Die äußeren Bedingungen an meiner Arbeitsstelle lassen zu wünschen übrig.			
Der Umgang mit Kollegen, Auftraggebern oder Klienten raubt mir Kraft.			
Ich habe wenig Freude an meiner Arbeit und wünsche mir eine andere Tätigkeit.			
Ich bin arbeitslos oder habe ständig wechselnde Arbeitsstellen.			
Ich mache mir Sorgen, wie ich finanziell über die Runden kommen soll.			

PRIVATE BEZIEHUNGEN	STIMMT	STIMMT ZUM TEIL	STIMMT NICHT
Ich fühle mich einsam.			
Es gibt in meinem privaten Umfeld Konflikte, die mich stark belasten.			
Ich gebe mehr, als ich bekomme.			
Ich wünsche mir mehr Wertschätzung.			
Mir fehlt jemand, mit dem ich reden kann.			

AUSWERTUNG

Generell gilt: Überall dort, wo Sie drei Punkte haben, besteht Bedarf für eine bewusste Veränderung. Damit aus einzelnen Problemen keine hartnäckigen Belastungen werden, die umso schwerer aus der Welt zu schaffen sind.

0 BIS 7 PUNKTE

Glückwunsch! Ihre Work-Life-Balance scheint in Ordnung zu sein. Das ist heutzutage etwas Besonderes. Sie sind dementsprechend im Großen und Ganzen zufrieden mit Ihrem Leben. Einzelne Probleme können Sie mit Ihren Ressourcen gut ausgleichen.

Suchen Sie dennoch Lösungen für eventuell stressbelastete Bereiche, damit sich kleinere Probleme nicht zu großen auswachsen! Vergessen Sie nicht, sich regelmäßig gezielt zu entspannen. In diesem Buch finden Sie viele hilfreiche Tipps.

8 BIS 32 PUNKTE

In Ihrem Leben gibt es offenbar durchaus noch einige Bereiche, die nicht stark von Stress belastet sind. Dennoch gibt es auch Warnsignale dafür, dass Sie auf eine Überlastung zusteuern könnten.

Achten Sie darauf, sich regelmäßiger und häufiger zu entspannen, um nicht langfristig in den Burnout zu geraten. Überlegen Sie anhand Ihrer Antworten jeweils gezielt, wie Sie Ihren Alltag vereinfachen und gesünder leben können. In diesem Buch finden Sie zahlreiche Anregungen dafür.

33 BIS 108 PUNKTE

Achtung: Was Sie täglich an Stress wegstecken, ist dabei, Ihre Gesundheit und nicht zuletzt auch Ihre Lebensfreude zu gefährden – das gilt natürlich umso mehr für die Bereiche, bei denen Sie im Test die meisten »Stresspunkte« gesammelt haben.

Versuchen Sie, in kleinen Schritten vor allem die 3-Punkte-Stressfaktoren zu beheben oder zumindest abzuschwächen. Machen Sie öfter eine Pause, um durchzuatmen und sich wieder Ihrer kleinen und großen Lebensziele bewusst zu werden. Erlernen Sie eine wirkungsvolle Entspannungsmethode. Am besten, Sie melden sich gleich für einen Kurs an! Einige hilfreiche Buchtipps und Adressen finden Sie auf Seite 196 und 197.

Achten Sie auf ausreichenden und guten Schlaf. Dazu gehört vor allem auch, dass Sie nach Feierabend und vor dem Zubettgehen einen – oder mehrere – Gänge herunterschalten.

Suchen Sie gegebenenfalls das Gespräch mit Ihrem Vorgesetzten, um gemeinsam einen Weg zu finden, wie sich der Arbeitsablauf zufriedenstellender und stressärmer gestalten lassen kann. Machen Sie deutlich, dass davon auf jeden Fall beide Seiten profitieren werden.

WAS EIN SMARTPHONE UND EIN TIGER GEMEINSAM HABEN

Um zu verstehen, warum ständiger Stress so schädlich sein kann, muss man wissen, was dabei eigentlich im Körper passiert.
Die Stressreaktion ist ein urzeitlicher Überlebensreflex. Unsere Ahnen mussten bei der Nahrungssuche auf die Jagd gehen und dabei auch noch mit gefährlichen Tieren wie dem Säbelzahntiger um die begehrte Beute streiten. Oft hieß es in Sekundenbruchteilen entscheiden: Beute machen, kämpfen oder fliehen? Für alle diese Reaktionen musste sich der Körper in der gleichen Weise bereit machen: sofortige Ausschüttung der Aktivitätshormone Adrenalin und Cortisol sowie von schmerzhemmenden Endorphinen, Anstieg von Blutdruck und Puls, Aktivierung der Muskulatur, Erweiterung der Pupillen, schärferes Sehen, beschleunigte, flache Atmung, schnellere Blutgerinnung für den Fall einer Verletzung. Gleichzeitig wurden alle Körperfunktionen, für die in der Stresssituation keine Energie verschwendet werden durfte, ruhiggestellt wie zum Beispiel das Verdauungssystem. Der gesamte Organismus war auf Höchstleistung getrimmt zum Zwecke des Überlebens.

BEI DER EVOLUTION NICHT MITGEMACHT

Was uns heute kaum bewusst ist: Die oben beschriebenen körperlichen Reaktionen laufen in Stresssituationen immer noch genauso ab. Nur dass heute selten ein wildes Tier der Auslöser ist – vielmehr sind es der kontrollierende Chef, der wenig hilfreiche Kollege, der Termindruck und all die kleinen und großen Aufgaben, die alle gleichzeitig erledigt werden wollen. Hinzu kommen die Quälgeister unserer Zeit wie Bildschirm-Pop-ups und Handygepiepse oder die verspätete, überfüllte U-Bahn. Auch bei der Schnäppchenjagd und im Straßenverkehr sind es immer die gleichen Symptome, die den Kampf um die Ressourcen kennzeichnen.

Wem ist der Wunsch nicht vertraut, in einer Stresssituation die Beine in die Hand zu nehmen und sich aus dem Staub zu machen oder mit voller Kraft um sich zu schlagen? Während die Fluchtreaktion vielleicht noch im Privatleben durchgehen mag (die Anzahl der Singles in Großstädten steigt nicht von ungefähr kontinuierlich an) – aus dem Büro rennt trotzdem nicht so häufig jemand schreiend raus und lässt alles stehen und liegen. Auch dem Kampfreflex nachzugeben ist im Alltag doch eher unüblich, in jedem Fall gewiss nicht karriereförderlich.

Der Stress zeigt sich heute nicht mehr in Gestalt des Tigers. Stressauslöser (Stressoren) warten in unserer sich immer schneller drehenden digitalen Welt unaufhörlich auf uns. Konnte man sich vor ein paar Jahrzehnten für die Beantwortung eines Geschäftsbriefes auf dem Postweg oder als Fax noch mehrere Tage oder gar Wochen Zeit lassen, so geht es heute um Minuten. Der E-Mail-Eingang muss permanent abgearbeitet werden, der Kunde erwartet das Angebot noch heute, der Vorgesetzte eine sofortige Stellungnahme … Mehrere Stunden ungestört an einer Sache arbeiten zu können, wird zum Luxus.

Dass wir tatsächlich mehrere Dinge gleichzeitig tun können, ist ein Mythos. In Wirklichkeit schaltet unsere Aufmerksamkeit in Sekundenbruchteilen zwischen den Aufgaben hin und her. Als ob Sie mit der Fernbedienung im Techno-Rhythmus das Fernsehprogramm wechseln würden. Stress pur für das Gehirn!

Dieselbe Dynamik erzeugt die ständige Erreichbarkeit über das Handy. Früher verließ man das Büro oder fuhr in die Ferien und war dann mal weg – oft wochenlang. Heute geraten viele Menschen allein bei dem Gedanken daran, das Handy zu verlieren oder in eine Gegend ohne Mobilfunknetz zu reisen, regelrecht in Panik. Mit dem Smartphone in der Tasche sind wir quasi immer in Alarmbereitschaft. Wir Mediziner bezeichnen diesen Zustand als Dauerstress.

PAUSE MACHEN: MISSION IMPOSSIBLE?

Gesundheitsgefährdend ist der Dauerstress nicht nur durch die unaufhörliche Belastung, sondern auch durch den damit einhergehenden Mangel an echter Entspannung. Im Unterschied zu früher kämpfen wir heute mit den Langzeitfolgen von Stress. Denn unseren Vorfahren gelang es, die Stresshormone effektiv wieder abzubauen und den Organismus zurück in den Normalbetrieb zu schalten, denn das geschieht durch Bewegung automatisch. Darum hatte die Stressreaktion in der Steinzeit keine negativen Langzeitwirkungen. Im Anschluss an Flucht, Kampf oder Beutefang stellte sich ein Gefühl der tiefen Entspannung ein. Unsere Vorfahren kehrten zurück in den geselligen Kreis des Clans und im besten Fall versammelte man sich ums Lagerfeuer zum gemeinsamen Verspeisen der erbeuteten Nahrung. Dabei wurden auch noch die letzten im Körper kursierenden Stresshormone quasi von selbst abgebaut, die Blutgefäße weiteten sich wieder, der Blutdruck sank auf das Normalmaß, der Puls beruhigte sich und die Muskeln entspannten sich.

Im Vergleich mit dem typischen modernen Tagesablauf wird schnell klar, warum das Runterfahren heute kaum noch gelingt: Zum einen können wir auf eine Stresssituation selten mit ausgiebiger Bewegung reagieren, können weder wegrennen noch kämpfen. Zum anderen fehlt häufig die Entspannung nach der Anspannung. Der Hauptgrund ist, dass viele auch nach Feierabend ihr Smartphone nicht weglegen und den Abend wieder vor Bildschirmen verbringen statt etwa beim Plaudern und gemütlichen Speisen. Der digitale Säbelzahntiger zeigt seine Zähne permanent.

TELEFONTERROR

Im Rahmen des Mental-Balance-Projektes werten der Psychologe Christian Montag und sein Team von der Universität Bonn seit 2014 das Verhalten von 60 000 Smartphonenutzern in Deutschland aus. Aktueller Stand: Jeder Nutzer schaut 88-mal am Tag auf sein Handy, alle 12 bis 18 Minuten wird das Smartphone gecheckt und die Tätigkeit unterbrochen, mit der man gerade zugange ist. Das lässt nach Feierabend nicht nach, im Gegenteil: 82 Prozent der Deutschen benutzen ihr Handy intensiv zwischen 18 und 24 Uhr. Die Grenze zwischen Büro und Zuhause ist längst verschwommen, der Körper bleibt im Arbeitsstressmodus. Spätestens wenn man irrtümlich glaubt, einen Signalton gehört zu haben, und das Mobiltelefon panisch zückt, ist es Zeit, etwas zu ändern.

ZWEI ENTSPANNUNGSMYTHEN

»Pause – jetzt erst mal eine Zigarette!«
Hilft die aber wirklich dabei, Stress abzubauen,
oder ist der entspannende Effekt von Nikotin sowie
auch von Alkohol nur eine Illusion?

ZIGARETTEN: ZU RECHT »OUT«

Das Gehirn eines Rauchers hat gelernt, Entspannung mit Nikotinzufuhr zu verknüpfen. Was könnte die Zigarette ersetzen, die es ermöglicht, für einen Moment den Arbeitsplatz zu verlassen, einen Kaffee zu trinken oder einen Plausch zu halten? Auch nach Feierabend symbolisiert die Zigarette bei einem wohlverdienten Drink Erholung. Doch diese gaukelt das Nikotin dem Raucher nur vor. Der Entspannungseffekt beim erneuten Griff zur Zigarette beruht lediglich darauf, dass die Anspannung nachlässt, die durch den Entzug entstanden ist. Rauchen ist also ein zusätzlicher Stressfaktor, dem wir uns aussetzen.

Zigaretten machen – neben ihren sonstigen schädlichen Wirkungen, auf die wir noch eingehen werden – körperlich wie psychisch stark abhängig, dafür ist das Nervengift Nikotin in Verbindung mit anderen Stoffen im Tabakrauch verantwortlich. Etwas günstiger zu beurteilen sind E-Zigaretten, da sie statt mit Verbrennung mit Verdampfung funktionieren. Das spart schon mal mindestens 80 Prozent der eingeatmeten Schadstoffe. Allerdings gibt es dazu noch keine Langzeitstudien. Am besten ist ein kompletter Verzicht.

ALKOHOL: HAPPY HOURS?

Mit Sekt wird auf einen Erfolg angestoßen, zum Drei-Gänge-Menü gehört eine Flasche Wein und zum Feierabend ein Bier. Die entspannende, beruhigende Wirkung von Alkohol beruht darauf, dass er die Erregung bestimmter Nervenzellen dämpft sowie die Ausschüttung von Stresshormonen herunterreguliert. Außerdem werden Endorphine freigesetzt, also Glückshormone. Allerdings hält die Entspannung nur zwei Stunden nach dem Genuss an, danach kehren Körper und Geist auf ihre vorherigen Stresslevel zurück. Besonders in stressigen Zeiten ist die Verführung groß, nachzufüllen und den Pegel wieder zu heben. Doch Achtung: Neben all seinen schädlichen Wirkungen für den Körper, auf die wir noch eingehen, verändert ein regelmäßig zu hoher Alkoholkonsum die Persönlichkeit. Wenn Abschalten nur noch mit Alkohol möglich ist, drohen Sie in den Burnout zu schlittern.

Mein Rat: Mäßigen Sie gegebenenfalls Ihren Kaffeekonsum, eventuell benötigen Sie Alkohol als Gegenmittel zum aufputschenden Koffein. Genießen Sie Alkohol nur als besonderes Extra und nutzen Sie zur Entspannung lieber Sport, Yoga oder Meditation.

ERNEUERBARE ENERGIE

Leben ohne Pause bedeutet, dass Sie mit zu hoher Drehzahl durchs Leben sausen und den Fuß auch dann nicht vom Gaspedal nehmen, wenn Sie zurück in der heimischen Garage sind. Wie den Automotor verschleißt das auch den menschlichen Organismus vorzeitig. Körper und Geist müssen die Möglichkeit haben zu verstehen, dass sie sich nach einem arbeitsreichen Tag erholen können. Das Rentier ist sozusagen erlegt, die Fressfeinde sind besiegt und das Feuer ist angeschürt. Alles, was heute zu schaffen war, ist geschafft. »Heute kann ich nichts mehr reißen, morgen früh geht's weiter« – wer das verinnerlicht, kann loslassen. Das klingt so einfach, ist es aber nicht immer. Zu viele Gedanken, Grübeleien und Stresshormone begleiten uns noch.

Weil das tägliche Runterschalten nicht nur gesundheitsförderlich, sondern geradezu überlebensnotwendig ist, sollten Sie ein passendes Ritual finden: um den See joggen, einen flotten Spaziergang durch den Park machen oder einfach mit dem Fahrrad von der Arbeit nach Hause fahren. Ist auf diese Weise der Stresslevel durch die Bewegung erst einmal heruntergefahren, entspannt es sich bestens auf dem Balkon, mit Zeitung oder Buch auf der Couch, am schön gedeckten Esstisch (ob gemütlich allein, romantisch zu zweit, mit Freunden, Nachbarn oder der Familie). Muße und Zeit – das klingt zu schön, um wahr zu sein? Nur Mut! Die tägliche Auszeit schenkt Ihnen so viel Energie, dass Sie am nächsten Tag Ihre Aufgaben fast in der halben Zeit schaffen. Mehr praktische Tipps zu diesem Thema finden Sie ab Seite 34.

Achten Sie auf Erschöpfungssignale wie die folgenden und legen Sie rechtzeitig Pausen ein, um nicht langfristig in den Burnout zu steuern:
> Herzrasen, das nicht nach einer Weile wieder nachlässt.
> Kopfschmerzen, Schwindelgefühle, Hörsturz.
> Flacher Atem bis hin zu Atemnot.
> Magenschmerzen, Bauchweh, Verdauungsbeschwerden.
> Ein verändertes Essverhalten und Übergewicht oder ungewollter Gewichtsverlust, Abmagerung.
> Konzentrationsmangel, schnelle Ermüdbarkeit.
> Gefühl der Leere im Kopf, Nervosität, unbestimmte Ängste.
> Reizbarkeit, Aggressivität.
> Gedrückte Stimmung, Teilnahmslosigkeit, Verlust an Lebensfreude.
Pflegen Sie einen verantwortungsvollen Umgang mit Ihren Kräften, das ist übrigens auch im Interesse Ihres Arbeitgebers. Bei Beschwerden, die über einen längeren Zeitraum auftreten, sollten Sie den Arzt zur Abklärung aufsuchen, bei sehr heftigen, akuten Beschwerden sofort!

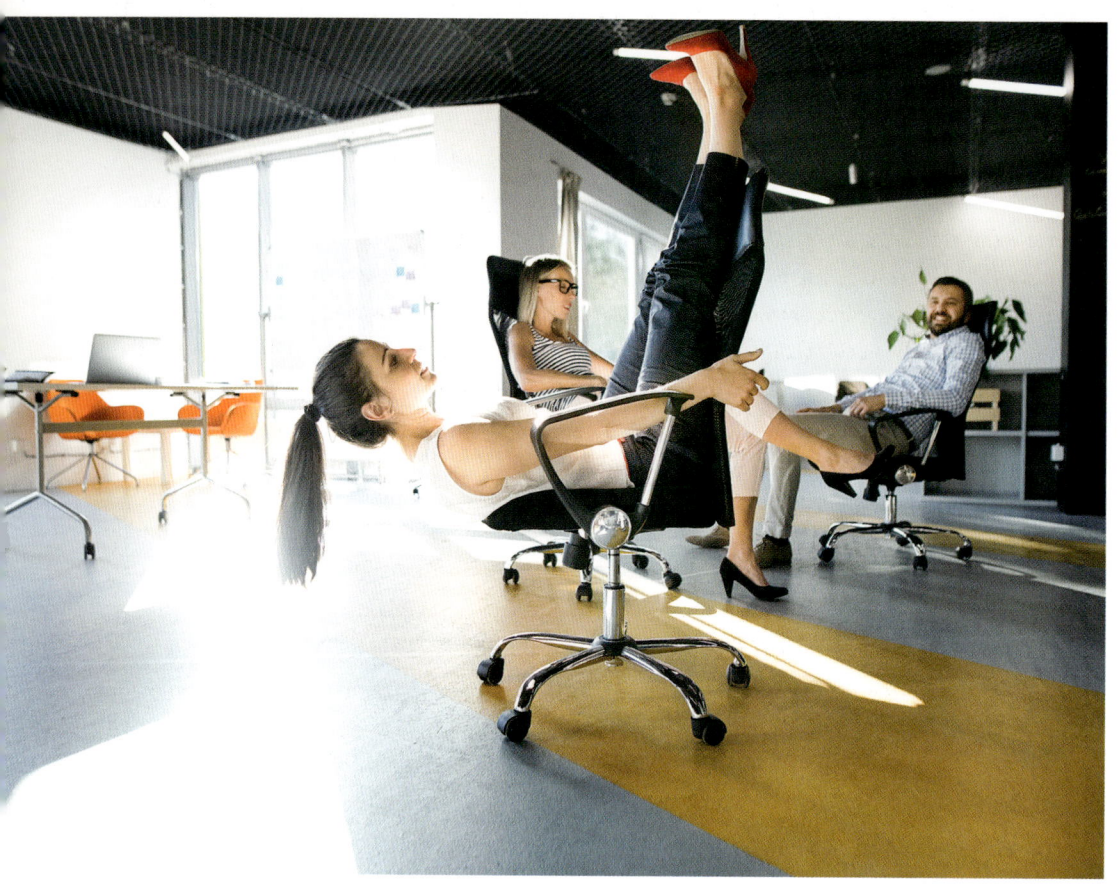

LIFELINE STATT DEADLINE: SCHÜTZEN SIE SICH VOR DEM DAUERSTRESS

Stress bewirkt, wie auf Seite 14 beschrieben, eine Freisetzung von Hormonen im Körper. Zuständig dafür sind Hypothalamus – die Schaltzentrale im Gehirn –, Hirnanhangdrüse (Hypophyse) und Nebennieren. Kurzfristig ist die Hormonausschüttung sinnvoll, leistungssteigernd und lebensnotwendig. Körper und Geist sind hellwach und imstande, für eine gewisse Zeit außergewöhnliche Leistungen zu erbringen. Das half den Steinzeitmenschen beim Überleben und ist auch heute wichtig. So manche Theaterpremiere würde ohne Stressreaktion wegen Lampenfieber abgesagt, Deadlines würden nicht erreicht. Doch wir übertreiben es und wollen den Hochleistungszustand beibehalten. Die Stresshormone tun uns den vermeintlichen Gefallen und bleiben dauerhaft im Körper. Das lässt auf lange Sicht die Leistungskurve abfallen und zerstört unsere Gesundheit.

ARTERIOSKLEROSE UND DIE FOLGEN

Wenn ständig Stresshormone im Körper kursieren, sorgt das für einen dauerhaft erhöhten Blutdruck und ein dauerhaft aktiviertes Blutgerinnungssystem. In Verbindung mit einem auch stressbedingt ungesunden Lebensstil (zu wenig Bewegung, ungesunde Ernährung, Übergewicht) führt das in vielen Fällen langfristig zu Arteriosklerose. Dies ist eine Verengung und Verhärtung von Blutgefäßen durch Ablagerungen an den Gefäßinnenwänden. Besonders häufig betroffen sind die Herzkranzgefäße (koronare Herzkrankheit). Die Folge ist ein stark erhöhtes Risiko für lebensbedrohliche Erkrankungen wie Herzinfarkt und Schlaganfall. Weitere Risikofaktoren wie Diabetes und erhöhte Cholesterinwerte erhöhen die Gefahr nicht nur zusätzlich, sondern werden auch selbst zur Bedrohung.

SCHLEICHENDE GEFAHR

Eine Arteriosklerose entwickelt sich nicht plötzlich, sondern über Jahre und Jahrzehnte. Wenn ihr frühzeitig entgegengesteuert wird – vor allem mit Ausdauersport, einer gesunden Ernährung und effektiver Entspannung –, können die Veränderungen in den Arterien noch umgekehrt werden. Die Blutgefäße gewinnen dann ihre Elastizität zurück und können ihre Aufgabe, den Körper mit Sauerstoff und Nährstoffen zu versorgen, wieder in ausreichendem Maße wahrnehmen.

KLEINE SCHRITTE, GROSSE WIRKUNG

Sie sehen: Ein Risikofaktor kommt selten allein. Alle Faktoren bedingen und verstärken einander (siehe metabolisches Syndrom, ab Seite 86). Im Umkehrschluss heißt das aber auch, dass schon kleine Veränderungen im Lebensstil – zum Beispiel ein täglicher Spaziergang, bei dem die Stresshormone abgebaut werden – große Wirkung haben können. Eine positive Veränderung zieht weitere nach sich, etwa einen ausgeglichenen Blutzuckerspiegel und dadurch weniger Hunger und eine gesündere Ernährung (siehe ab Seite 57).

KRANK MIT ÜBERSTUNDEN

In einer großen Übersichtsstudie wurden 2015 Daten von über 600 000 Menschen hinsichtlich des Zusammenhangs zwischen langer Arbeitszeit und koronarer Herzerkrankung sowie Schlaganfall untersucht. Die eindeutige Aussage der im hoch angesehenen Medizinjournal The Lancet veröffentlichten Ergebnisse lautet: Das Risiko vor allem für einen Schlaganfall steigt mit zunehmender Wochenarbeitszeit (41 bis 48 Stunden beziehungsweise über 50 Stunden) deutlich an.
Eine japanische Studie mit 5000 Mitarbeitern ergab, dass nach fünf Stunden Arbeit am Computer ohne Pausen die Depressionskurve ansteigt. Schuld scheinen vor allem die vielen Informationen und das ständige Switchen bei der Onlinearbeit zu sein, sie überfordern den Geist. Er wird müde und frustriert. Vor allem bei Multitasking sinkt die Leistungskurve rapide ab.

PRÄVENTION VON HERZ-KREISLAUF-ERKRANKUNGEN

Dr. med. Anselm K. Gitt, Facharzt für Innere Medizin, Kardiologie, Interventionelle Kardiologie, Intensivmedizin; Herzzentrum Ludwigshafen.

WARUM SIND HERZ-KREISLAUF-ERKRANKUNGEN SO VERBREITET UND SO GEFÄHRLICH?

Weltweit sind Herz-Kreislauf-Erkrankungen in der Tat die häufigste Todesursache im Erwachsenenalter. Ganz besondere Bedeutung hat die koronare Herzerkrankung (KHK), bei der es infolge von Verengungen der Herzkranzgefäße, die den Herzmuskel mit sauerstoffreichem Blut versorgen, zu einer Mangeldurchblutung des Herzens kommt. Die Verengung der Herzkranzgefäße wird durch die sogenannte Arteriosklerose (der Fachbegriff heißt Atherosklerose) verursacht, eine krankhafte Einlagerung von Fettstoffen in die innere Wandschicht der arteriellen Blutgefäße. Ab einem gewissen Grad der Verengung führt diese zu einer Mangeldurchblutung des Herzens – zunächst nur bei körperlicher Anstrengung –, die von den Patienten als Engegefühl in der Brust oder auch als Kurzatmigkeit empfunden wird. Akute Komplikationen der koronaren Herzerkrankung sind der akute Myokardinfarkt (Herzinfarkt) und der plötzliche Herztod. In Deutschland gibt es derzeit rund 6 Millionen Patienten mit bekannter koronarer Herzerkrankung und die Häufigkeit wird mit der steigenden Lebenserwartung der Bevölkerung in Zukunft aller Voraussicht nach weiter zunehmen.

WAS SIND DIE RISIKOFAKTOREN DER KORONAREN HERZERKRANKUNG?

Es gibt vielfältige Risikofaktoren, dabei unterscheiden wir zwischen beeinflussbaren und nicht beinflussbaren Faktoren.

Von uns nicht zu beeinflussende Faktoren: Dies sind das zunehmende Alter und eine genetische Veranlagung. Letztere wird angenommen, wenn Angehörige ersten Grades vorzeitig von einer Herz-Kreislauf-Erkrankung betroffen waren. »Vorzeitig« bedeutet hier: bei männlichen Angehörigen in einem Alter jünger als 55 Jahre und bei weiblichen Verwandten in einem Alter jünger als 65 Jahre. Eine genetische Untersuchung ist nicht notwendig.

Beeinflussbare Risikofaktoren: Neben Umwelteinflüssen wie Luftverschmutzung oder auch starker Lärmbelastung sind die Hauptrisikofaktoren für die Entwicklung einer koronaren Herzerkrankung vor allem im Lebensstil zu finden. Eine internationale Studie (INTERHEART) an nahezu 30 000 Menschen in 52 Ländern weltweit konnte zeigen, dass zirka 90

Prozent aller Herzinfarkte durch einen ungesunden Lebensstil verursacht sind.

Zu einem ungesunden Lebensstil gehören neben Mangel an Bewegung vor allem eine ungesunde Ernährung, die häufig viel Fleisch-, Wurst- und Fastfoodgerichte enthält, ebenso wie Weißmehlprodukte und Zucker vor allem in Softdrinks und Süßigkeiten, aber auch in Fertiggerichten, und natürlich das Rauchen. Bewegungsmangel und ungesunde Ernährung zusammen führen zu Übergewicht, das wiederum weiteren Bewegungsmangel bedingt und damit zur frühzeitigen Entwicklung eines metabolischen Syndroms (stammbetonte Fettleibigkeit, Bluthochdruck, Fettstoffwechselstörung, Diabetes) führen kann. In Deutschland sind derzeit zirka zwei Drittel der Männer und die Hälfte der Frauen übergewichtig, auch bei den Kindern ist die Zahl in den letzten Jahren deutlich gestiegen. Aber auch Stress kann, wenn er zur Dauerbelastung wird, zu wachsender Erschöpfung, erhöhtem Blutdruck und häufig zu Schlaflosigkeit führen und damit das Risiko für Herz-Kreislauf-Erkrankungen weiter erhöhen.

WAS KANN JEDER SELBST FÜR EINEN BESSEREN LEBENSSTIL TUN?

Änderungen des Lebensstils sind in der Regel gar nicht so einfach umzusetzen, denn es braucht schon etwas Disziplin und Durchhaltevermögen – und auch die Bereitschaft, auf bislang Gewohntes zu verzichten.

Rauchentwöhnung: Auf das Rauchen sollte vollständig verzichtet werden. Bei Menschen, die mit anderen Rauchern zusammenleben, sollte gemeinsam versucht werden, das Rauchen einzustellen. Es gibt kein Patentrezept für die Raucherentwöhnung, jedoch können Programme wie »Rauchfrei« der Bundeszentrale für gesundheitliche Aufklärung eine Hilfestellung bieten (www.rauchfrei-info.de). Gegebenenfalls können Nikotinersatz-Therapien wie zum Beispiel Nikotinpflaster oder Nikotinspray helfen, diese sollten jedoch in Absprache mit dem behandelnden Arzt eingesetzt werden. Eine Hoffnung, dass die derzeit immer weitere Verbreitung findenden E-Zigaretten eine Brücke zur Raucherentwöhnung bilden könnten, wurde in neueren Beobachtungsdaten widerlegt, daher können sie zu diesem Zweck nicht empfohlen werden.

Körperliche Aktivität: Mehr körperliche Bewegung ist ein enorm wichtiger Baustein in der Prävention. Dabei sollte überprüft werden, wie mehr körperliche Aktivität in den individuellen Alltag integriert werden könnte, zum Beispiel durch regelmäßiges Treppensteigen anstelle der Nutzung von Rolltreppen oder Aufzügen. Zur Prävention von Herz-Kreislauf-Erkrankungen bei gesunden Erwachsenen aller Altersklassen reichen in der Regel mindestens 150 Minuten gemäßigtes Ausdauer-Fitnesstraining in der Woche (je 30 Minuten an 5 Tagen der Woche) oder 75 Minuten intensives Ausdauer-Fitnesstraining pro Woche (je 15 Minuten an 5 Tagen der Woche). Regelmäßige körperliche Aktivität hat viele positive Wirkungen. Sie verbessert die körperliche und auch die geistige Leistungsfähigkeit, trägt zum besseren

Wohlbefinden bei, das Gewicht wird günstig beeinflusst und gegebenenfalls werden erhöhte Blutdruckwerte gesenkt.

Gesunde Ernährung: Eine gesunde Ernährung zeichnet sich dadurch aus, dass sie ausgewogen und abwechslungsreich ist. Besonders zu beachten bei einer ausgewogenen Ernährung sind, basierend auf den Angaben der kardiologischen Fachgesellschaften, die folgenden Beschränkungen und Empfehlungen:

> Gesättigte Fettsäuren aus Lebensmitteln tierischer Herkunft: Nicht mehr als 10 Prozent der Gesamtenergieaufnahme (Gesamtkalorienaufnahme), dies ist zu erreichen mit dem Ersatz durch Pflanzenöle wie Olivenöl und Nussöle, Kokosfett und fetten Seefisch.

> Trans-Fettsäuren aus Lebensmitteln mit gehärteten Fetten (wie Chips, Blätterteiggebäck, Fertigsuppen, Frittierfett): Möglichst wenig, unter 1 Prozent der Gesamtenergieaufnahme.

> Unter 5 Gramm Salz täglich, das entspricht etwa 1 Teelöffel. Hierzu zählt nicht nur das Kochsalz, das in der Küche verwendet wird, sondern auch das in Lebensmitteln enthaltene.

> 30 bis 45 Gramm Ballaststoffe täglich. Besonders ballaststoffreich sind zum Beispiel Roggenvollkorn, Kohlgemüse und Beeren.

> Mindestens 200 Gramm Gemüse und Salat täglich in 2 bis 3 Portionen.

> Ungefähr 200 Gramm Obst täglich in 2 bis 3 Portionen.

> Fisch ein- bis zweimal in der Woche, einmal davon fettreichen Meeresfisch wie Hering, Makrele, Lachs.

> 30 Gramm ungesalzene Nüsse täglich.

> Alkoholische Getränke: Die gerade noch unbedenkliche Schwelle liegt für gesunde Männer bei 20 g/Tag (ca. 0,15 l Wein oder 0,3 l Bier) und für gesunde Frauen bei 10 g/Tag (0,075 l Wein oder 0,15 l Bier).

> Vom Konsum gezuckerter Softdrinks wie Limonaden und Fruchtsaftgetränke sowie gezuckerter alkoholischer Getränke ist abzuraten.

WANN SOLLTE EINE BEWERTUNG DES RISIKOS FÜR HERZ-KREISLAUF-ERKRANKUNGEN ERFOLGEN?

Die kardiologischen Fachgesellschaften empfehlen eine systematische Bewertung des kardiovaskulären Risikos unter Verwendung eines Risikoabschätzungssystems bei Männern über 40 Jahre sowie bei Frauen über 50 Jahre. Dazu werden die weiter oben besprochenen Risikofaktoren mittels einfacher Multiple-Choice-Fragen erhoben. Die Deutsche Herzstiftung bietet im Internet für Patienten viele hilfreiche Informationen zu diesem Thema an, siehe unter www.Herzstiftung.de > Service für Patienten.

DIE GEFAHR DIABETES

Das Stresshormon Cortisol vermindert die Wirkung des blutzuckersenkenden Hormons Insulin. Dieses schleust die Zuckermoleküle aus dem Blut in die Zellen, wo der Zucker zur Energiegewinnung verbrannt werden kann. Wenn es diese Aufgabe nicht ausreichend erfüllt, kursiert zu viel Zucker (Glukose) im Blut. Die Bauchspeicheldrüse ist nicht zufrieden und erhöht ihre Insulinproduktion. Hält der Stress und damit die Insulinflut über lange Zeit an, werden die Rezeptoren an den »Türen« der Zellen unempfindlich für das Schlüsselhormon Insulin. Man spricht dann von einer Insulinresistenz. Irgendwann ist die Bauchspeicheldrüse überfordert und erschöpft, sie muss passen. Ein Diabetes Typ 2 (erworbener Diabetes, siehe ab Seite 89) ist entstanden. Auch an diesem Prozess sind weitere Risikofaktoren beteiligt: Im Stress essen wir oft ungesund und nebenbei, sodass ständig Glukose im Blut zirkuliert. Zudem fehlt es uns dann meist an Bewegung, die den schnelleren Abbau des Blutzuckers fördern würde.

Eine Hauptursache von Diabetes ist Übergewicht. Das hat zum einen damit zu tun, dass Übergewicht die Insulinresistenz verstärkt. Zum anderen sorgt das Essverhalten Übergewichtiger dafür, dass der Blutzuckerspiegel nicht zur Ruhe kommt. Schuld daran ist unser Gehirn – ein Hochleistungscomputer, der permanent Treibstoff in Form von Zucker (Glukose) benötigt. Die Gehirnzellen verbrennen zirka 14 Esslöffel Glukose am Tag (140 Gramm). Das entspricht der Hälfte unseres täglichen Kohlenhydratbedarfs. Das ist umso erstaunlicher, als unser Gehirn mit 1,2 bis 1,4 Kilogramm nur einen kleinen Anteil des Körpergewichts ausmacht.

Der Lübecker Hirnforscher Achim Peters fand in einer Studie 2014 heraus, dass das Gehirn unter Stress noch einmal bis zu zwölf Prozent mehr Energie benötigt: »Zehn Minuten psychosozialer Stress verbrauchen mehr Energie, als in anderthalb Brötchen stecken.« Das führt dazu, dass das Gehirn permanent sofortigen Nachschub fordert. Der schnellste Energielieferant ist Glukose. Zwar kann der Körper sie aus verschiedenen Lebensmitteln herstellen. Allerdings besteht das »egoistische« Gehirn bei Glukosemangel darauf, dass wir nicht etwa eine ballaststoffreiche Scheibe Vollkornbrot mit Frischkäse essen – der Körper braucht eine Weile, um daraus Glukose herzustellen. Nein, der Schokoriegel muss es sein, denn der bietet schnell verfügbare Glukose, die ohne Umwege ins Gehirn gelangt. Dass Schokolade als Nervennahrung gilt, liegt also nicht nur an dem enthaltenen beruhigenden Wirkstoff Theobromin …

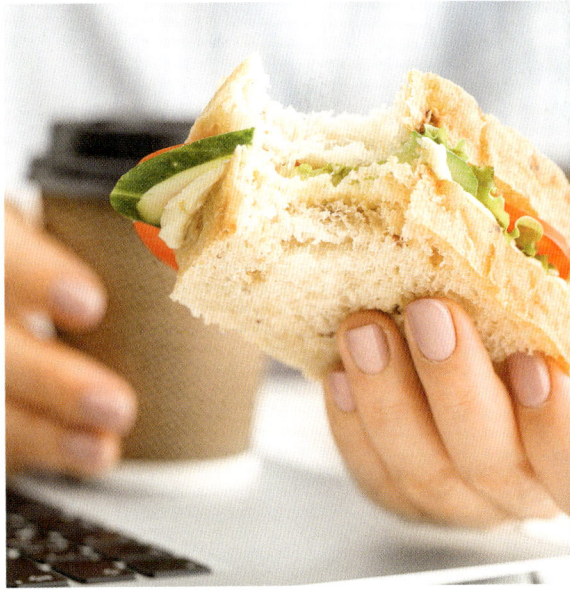

Wenn wir nebenbei essen, um den Heißhunger zu besänftigen, kommen keine Sättigungssignale im Gehirn an, sodass es bald Nachschub verlangt.

Wenn man also bei Stress zum Schokoriegel greift, füttert man vor allem das Gehirn. Die Menge an Zucker, die auf dem Weg zum Gehirn ist, muss für die restlichen Organe und Zellen irgendwie anderweitig besorgt werden. Das bedeutet wiederum Stress für den Körper. Der Pegel der Stresshormone steigt, der Teufelskreis nimmt seinen Lauf.

VERTEILUNGSSTÖRUNGEN

Einige Menschen nehmen unter Stress ab, denn das Gehirn holt sich bei ihnen die Energie aus Muskeln und Fettgewebe. Andere nehmen bei Stress weiter zu. Warum ist das so? Man weiß, dass der Zugriff des Gehirns auf die Energiespeicher bei übergewichtigen Menschen nicht richtig funktioniert. Bei diesen Menschen beobachtet man, dass sie essen müssen, damit ihr Gehirn anhaltend gut versorgt ist. Sie füttern quasi zu Recht ihr Gehirn (es braucht ja Nahrung), nehmen aber in Kauf, dass sich die aufgenommenen Kalorien auch auf den Hüften festsetzen.

Zusätzlich bringt uns das Belohnungssystem im Gehirn dazu, immer wieder zwischendurch zu essen: Schließlich ist Essen lebensnotwendig und damit ist jeder Griff zu Essbarem eine legitimierte Pause. Wir verbinden Essen mit Entspannung, ob bewusst oder unbewusst. Auch deshalb ist es so wichtig, Entspannungsmöglichkeiten »ohne Nebenwirkungen« zu finden und regelmäßig zu nutzen.

Studien deuten darauf hin, dass Erwachsene, die als Kinder großem Stress ausgesetzt waren, in stressigen Zeiten bevorzugt zu Süßigkeiten greifen. Diese führen zu einer überschießenden Insulinausschüttung. In der Folge sinkt der Blutzuckerspiegel rapide (siehe Seite 23). Ein niedriger Blutzuckerspiegel aber fordert weiteren Nachschub.

WENIGER ÜBERGEWICHT

Weniger Stress ist eine der wichtigsten Vorsorgemaßnahmen gegen Übergewicht und Diabetes, denn dann braucht das Gehirn erstens weniger Zucker und zweitens werden andere Belohnungsmechanismen aktiviert. Maßnahmen zur Stressreduktion (siehe ab Seite 34) unterstützen also auch das Abnehmen.

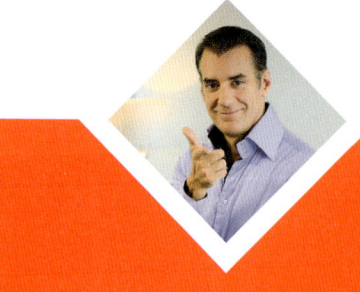

AUS MEINER PRAXIS

Herr Fischer ist ein gefragter Mann, im Beruf überaus engagiert und auch in der Freizeit stets erreichbar. Viertelstündlich checkt er sein Smartphone und antwortet natürlich umgehend. Auch in Familie und Bekanntenkreis ist er stets mit Rat und Tat zur Stelle. In den seltenen Ruhepausen wird zur Entspannung der Fernseher angeschaltet. Das Highlight des Tages ist für Herrn Fischer das Abendessen. Da kommt er innerlich zur Ruhe bei einem guten Stück Fleisch und Pasta mit einem Glas Wein oder zwei. Gegen einen Nachschlag wehrt er sich nicht. Diese Erholungsgewohnheiten haben Spuren hinterlassen, in den letzten zehn Jahren hat Herr Fischer 15 Kilo zugelegt. Als ich ihm erläutere, dass die überschüssigen Pfunde mit seinem Dauerstress zusammenhängen, sieht er mich ungläubig an …

AUSSER BETRIEB: DIE GESTRESSTE IMMUNABWEHR

Das Stresshormon Cortisol schwächt die Immunabwehr. Es unterdrückt Entzündungsreaktionen und Fieber – wichtige Waffen des Körpers bei der Abwehr von Krankheitserregern. Darum ist es nicht ungewöhnlich, dass viele Menschen »rechtzeitig« zum Urlaub oder wenn ein terminlich enges Projekt zu Ende geht krank werden. Zuvor hatte der Stress die gesunde Immunreaktion unterdrückt, in den Körper eintretende Viren oder Erreger wurden nicht erfolgreich oder nicht ausreichend bekämpft, sondern gewissermaßen eine Zeit lang geduldet – der Körper hatte schließlich anderes zu tun. Diese Krankheitserreger befinden sich womöglich immer noch im Körper. Lässt der Stress endlich nach, wie im Urlaub, kann die Krankheit doch noch ausbrechen und dann auch bekämpft werden.

Hier zeigt sich wieder die Zweischneidigkeit der Stressreaktion: Zum einen ist es manchmal nötig, dass wir über einen gewissen Zeitraum ganz auf Aktivität eingestellt sind und nicht krank werden. Zum anderen hat das oft den Preis, dass wir in den wohlverdienten Ruhephasen krank werden. Es empfiehlt sich also, auch während stressiger Zeiten immer wieder gezielt für Entspannung zu sorgen. Wie Sie sich Inseln im Alltag schaffen können, lesen Sie ab Seite 45.

KOPF- UND RÜCKENSCHMERZEN

Wer fliehen, jagen oder kämpfen muss, sollte sich auf seine Muskeln verlassen können. Die machen sich bereit für die Aktion und entspannen sich, wenn die sichere Höhle erreicht ist, ob mit oder ohne Beute. Bei Stress stehen wir unter permanenter Hochspannung, das betrifft auch unsere Muskeln. Unserem heutigen Lebensstil fehlt aber die Phase der Muskelentspannung. Hinzu kommt, dass die Anspannung der Muskeln oft einseitig ist, etwa wenn wir am Schreibtisch die Schultern nach oben ziehen – ein ebenfalls urzeitlicher Schutzreflex. Die Folgen sind harte, schmerzhafte Verspannungen der Muskulatur (oberer und unterer Rücken, Schultern, Nacken) und Haltungsschäden, unter denen besonders die Wirbelsäule leidet. Die Nacken- und Schulterverspannungen sind auch eine der Hauptursachen von stressbedingten Kopfschmerzen.

MAGEN-DARM-STÖRUNGEN

Die von unseren Ahnen geerbte Stressreaktion unterdrückt die Ausscheidungsfunktionen. Wer fliehen muss, hat keine Zeit, zur Toilette zu gehen. Wer sich diese Zeit nur ungern nimmt, der bekommt sehr häufig Verdauungsprobleme. Durchfall oder Verstopfung können daher stressbedingt sein.

Dass Stress auf den Magen schlägt, macht schon unser Sprachgebrauch deutlich: »Wenn ich daran denke, was ich heute noch alles schaffen muss, dreht es mir den Magen um.« Hinzu kommen oft vermehrter Kaffee- oder auch Nikotinkonsum unter Stress, der die Magensaftproduktion anregt. Fehlt zeitgleich Nahrung im Magen, für deren Zerkleinerung der Magensaft benötigt wird, greift die Säure die Magenschleimhaut an. Auch wenn wir nebenbei, hastig und zu fettreich essen, greift das die Schleimhaut von Speiseröhre und Magen an. Oft kommt es dann zu Sodbrennen und einer schmerzhaften Magenschleimhautentzündung bis hin zum Magengeschwür.

WAS HILFT AM BESTEN BEI ALLTAGSBESCHWERDEN?

Apotheker Florian Kürsch empfiehlt eine bedarfsgerechte, maßvolle Selbstanwendung von Medikamenten. An erster Stelle steht für ihn die Behebung der Ursachen wie Stress.

WAS EMPFEHLEN SIE IHREN KUNDEN BEI KOPFSCHMERZEN?

Es gibt 100 verschiedene Kopfschmerzarten. Die meisten werden mit einer antientzündlichen Substanz behandelt. Gängige Wirkstoffe sind Ibuprofen und Acetylsalicylsäure. Die wirken zum Beispiel bei Migräne zuverlässiger als Paracetamol. Bestehen allerdings gleichzeitig Übelkeit und Erbrechen, ist Paracetamol als besonders magenfreundlich bewährt.

Spezielle Wirkstoffe, sogenannte Triptane, mittlerweile in einer leichteren Dosierung auch frei verkäuflich, wirken zuverlässig bei stärkeren Kopfschmerzen, entkrampfen auch die Magenmuskulatur und verringern Übelkeit.

GIBT ES HILFREICHE WIRKSTOFFE AUS DER ALTERNATIVMEDIZIN?

Viele Patienten mit Kopfweh haben nicht genug getrunken. Vielleicht haben sie auch längere Zeit nichts gegessen und der Blutzuckerspiegel ist abgesackt. Ansonsten helfen Mittel mit Pfefferminzöl. Ein paar Tropfen an Stirn und Schläfen auftragen. Auch Homöopathie verkaufen wir, wenn der Kunde danach verlangt, oder Kalium phosphoricum als Schüßler-Salz. Das ist in jedem Fall nebenwirkungsfrei.

KÖNNEN MAGEN-DARM-BESCHWERDEN SELBST BEHANDELT WERDEN?

In den letzten Jahren treten häufig Magen-Darm-Beschwerden auf, die stressbedingt sind und zum Beispiel durch die Jobbelastung entstehen. Sodbrennen ist sehr häufig und Magenzwicken. Phytotherapeutische (pflanzenheilkundliche) Mittel wirken zuverlässig. Pfefferminze entspannt die Muskulatur und regt den Appetit an, Wermut und Melisse beruhigen. Kamille und Schafgarbe wirken antientzündlich. Alle können als Tee getrunken oder in konzentrierter Form als Tropfen eingenommen werden. Die Beschwerden sollten im Zweifel ärztlich abgeklärt werden.

WELCHE BAUCHSCHMERZEN SOLLTEN NICHT SELBST THERAPIERT WERDEN?

Differentialdiagnostisch ist es wichtig zu wissen, wo der Bauch schmerzt, und vor allem, wie lange schon. Spätestens wenn die Beschwerden länger als zwei Wochen bestehen, unbedingt einen Arzt aufsuchen. Denn Magenbluten aufgrund eines Geschwürs stellt man selber lange nicht fest.

MIT ERKÄLTUNG ZUM ARZT?

Die Grenzen der Selbstbehandlung bei viralen Infekten beziehungsweise Erkältungen sind durch Fieber gegeben. Bei hohem Fieber müssen Sie den Arzt aufsuchen! Dafür muss man natürlich die Temperatur messen, ich vermisse hier bei vielen Kunden das Fieberthermometer. Bis 39 °C Temperatur kann man selber klarkommen, ab 39 bis 40 °C nicht mehr. Eine Lungenentzündung, eine echte Grippe oder Erkrankungen wie eine Herzbeutelentzündung können mit hohem Fieber einhergehen und müssen unbedingt behandelt werden.

Kleinkinder mit hohem Fieber über 40 °C gehören immer in ärztliche Hände, am besten sofort ins Krankenhaus. Während man zum Beispiel auf das Taxi oder den Arzt wartet, kann man zu Hause für kurze Zeit kalte Wadenwickel anwenden, um die Temperatur rasch um ein bis zwei Grad zu senken. Wichtig ist bei Fieber die Flüssigkeitszufuhr. Wenden Sie Acetylsalicylsäure (wirkt fiebersenkend) nicht bei Kindern unter 14 Jahren an. Kindgerechte Dosierungen und Darreichungsformen der Wirkstoffe Ibuprofen und Paracetamol sind dagegen erhältlich.

WIE LANGE DARF MAN NASENSPRAYS ANWENDEN?

Ein großes Thema ist hierbei die Suchtentwicklung, wenn man länger als eine Woche abschwellendes Nasenspray nimmt. Es macht die Nase acht Stunden frei, aber anschließend schwillt die Schleimhaut wieder für einige Stunden an. Das führt dazu, dass man die Anwendung wiederholt. Wendet man das Mittel länger als eine Woche an, reguliert der Körper die Rezeptorwirkung herunter, sodass der abschwellende Effekt nur noch vier bis sechs Stunden anhält. Also wird man häufiger das Nasenspray benutzen, das führt dann zu der Suchtwirkung.

Nasensprays und Spülungen mit Meersalz in hohen Dosierungen bewirken, dass die Schleimhäute Flüssigkeit abgeben an die Umgebung und dadurch abschwellen. Der Effekt ist langsamer und nicht lang anhaltend. Auch wirken diese Mittel nicht antientzündlich, aber sie spülen die Nase durch und lindern darum auch die Beschwerden.

Ich empfehle für die Nacht abschwellendes Nasenspray für maximal 10 Tage und tagsüber spülende Nasensprays mit Meersalz und ätherische Öle wie Eukalyptus und Teebaum.

WANN SIND VITAMINPRÄPARATE SINNVOLL?

Bei unregelmäßiger oder einseitiger Ernährung ist die Einnahme von Multivitaminpräparaten im Krankheitsfall sinnvoll, anschließend sollte eine langfristige Ernährungsumstellung angegangen werden. Besonders im Blickfeld sind Veganer und Vegetarier, die oft ein Nährstoffdefizit haben. Ihnen fehlt häufig Zink (empfohlene Tagesdosis 10 mg/Tag Mann; 7 mg/Tag Frau), das gegen Schleimhautentzündungen schützt und als Coenzym für viele Abläufe innerhalb des Immunsystems wichtig ist. Zum anderen mangelt es Veganern und Vegetariern oft an Vitamin B_{12}. Es ist an der Blutzellbildung

beteiligt und an allen Zellteilungen. Der körpereigene Speicher an Vitamin B_{12} kann allerdings für bis zu zwei Jahre aufrechterhalten werden. Der Bedarf liegt bei 3 Mikrogramm am Tag. Käuflich sind höhere Dosierungen (500 Mikrogramm), darum reicht eine Anwendung für 1 bis 3 Monate.
Eine Nährstoffeinnahme ist auch bei Arthrose sinnvoll (siehe letzte Frage).

WANN SOLLTE MAN KEINE SUPPLEMENTS EINNEHMEN?

Während einer Chemotherapie bei Krebserkrankungen muss man vorsichtig sein, da es Nährstoffe gibt, die der Therapie entgegenwirken. Andererseits benötigen gerade die gesunden Körperzellen unter Chemotherapie besonders viele Nährstoffe, da sie ja auch in Mitleidenschaft gezogen werden. Besprechen Sie die Einnahme von Nahrungsergänzungsmitteln in diesem Fall mit Ihrem Arzt.
Zu viel Vitamin C kann Nierensteine verursachen. Hier muss man die Maximaldosierung von 500 Milligramm täglich einhalten. Beim gesunden Menschen ist die Einnahme nicht notwendig, der Bedarf kann sehr einfach über die Ernährung gedeckt werden: frisches Gemüse (vor allem Kohlgemüse wie Brokkoli), Zitrusfrüchte, Beerenobst und Vollkornprodukte.

KANN ICH MEIN IMMUNSYSTEM MIT MITTELN AUS DER NATURAPOTHEKE UNTERSTÜTZEN?

Einige pflanzliche Arzneimittel erhöhen nachweislich die Aktivität des Immunsystems. Wer besonders infektanfällig ist und frühzeitig vorbeugen möchte, kann auf spezielle Pflanzenextrakte zurückgreifen. So helfen Extrakte von Purpur-Sonnenhut (Echinacea, nicht bei Autoimmunerkrankungen!), Krankheitserreger bereits auf den Schleimhäuten unschädlich zu machen. Arzneimittel aus der afrikanischen Pelargoniumwurzel dienen der Infektabwehr im Bronchialgewebe. Generell empfehle ich als Apotheker ein gesundes Maß, nach dem Motto von Paracelsus: »Allein die Dosis macht's, dass ein Ding kein Gift sei.« Sie können die vorbeugenden Mittel über mehrere Wochen einnehmen, sollten aber auch immer wieder längere Einnahmepausen einlegen.

WELCHE MEDIKATION WIRD BEI GELENK- UND RÜCKENSCHMERZEN AM HÄUFIGSTEN VERSCHRIEBEN?

Zur Schmerzbehandlung bei Gelenk- und Rückenschmerzen verschreiben Orthopäden klassische NSAR (nichtsteroidale Antirheumatika) wie Ibuprofen und zu 30 Prozent sogenannte Cox-Inhibitoren. Letztere sollen weniger Magengeschwüre verursachen. Bei längerem Einsatz führen sie allerdings zu einer verschlechterten Durchblutung in den feineren Gefäßen wie den Herzkranzgefäßen und damit zu einem erhöhten Herzinfarktrisiko.

WORAUF MUSS ICH BEI DER EINNAHME VON IBUPROFEN ACHTEN?

Ibuprofen sollte streng nach ärztlicher Anweisung eingenommen werden. 1800 Milligramm täglich auf 3 bis 4 Tagesdosen verteilt für einen

80 Kilogramm schweren Menschen ist die am häufigsten verschriebene Dosierung. 2400 Milligramm täglich für einen 80 Kilogramm schweren Mann sind die Maximaldosis. Je nach Körpergewicht gilt eine angeglichene Dosierung. Bitte orientieren Sie sich hierfür an dem Beipackzettel. Ein zusätzlicher Magenschutz ist seit vielen Jahren etabliert und sehr wichtig, bitte diesen unbedingt einnehmen.

Als Magenschutz bei der Schmerzmitteleinnahme wäre zum Beispiel der Wirkstoff Omeprazol zu nennen, der dauerhaft die Säuresekretion im Magen verringert. Man sollte aber im Hinterkopf haben, dass Ibuprofen trotzdem die Magenschleimhaut schädigt. Diese wird dünner und der Magen empfindlicher, nach mehreren Wochen Omeprazol-Einnahme kommt es oft auch zu Verdauungsproblemen. Besonders eiweißhaltige Nahrungsmittel werden vom Darm dann schlechter verdaut und Nährstoffe werden schlechter aufgenommen. Wenn Omeprazol über Monate oder Jahre eingenommen wird, kann dies zu einem Mangel vor allem an Vitamin B_{12}, Zink und Kalzium führen. Damit steigt, gerade bei älteren Raucherinnen, das Risiko einer Hüftfraktur.

IBUPROFEN ODER DICLOFENAC?

Ein weiterer Wirkstoff bei Schmerzen und Entzündung, bei Arthrose oder Arthritis ist Diclofenac. Er kann noch schneller in entzündetem Gewebe, Muskeln und Knorpel anfluten. Darum wirkt er meist schneller und besser. Erhöhte Wirksamkeit und erhöhte Nebenwirkungsrate hängen hier allerdings 1:1 zusammen.

GIBT ES WIRKSTOFFE DER ALTERNATIVMEDIZIN BEI ARTHROSE?

Nahrungsergänzungsmittel helfen, das Fortschreiten der Arthrose zu verlangsamen, indem Stoffe, die der Körper in Knorpelsubstanz oder Gelenkschmiere umwandeln kann, dem Körper zusätzlich zugeführt werden. Dazu gehören Chondroitin, Hyaluronsäure, Vitamin C und Zink. Als Nahrungsergänzungsmittel zugeführt, werden diese über den Darm in den Blutkreislauf aufgenommen und in die Körperzellen und zu den Gelenken transportiert. Letztere sind wenig durchblutete Strukturen, darum kommen die Nährstoffe nur in kleinen Mengen an. Dementsprechend muss man sie in hohen Mengen einnehmen und vor allem lebenslang. Das ist den meisten nicht bewusst, es ist aber essenziell. Von daher ist es eine persönliche Entscheidung, ob man sich darauf einlassen will – finanziell und auch praktisch. Am zuverlässigsten wirken Kombinationspräparate nach dem Gießkannenprinzip, weil sie sehr vielseitig dosiert sind und oft mehr als zehn verschiedene Bausteine enthalten. Das ist ja auch der Sinn. Die in ihnen enthaltenen Nährstoffe, Vitamine und Mineralstoffe kommen natürlicherweise im Organismus vor und rufen in der Regel keine Unverträglichkeiten hervor. Inhaltsstoffe sind unter anderem Glucosamin, Chondroitin, Hyaluronsäure, Vitamine und Spurenelemente sowie Omega-3-Fettsäuren. Das Ziel besteht auch in einer Reduktion der Schmerzen durch Unterstützung der Gelenkstrukturen. Die Präparate kosten für einen Monat zwischen 30 und 60 Euro.

WENN STRESS UNS »AUF DEN GEIST GEHT«

Stress ist auch Kopfsache und Entspannung ist eine Herzensangelegenheit – im wahrsten Sinne. Dauerstress überschattet das Leben und kann uns nicht nur auf der körperlichen Ebene Schaden zufügen.

KONZENTRATIONSTÖRUNGEN

Wenn wir unter leichtem Stress stehen, speichern wir Erinnerungen besser ab, fand eine Forschergruppe der Universität Bochum heraus. Das Stresshormon Cortisol aktiviert das Langzeitgedächtnis. Anhaltender und starker Stress jedoch lässt die Konzentration sinken, fördert Vergesslichkeit und erhöht sogar das Risiko, an einer Demenz zu erkranken.

ERSCHÖPFUNGSDEPRESSION UND BURNOUT

Stressspiralen entstehen, wenn Stress in einem Bereich des Lebens, meist der Arbeit, nicht durch entspannte Zeiten in einem anderen Bereich ausgeglichen wird. Hinzu kommt die Neigung, sich selbst unter Druck zu setzen. Statt Körper und Geist nach einem langen Tag das zu geben, was sie zum Ausgleich brauchen, wird weitergemacht auf anderer Ebene. Wer eine sitzende Tätigkeit ausübt und geistig erschöpft ist, muss seinem Kopf eine Pause gönnen und nach Feierabend körperliche Bewegung einplanen und umgekehrt. Sich dagegen nach Feierabend noch tausend Gedanken zu machen oder zu überlegen, für was man alles zuständig ist, oder sein Gehirn mit noch mehr Informationen aus dem Internet oder Fernsehen zu füttern, bringt das Fass auf Dauer zum Überlaufen.

Das Vertrackte ist, dass Stress uns auch Halt gibt: Wer immer einen Berg von Arbeit hat, muss nicht überlegen, wie er seinen Tag gestaltet. Wir geben die Verantwortung für unser Leben ab. Viele wissen deshalb erst einmal gar nichts mit sich anzufangen, wenn die ersehnte Pause da ist. Das stresst zusätzlich. Die anhaltende Erschöpfung kann traurig und depressiv machen, auch aggressiv.

Den Zustand des Ausgebranntseins, der totalen Erschöpfung – körperlich wie emotional – bezeichnet man als Burnout. Die Betroffenen haben oft jahrelang am Rande ihrer Reserven gearbeitet. Nun ist der Akku leer. Menschen mit Burnout berichten, dass sie sich total erschöpft, müde und mutlos fühlen. Sie empfin-

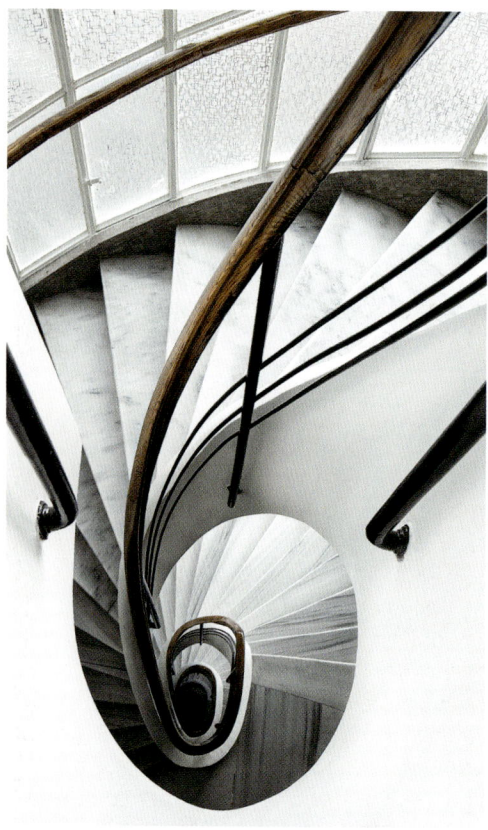

Wenn wir nicht rechtzeitig gegensteuern, geraten wir schnell in eine Stressspirale.

den ihr Leben oft als leer und sinnlos. In meiner Sprechstunde höre ich dann: »Ich kann nicht mehr, ich bin fertig.«

Jeder sechste Burnoutpatient leidet unter einer Depression. Neben Menschen in helfenden Berufen (Ärzte, Krankenpfleger, Pädagogen, Altenpfleger …) sowie pflegenden Angehörigen sind auch diejenigen gefährdet, die sich zu viel aufladen oder Strukturen ausgesetzt sind, in denen sie das Gefühl haben, unterzugehen, und sich nicht genügend abgrenzen können. Allerdings weitet sich die Erkrankung weiter aus und man beobachtet, dass auch Menschen an einem Burnout erkranken, die keinen besonderen Arbeitsstress haben. Ein Mangel an Anerkennung, Arbeitslosigkeit, Einsamkeit, Sorgen und die tägliche Reizüberflutung sind Stressfaktoren, die oft unterschätzt werden. Anzeichen für einen Burnout sind:

> Anhaltende Müdigkeit und Erschöpfung.
> Erholung fällt schwer oder der Effekt hält nur kurz an, man kann nicht abschalten.
> Schlafprobleme: Trotz immenser Müdigkeit leidet der Schlaf; der Stresshormonpegel bleibt hoch und führt zu Einschlaf- oder Durchschlafstörungen.
> Nachlassende Leistungsfähigkeit.
> Konzentrationsmangel, Nervosität, erhöhte Fehlerquote, mit Mehrarbeit lässt sich deshalb das Pensum nicht mehr aufholen, Angst und emotionale Belastung nehmen zu.
> Rückzug: Verabredungen werden abgesagt, man hat keine Zeit und Kraft mehr für irgendetwas, Freunde und persönliche Interessen werden vernachlässigt.
> Innere Leere, Sinnlosigkeit: Man ist ständig unzufrieden, gleichgültig, hoffnungslos, nichts macht mehr Freude; an die Stelle von Begeisterungsfähigkeit tritt oft Zynismus.
> Körperliche Beschwerden: Kopfweh, Rückenschmerzen, Verdauungsprobleme, Glieder- und Muskelschmerzen, Bluthochdruck, Herzrasen, Schweißausbrüche, Essstörungen, Tinnitus, Zittern, Sehstörungen …

STRESS LÄSST UNS SCHNELLER ALTERN

An den Enden unserer Chromosomen sitzen die Telomere. Sie verkürzen sich bei jeder Zellteilung. Ihre Länge gibt Auskunft über Gesundheit und biologisches Alter der Zelle und ihres Trägers. Bei Müttern chronisch kranker Kinder etwa, die eine extreme Dauerbelastung erleben, wurde eine vorzeitige Verkürzung der Telomere gemessen. Durch gutes Stressmanagement und Entspannungstechniken kann der Effekt aufgehalten oder rückgängig gemacht werden. Die wirkungsvollste Maßnahme scheint Bewegung zu sein. Die von Bund und Ländern finanzierte REBIRTH-active-Studie konnte nachweisen, dass sich durch 30 Minuten tägliche Bewegung die Telomere der weißen Blutzellen bereits nach einem halben Jahr wieder um sechs Prozent verlängerten. Gemessen an der Länge der Telomere altern Raucher übrigens laut einer Studie des St.-Thomas-Hospitals London 4,6 Jahre schneller, Adipöse 9.

AUS MEINER PRAXIS

Unsere Gesundheit ist auch von unserer Lebenseinstellung abhängig, der Umgang mit ihr ebenso. In meiner Praxis haben sich vier verschiedene Gesundheitstypen herauskristallisiert.

DER BESORGTE

Die Angst vor Krankheiten ist Ihnen vertraut. Bei Beschwerden machen Sie sich sofort schlau und sind dann schnell überzeugt, eine bestimmte Krankheit zu haben oder zu bekommen. Wenn der Arzt Ihre selbst gestellte Diagnose bestreitet, sind Sie überhaupt nicht erleichtert, sondern im Gegenteil eher verunsichert. Hat der Arzt vielleicht etwas übersehen? Sie fühlen sich abgefertigt und denken über einen Arztwechsel nach.

Sorgen und Ängste können krank machen und körperliche Symptome wie Schlafstörungen, Appetitlosigkeit, Magen-Darm-Probleme sowie seelische Beschwerden (Depression, Nervosität) hervorrufen. Gefährlich wird es, wenn Sie aus dem Gefühl heraus, dass kein Arzt Sie unterstützt, zur Eigenmedikation greifen. Denken Sie daran: Auch frei verkäufliche Mittel können Neben- und Wechselwirkungen haben, lesen Sie hierzu auch ab Seite 26.

Mein Rat: Angst ist wertvoll und schützt, da man sich bei Beschwerden um das eigene Wohlbefinden kümmert und gegebenenfalls den Arzt aufsucht. Sollte aber Ihr Handeln generell von Ängsten geleitet sein, empfehle ich Ihnen, dieses Thema bei Ihrem Hausarzt anzusprechen. Er kann Sie an einen Psychotherapeuten überweisen oder Ihnen bei leichteren, vorübergehenden Beschwerden ein passendes Medikament verschreiben. Grundsätzlich gilt: Wenn Sie unter anhaltenden Beschwerden leiden, kann es durchaus sinnvoll sein, die Meinung eines zweiten Arztes einzuholen. Es sollte aber kein »Ärzte-Hopping« daraus werden.

Vielleicht nehmen Sie aber mögliche Krankheitssymptome deshalb so aufmerksam wahr, weil Sie sich regelrecht *wünschen*, krank zu werden – nichts Ernstes natürlich, eher ein grippaler Infekt, mit dem man sich ohne schlechtes Gewissen endlich mal tagsüber auf der Couch einkuscheln kann. In diesem Fall gilt: Freuen Sie sich über Ihre Gesundheit und investieren Sie etwas Zeit in einen Spaziergang – ebenfalls ganz ohne schlechtes Gewissen, denn der wirkt ausgleichend und hält Sie fit und leistungsfähig.

DER SORGLOSE

Sie kennen Krankheiten nur vom Hörensagen und genießen das Leben mit allem, was dazugehört. Eventuell rauchen Sie, essen, was immer Ihnen schmeckt, sind dem Gläschen am Abend (und auch einem zweiten …) nicht abgeneigt und schlaflose Nächte, die seltsamerweise enger gewordene Hose oder kleine Zipperlein muss man auch nicht an die große Glocke hängen. Empfohlene Vorsorgeuntersuchungen schlagen Sie in den Wind – warum sollten Sie beim Arzt vorbeischauen, Ihnen fehlt ja nichts. Bloß kein Stress!

Erkrankt der sorglose Typ ernsthaft, gibt es zwei gängige Reaktionen: Der eine fällt aus allen Wolken und versteht die Welt nicht mehr. Der andere verliert weiterhin nicht den Glauben, dass alles schon wieder gut werden wird. Von selbst, versteht sich.

Mein Rat: In der Tat verfügen Sie offenbar über eine gute Resilienz, also Stehaufmännchenqualitäten. Nehmen Sie trotzdem die gesetzlich angebotenen Vorsorgeuntersuchungen wahr (siehe ab Seite 170). Mit diesen können ernste Krankheiten wie Krebs in Stadien, in denen noch keine Symptome vorhanden sind, rechtzeitig erkannt werden. Das rettet jedes Jahr Tausende Leben. Achten Sie auch auf Ihren Lebensstil. Rauchen, gewohnheitsmäßiger Alkoholkonsum und Bewegungsmangel mögen jetzt noch nicht zu Buche schlagen, rächen sich aber spätestens ab dem 50. Lebensjahr.

DER MISSTRAUISCHE

Sie sind gegenüber Ärzten und medizinischen Einrichtungen generell misstrauisch. Eventuell haben Sie schon schlechte Erfahrungen gemacht. Gerne belesen Sie sich auch im Internet über alles, was schiefgehen kann.

Mein Rat: Medizinische Fakten und persönliche Erfahrungsberichte von Patienten sind wertvolle Informationen. Dieses Wissen nun von ärztlicher Seite aufgrund jahrelanger Praxiserfahrung einordnen und bewerten zu lassen ist der zweite, wichtige Schritt. Hören Sie sich bitte an, was Ihr Arzt zu sagen hat, und schlagen Sie nicht seine fachkundigen und immer wohlmeinenden Ratschläge und Therapieempfehlungen in den Wind. Holen Sie lieber eine zweite ärztliche Meinung ein, ehe Sie zum Beispiel auf eigene Faust eine Therapie abbrechen. Falls die Chemie nicht stimmt zwischen Ihnen und Ihrem Hausarzt, dann wechseln Sie. Ein Grundvertrauen sollte gegeben sein.

DER ENGAGIERTE

Sie leben nach der Devise »Viel bringt viel«. Fernsehsendungen, Ratgeberbücher und Zeitschriften zum Thema Gesundheit können Sie schon fast als Hobby bezeichnen. Bei Ihrem Hausarzt gehen Sie ein und aus und fühlen sich bestens aufgehoben. Ihre Gesundheit lassen Sie sich auch etwas kosten. Auf aktuelle Trends springen Sie gerne auf.

Mein Rat: Seien Sie ein wenig kritischer mit den Gesundheitsangeboten und Medikamenten, die Sie in Anspruch nehmen. Weniger ist manchmal mehr. Geben Sie die Verantwortung für Ihre Gesundheit nicht komplett in medizinische Behandlungen ab. Gehen Sie zum Arzt, wenn es wirklich nötig ist. Nehmen Sie ansonsten Ihre Gesundheit öfter selbst in die Hand: Bewegen Sie sich mehr, achten Sie auf genug Entspannung und Ihre Ernährung. Entwickeln Sie ein Gefühl für Ihren Körper und seine Bedürfnisse.

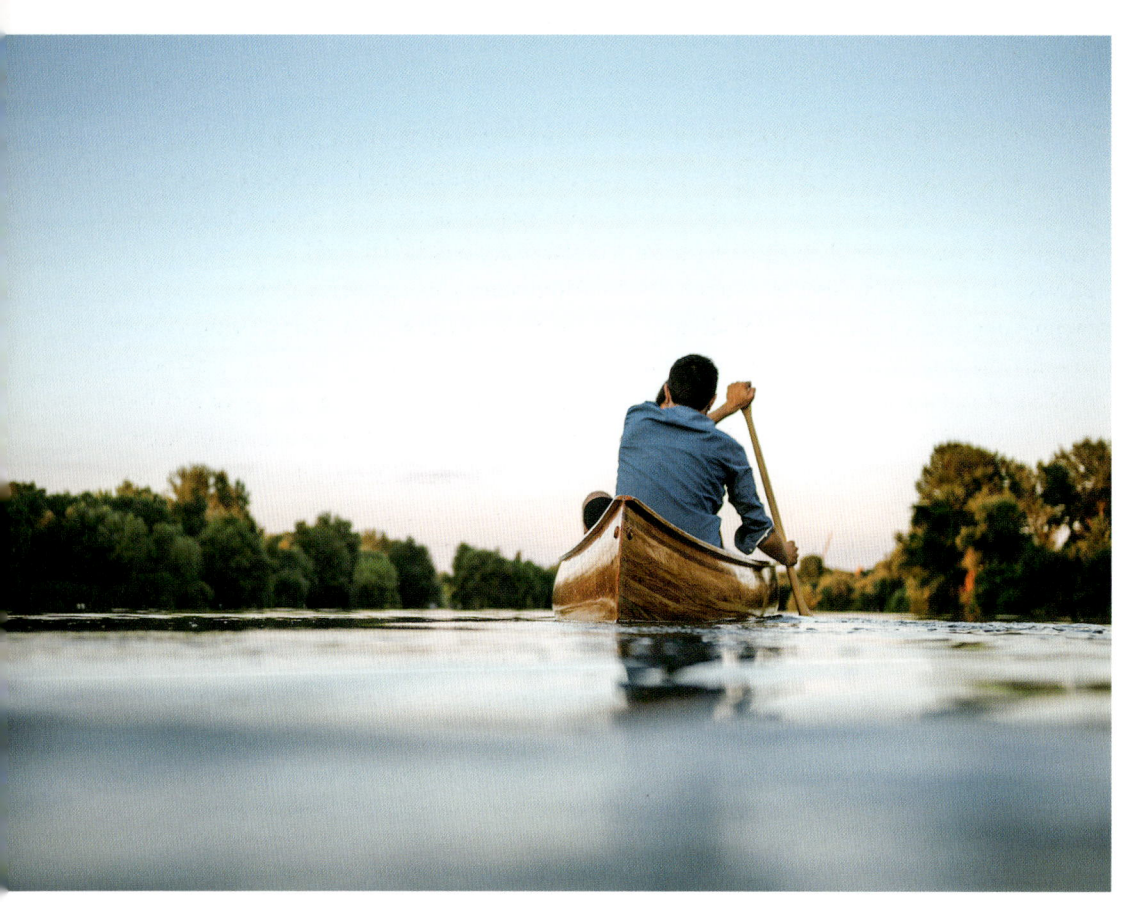

DAS STEUER ÜBERNEHMEN: STRATEGIEN ZUR STRESSBEWÄLTIGUNG

Von dem berühmten Stressforscher Jon Kabat-Zinn, dem Begründer der millionenfach bewährten Mindfulness-Based Stress Reduction (MBSR, siehe Buchtipp Seite 196) stammt der wunderbare Satz: »Sie können die Wellen nicht aufhalten, aber Sie können lernen, auf ihnen zu reiten.« Die Frage lautet also: Wie gelingt es Ihnen, in stressigen Situationen angemessen zu handeln und ohne Schaden daraus hervorzugehen?

Wie können Sie Ihr Leben außerdem von überflüssigen Stresssituationen befreien? In diesem Kapitel finden Sie Überlegungen und viele praktische Tipps, die Sie im Umgang mit Stress wirkungsvoll unterstützen. Wenn Sie einmal das Gefühl haben, dass Sie die Situation selber nicht mehr handhaben können und allein keinen Ausweg finden, scheuen Sie sich nicht, Hilfe anzunehmen (siehe Kasten rechte Seite)!

STOPP! BIS HIERHER UND NICHT WEITER

Die erste und wichtigste Maßnahme gegen zu viel Stress besteht darin, den Gedanken »Stopp!« überhaupt zuzulassen. Das klingt einfacher, als es für viele Menschen tatsächlich ist. Nicht ohne Grund geraten so viele in die Dauerstressspirale. Trauen Sie sich aber unbedingt, Stopp zu sagen: zu Ihren eigenen Ansprüchen und zu allen, von denen Sie sich gestresst fühlen. Auch der Stapel auf Ihrem Schreibtisch braucht vielleicht ein Stopp.

EIN HEILSAMES WORT

Das Wort »Nein« ist die Fortsetzung von »Stopp«. Es hat eine kraftvolle Wirkung nach außen. Viele glauben, mit einem Nein andere vor den Kopf zu stoßen oder sich unbeliebt zu machen, doch das Gegenteil ist der Fall. Ohne dass es barsch wirken muss, bewirkt ein Nein oft Wunder: »Nein, es tut mir leid, ich kann dich heute nicht zum Bahnhof bringen« oder »Nein, bedauerlicherweise kann ich diese Arbeit nicht übernehmen. Wenn Sie bitte einen Kollegen fragen. Das nächste Mal vielleicht gerne wieder«. Auch dem Freizeitstress können wir mit einem Nein wirkungsvoll begegnen: »Nein, ich habe heute Abend leider schon etwas anderes vor.« Sie müssen nichts erklären, Sie brauchen sich nicht zu rechtfertigen. Probieren Sie es einfach mal einen Tag lang aus! Sachlich und höflich Nein sagen zu können, ist souverän. Wählen Sie doch für sich ein Wort wie »Stopp«, »Nein« oder »Halt«, das immer dann zum Einsatz kommt, wenn Sie spüren, dass ein Übermaß an Stress Sie zu überrollen droht. Vielleicht malen Sie sich ein Schild mit diesem Wort und hängen es über Ihren Schreibtisch …

Es ist in diesem Zusammenhang wichtig, sich in einer ruhigen Minute zu überlegen, wie voll der Terminkalender werden darf, was gestrichen oder verschoben wird.

Umgekehrt gilt dies natürlich ebenso: Wenn Ihnen nicht zu viel, sondern zu wenig Stress zu schaffen macht, überlegen Sie, wie Sie Ihrem Leben mehr Struktur und Anregung verleihen können. Denn auch Langeweile ist ein Stressfaktor und kann krank machen. Sagen Sie hier ebenfalls Stopp und machen Sie sich gleich einen Terminplan für den nächsten Tag. Beispiel: Vormittags die Fenster putzen, dann die aktuelle Ausstellung im Museum besuchen und durch eine Straße, in der Sie noch nie waren, nach Hause gehen. Am Abend einen alten Bekannten endlich wieder einmal anrufen. So werden Sie zufriedener und knüpfen vielleicht neue, anregende Kontakte. Das Leben ist viel zu schade, um die Zeit einfach verstreichen zu lassen, und manchmal braucht es für eine positive Veränderung nur einen kleinen Schub. Effektives Stressmanagement beginnt mit

Wenn Sie das Gefühl haben, dass ein Burnout droht und Sie allein aus der Tretmühle nicht mehr herausfinden, scheuen Sie sich nicht, professionelle Hilfe in Anspruch zu nehmen. Sofort! Ihr Hausarzt, ein Psychologe, Psychotherapeut oder auch ein auf Anti-Stress-Coaching spezialisierter Experte kann Ihnen helfen. Fragen Sie auch bei Ihrer Krankenkasse nach Angeboten.

Selbstbeobachtung. Gerade weil die Frage, ab wann Stress gesundheitlich bedenklich wird, nur individuell beantwortet werden kann, ist sie so überaus wichtig. Beobachten Sie genau, wann Sie die ersten Anzeichen von Ermüdung an Ihren Körperreaktionen, aber auch an Ihren geistigen Fähigkeiten (Konzentration) ausmachen können. Beim wievielten Anruf am Tag werden Sie nervös, was genau empfinden Sie persönlich als belastend, wann ist Ihre Grenze überschritten, ab wann treten körperliche Reaktionen auf (wie zum Beispiel Nacken,- Rücken,- Kopfschmerzen), nach welchem Pensum ist der Kopf leer, werden Sie reizbar bis aggressiv? Spielen Sie Detektiv: Je genauer Sie sich einzuschätzen lernen, desto besser können Sie gegensteuern.

GEWOHNHEITEN PRÜFEN

Hinterfragen Sie auch Ihre Gewohnheiten. Selbst wenn Sie zum Beispiel schon seit Jahren oder Jahrzehnten abends bei einem Drink entspannen, so heißt dies nicht, dass diese Taktik für die nächsten Jahre die beste Methode bleibt. Die Leber arbeitet mit zunehmendem Alter langsamer, Alkoholkonsum kann jetzt dieses Organ belasten und unter anderem zu Schlafstörungen führen.

Oder wenn Sie es gewohnt sind, bei einem üppigen Abendessen den Stress des Tages loszuwerden, so kann sich auch dies mit fortschreitendem Alter in überflüssigen Pfunden bemerkbar machen und das Herz-Kreislauf-System, den Stoffwechsel sowie die Gelenke schädigen. Mit 40 verbrennt Ihr Körper nicht mehr so viele Kalorien wie mit 20. Es sei denn, Sie haben Ihre Muskeln so gut in Schuss gehalten, dass sie nicht dem altersgemäßen Abbau unterliegen – aber wer schafft das in unserem heutigen Alltag schon!

GENIAL GESCHLUMMERT

Albert Einstein schwor auf den kurzen Mittagsschlaf, mit dem er, wie er es selbst beschrieb, aus einem seiner produktiven Tage zwei machte: Er schlief im Sessel mit dem

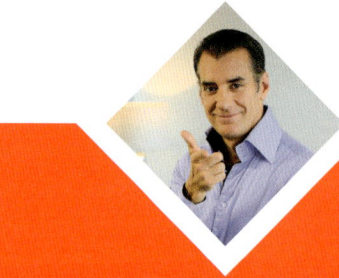

MEIN BESONDERER TIPP

Suchen Sie sich einen ruhigen Ort: ein unbelegter Besprechungsraum, die Toilette, eine Bank auf einer Grünfläche, Ihr Auto oder, falls es das in Ihrer Nähe gibt, ein Fluss- oder Seeufer. Spannen Sie im Sitzen alle Muskeln an Armen, Beinen, Bauch und im Gesicht an. Atmen Sie dabei tief ein. Bis zehn zählen und die Spannung halten. Dann lassen Sie los und atmen aus. Wiederholen Sie noch zweimal. Bleiben Sie anschließend ein bis zwei Minuten sitzen, zählen Sie langsam von zehn bis null. Bei den geraden Zahlen atmen Sie ein, bei den ungeraden aus. Bevor Sie ins Geschehen zurückkehren, räkeln und strecken Sie sich. Zwischendurch hilft die Zwei-Minuten-Entspannung: Stützen Sie am Schreibtisch Ihren Kopf in Denkerpose beidhändig an der Stirn so ab, als schauten Sie auf ein Dokument auf dem Tisch. Schließen Sie die Augen, atmen Sie ruhig ein (bis 3 zählen) und wieder aus (bis 6 zählen).

Schlüsselbund in der Hand ein und wurde zirka zehn Minuten später wieder wach, wenn dieser herunterfiel.

»Inemuri« heißt in Japan der Kurzschlaf während der Arbeitszeit. Die spanische Siesta mit zwei Stunden Mittagspause ist heute noch in vielen Betrieben vorgeschrieben, leider wird sie vielerorts abgeschafft, um sich dem Rest der modernen Welt anzupassen.

Die kleine Schlummerpause senkt zweifellos das Burnoutrisiko. Eine Studie der amerikanischen Luft- und Raumfahrtbehörde NASA zeigt des Weiteren, dass ein halbstündiger Mittagsschlaf die Konzentration um 100 Prozent steigert. Auch andere Vorteile liegen auf der Hand: Eine Pause mitten am Tag reduziert das Gewicht, denn müde Menschen greifen häufiger zu Süßem und Fettem. Und ein Mittagsschlaf schützt das Herz: 3-mal eine halbe Stunde Mittagsschlaf pro Woche senkt das Herzinfarktrisiko um 37 Prozent.

SCHLAFEN GEGEN STRESS

Der eine braucht mehr, der andere weniger Schlaf – insgesamt sowie pro Nacht. Es existieren darüber hinaus zwei unterschiedliche, angeborene Schlaftypen: der Frühaufsteher (Lerche) und der Langschläfer (Eule). Der Frühaufsteher springt gut gelaunt und tatkräftig aus dem Bett, der Langschläfer braucht seine Zeit, bis er zu Höchstform aufläuft. Wichtige Entscheidungen sollte er lieber nicht morgens um acht treffen. Jeweils 15 Prozent der Menschen sind Lerchen oder Eulen; der Rest gehört zum Misch-Schlaftyp.

Experten sind sich unabhängig von dieser Typisierung einig, dass sieben bis acht Stunden Schlaf ein gesundes Maß sind. Auch wenn es leider immer noch Usus in manchen Berufssparten ist, sich damit zu brüsten, dass man mit drei oder vier Stunden auskommt.

Ein dauerhaftes Schlafdefizit oder permanent schlechter Schlaf können ein gewaltiger und gefährlicher Stressfaktor sein: Laut DAK-Gesundheitsreport 2018 geben 35 Prozent der Erwachsenen hierzulande an, dass sie unter Schlafproblemen leiden. Jeder Vierte schläft nicht gut, bei 15 Prozent müssen die Schlafstörungen medikamentös behandelt werden. Vor allem 35- bis 55-Jährige werden von Schlafentzug gequält, also jene Altersgruppe, die durch die Doppelbelastung mit Beruf und Kindern oder pflegebedürftigen Eltern oftmals besonders gefordert ist.

AUSGESCHLAFENE LEBEN LÄNGER

Nach 17 Stunden Schlafentzug reagiert man so verlangsamt, als hätte man 0,5 Promille Alkohol im Blut, nach 22 Stunden ohne Schlaf wie mit 1 Promille. In einer Studie der Universität Braunschweig aus dem Jahr 2013 wurde das Verhalten bei Schlafmangel im Fahrsimulator untersucht. Eine nüchterne, aber 24 Stunden Schlafentzug ausgesetzte Gruppe geriet weitaus öfter von der Fahrbahn ab oder überschritt das Tempolimit. Das Unfallrisiko erhöhte sich um beinahe 170 Prozent im Vergleich zur Gruppe der ausgeschlafenen Fahrer.

SCHLAFEN SIE GUT!

Dr. med. Michael Feld ist Allgemeinarzt, Somnologe (Schlafforscher) und Schlafmediziner. Hier erzählt er uns, wovon unser individuelles Schlafverhalten bestimmt ist und wie es sich auf unser Wohlbefinden und unsere Gesundheit auswirkt.

WAS HINDERT MENSCHEN DARAN, GUT ZU SCHLAFEN?

Da unterscheidet man zwei Gruppen von Ursachen, die beide ungefähr gleich häufig schuld sind am beeinträchtigten Schlaf:
Quantitative Ursachen: Die Menschen schlafen zu wenige Stunden, weil sie nicht einschlafen oder/und nicht durchschlafen können, Der Fachbegriff für diese Zustände lautet Insomnien. Zugrunde liegen oft Stress oder eine andere psychische Grundthematik wie Termindruck, Ängste, Grübeln, Kontrollzwang und anderes. Insomnien finden wir häufiger bei Frauen.
Qualitative Ursachen: Dazu zählen Schnarchen, Schlafapnoe (Atemaussetzer während des Schlafens) und weitere körperliche Ursachen. Schnarchen und Schlafapnoe finden wir häufiger bei Männern.

HAT SICH UNSER SCHLAFVERHALTEN VERÄNDERT?

Grundsätzlich ist es heute so, dass immer mehr in den Tag hineingepackt wird und es keinen »Zwang« mehr gibt, ins Bett zu gehen. Früher ging die Sonne unter und man wurde mit dem Dunkelwerden müde, dafür sorgte natürlicherweise die Ausschüttung des Schlafhormons Melatonin (und auch, dass die Menschen noch viel mehr körperlich arbeiten mussten). Lichtquellen wie zum Beispiel Kerzen hatten ein sanftes Licht und mussten oft auch aus Sparsamkeitsgründen geschont werden. Mit Erfindung der Elektrizität ist der moderne Mensch heute zwar Herr über seine scheinbar endlose Zeit, er zahlt aber den Preis, dass er sich selbst darum kümmern muss, wie und wann er ins Bett kommt. Genau das fällt vielen schwer.

WER SCHLÄFT WIE HIERZULANDE?

Mein Kollege Peter Young aus Münster und ich, unterstützt von der Firma Beurer, haben 2016 einen Schlafatlas für Deutschland erstellt. Eines der Ergebnisse: Je mehr Personen in einem Haushalt leben, desto schlechter wird dort geschlafen. Die Kinder kommen nachts ins Bett; einer der Partner will bei offenem Fenster schlafen, der andere macht es nachts wieder zu; der Hund kommt ins Schlafzimmer und trollt sich später wieder; der Partner schnarcht ...
Fazit: Singles schlafen besser als die noch so glücklichen Paare. Am schlechtesten schlafen übrigens berufstätige Mütter.

SCHLAFEN FRAUEN UND MÄNNER UNTERSCHIEDLICH?

Frauen sind besonders oft auch zur Schlafenszeit noch gefordert, sie schlafen oberflächlicher und werden leichter wach. Sie schlafen sozusagen immer mit einem gespitzten Ohr, denn es könnte ja etwas mit den Kindern sein. Frauen sorgen auch dafür, dass alle anderen gut schlafen, nur sie selbst kommen dabei oft zu kurz – heutzutage. Früher in den 1950er-Jahren war das kein Problem. Die in den meisten Familien klare Rollenverteilung ermöglichte es den Frauen, das nächtliche Schlafdefizit bei einem schnarchenden Ehemann tagsüber nachzuholen, wenn der Mann aus dem Haus war und die Kinder Mittagsschlaf machten. Heute, wo die meisten Frauen berufstätig sind, können sie sich das nicht mehr leisten, nachts nicht vernünftig zu schlafen. Darum werden 70 Prozent der Männer, die in meine Schlafpraxis kommen, von ihren Frauen geschickt. Ist der Mann derjenige, der zu Hause die Kinder versorgt, ist es umgekehrt: Diese Männer entwickeln dann auch einen leichteren Schlaf. Das Schlafverhalten ist also weniger genetisch bedingt als durch die individuelle Sozialisation.

WELCHE AUSWIRKUNGEN HAT SCHLECHTER SCHLAF?

Schlechter Schlaf über Jahre bedeutet für den Körper Stress, es kommt zu einer Sollwertverschiebung in der Schlafqualität – wir passen uns an, ohne dass unsere Schlafqualität optimal für Gesundheit und Leistungsfähigkeit ist. Der Spiegel des Aktivitäts- und Stresshormons Cortisol bleibt anhaltend hoch, häufig vorkommende gesundheitliche Folgen sind unter anderem Bluthochdruck, Herz-Kreislauf-Erkrankungen und Depressionen.

Eine der häufigsten Ursachen ist die eingeschränkte Atmung im Schlaf durch eine schlafbedingte Erschlaffung der Strukturen im Rachen. Der Rachen ist eine evolutionäre Kompromisslösung. Tagsüber, wenn wir sitzen und stehen, ist die anatomische Konstruktion ideal. Wenn wir aber liegen, dann kommt es selbst schon bei jungen gesunden Menschen zu einer etwa 300-prozentigen Zunahme des Widerstands in den oberen Atemwegen. Die Kollapsilität (Verlegung der Atemwege) der Rachenstruktur nimmt dann noch einmal zu bei Übergewicht, durch Stress oder Alkohol. Und das vor allem in Rückenlage. Bei der Einatmung kommt es zu einem Kollaps des Rachens auf Höhe des Zungengrunds, die zusammengepresste und verwirbelte Luft bei der Einatmung erzeugt das Schnarchgeräusch.

WIE BEHANDELN SIE SCHNARCHER?

Schnarcher merken selber oft gar nicht, dass sie schlecht schlafen. Der subjektive Leidensdruck ist nicht so groß, der Schnarcher hat sich daran gewöhnt, dass er tagsüber nicht mehr so fit ist. Hier kommt der Partner ins Spiel und in der Tat ist es meistens die Frau, die den Mann zu uns schickt, oder die Leute kommen als Paare. Wir können das Schnarchproblem heute sehr elegant lösen. Wenn es sich um starkes Schnarchen bis hin zu einer mittelgradigen Schlafapnoe handelt, dann kann eine sogenannte Unterkiefervorschubschiene, die abends wie eine Zahnspange in den Mund eingelegt wird, verhindern, dass der Kiefer im Schlaf nach hinten rutscht und den Schlund verengt. Ein Segen. Meistens dauert es eine Woche, bis sich der Träger an die Schiene gewöhnt hat. Bei einer schwergradigen Schlafapnoe, bei der die oberen Atemwege nachts so oft und lange verengt sind, dass im Schlaf ständig Atemstillstände stattfinden, verordnen wir eine Atemmaske.

SCHNARCHEN EIGENTLICH AUCH FRAUEN?

Eine Erkrankung, von der vor allem Frauen nach den Wechseljahren betroffen sind und die teilweise auch mit Schnarchen einhergeht, ist das sogenannte Upper Airway Resistance Syndrom (UARS). Der durch die Menopause eingetretene Mangel an weiblichen Geschlechtshormonen bewirkt eine Erschlaffung der Atemwegsmuskulatur. Tritt dieses Phänomen in jüngeren Jahren auf (dann aber ohne Hormonmangel), spricht man von einer Beschwerde mit dem interessanten Namen »Young Thin Beautiful Women's Sleep Disorder«. Sie betrifft vor allem kleiner und zierlicher gebaute Frauen. Das ist eines der am häufigsten übersehenen Probleme bei Frauen. Sie werden nachts wach und schieben ihre Schlafprobleme auf die Psyche oder den Partner, aber die Ursache ist oft die gleiche wie bei den Männern. Bei den Frauen erschlafft ebenfalls die Schlundmuskulatur, die Schnarchgeräusche sind aber kaum vernehmbar. Darum bekommt das keiner mit, dabei ist dies aber bei 50 Prozent aller schlafgestörten Frauen die Ursache! Oft sind diese Frauen seit Jahren beim Psychologen, dabei könnte eine Unterkiefervorschubschiene auch hier das Problem häufig aus der Welt schaffen.

WIE DIAGNOSTIZIEREN SIE EINE SCHLAFSTÖRUNG?

Wenn Patienten mit Schlafstörungen zu uns kommen, dann polysomnografieren wir sie. Das bedeutet, wir wenden ein diagnostisches Verfahren zur Messung der Schlaffunktion an. Das geschieht mittels einer sogenannten Polysomnografie (PSG), die können Sie sich so ähnlich vorstellen wie ein »EKG für den Schlaf«. Wir untersuchen meist zwei Nächte, um einen Zufallsbefund auszuschließen. Gerade Ein- und Durchschlafstörungen bessern sich oft in der ersten Nacht allein dadurch, dass die Leute verkabelt sind. Vor allem, wenn schlechter Schlaf nervlich bedingt ist, erlaubt sich derjenige, schlecht zu schlafen (der Arzt will ja genau das sehen) und schläft paradoxerweise besser. Schlaf ist ja etwas, das man mit dem Willen nicht erzwingen kann. Unter Druck verschlechtern sich Schlafstörungen und umgekehrt, in einem entspannten Setting gelingt es besser. Bei der Polysomnografie werden 15 verschiedene Biosignalmessungen gleichzeitig durchgeführt. Man kann bei der Auswertung genau sagen, in welchem Schlafstadium der Patient wach wurde, und dann meist eine recht genaue Diagnose stellen und die Gründe der Schlafstörungen benennen.

Das Ergebnis einer schlafmedizinischen Behandlung ist für alle Betroffenen von umfassender Wirkung, denn wenn eine körperlich bedingte Schlafstörung behandelt wird, dann geht es meist automatisch auch der Psyche besser. Und umgekehrt.

WARUM IST SCHLAFEN SO WICHTIG FÜR DEN KÖRPER?

Die Bedeutung der Nachtruhe ist immens: Das Gehirn muss offline gehen, um die Fülle an Reizen, die tagsüber bewusst und unbewusst über die Sinnesorgane aufgenommen werden, zu verarbeiten. Auch muss das Gehirn nachts sortieren, welche Informationen benötigt wurden und welche aussortiert, also vergessen werden können. Auch das Träumen scheint hier eine wichtige Funktion zu haben, wobei die Wissenschaft diese immer noch nicht eindeutig definieren konnte.

Das Wissen um den Schlaf ist so wichtig, dass es in allen medizinischen Fachgebieten gelehrt werden sollte. So kann heute zum Beispiel ganz genau zugeordnet werden, wann die Immunzellen nachts aktiv sind. In einer Studie der Universität Lübeck etwa hat man die immunologische Antwort nach einer Hepatitis-A-Impfung untersucht. Dafür wurden die Probanden in zwei Gruppen unterteilt. Die erste Gruppe der Hepatitis-A-Geimpften ließ man in der Nacht nach der Impfung durchschlafen, die zweite Gruppe wurde in der ersten Nachthälfte immer wieder geweckt, Diejenigen, deren Schlaf man in der ersten Nachthälfte störte, zeigten eine viel schlechtere Impfantwort im Vergleich zu der anderen Gruppe. Man konnte also zeigen, dass ein ungestörter Schlaf für immunologische Vorgänge im Körper entscheidend ist.

BEEINFLUSST SCHLAF AUCH DAS KÖRPERGEWICHT?

Ja, das tut er. Guter Schlaf hält schlank. Einer der Gründe hierfür ist ganz einfach: Wenn man mehr schläft, hat man weniger Zeit zum Essen. Eine Stunde zu wenig Schlaf hingegen verlangt nach 300 kcal mehr am Tag. Außerdem nimmt die Sucht nach Kohlenhydraten bei Schlafentzug zu, es kommt zu einer erhöhten Ausschüttung des Hungerhormons Ghrelin, zu gestörten Antworten des Sättigungshormons Leptin und schließlich zur Leptinresistenz: Das Sättigungshormon wirkt nicht mehr richtig, man hat mehr Hunger. Schlafmangel verhindert demnach auch den Diäterfolg.

Schon eine Nacht ohne Schlaf führt laut einer Studie des Teams um Jonathan Cedernas von der Universität Uppsala, Schweden, dazu, dass der Körper mehr Fett speichert. Die Untersuchungen ergaben, dass durch den Schlafmangel, möglicherweise durch die vermehrte Ausschüttung von Cortisol, die Glykolyse in den Muskelzellen zurückging. Die Zellen verbrauchten also weniger Glukose, der Blutzuckerspiegel stieg an. Statt auf Glukose griffen die Muskelzellen nun für die Energieerzeugung auf Proteine zurück. In den Fettzellen fand das Gegenteil statt: Die Enzyme der Glykolyse waren vermehrt aktiv. Vermutlich waren die Fettzellen bemüht, die über das Blut angelieferte

Glukose zu verwerten beziehungsweise zu verstauen: In den Fettzellen liefert die Glykolyse den Rohstoff für den Aufbau von Fettdepots. Eine einzige schlaflose Nacht führte also zu einer Umstellung des Energiestoffwechsels, die langfristig Übergewicht und Typ-2-Diabetes zur Folge haben könnte.

WAS SIND IHRE TIPPS FÜR EINEN GUTEN SCHLAF?

> Es ist wichtig, eine Stunde vor dem Schlafengehen Körper und Geist herunterzufahren. Dieses »Cool-down« hat einen biologischen Hintergrund: Die Körperkerntemperatur sinkt bis zur Nachtmitte um 1 bis 1,5 Grad parallel zu der kühleren Umgebungstemperatur nach Sonnenuntergang. Wenn man dann zu aktiv bleibt, ist das Gehirn tatsächlich noch zu warm und der Schlaf stellt sich nicht ein.
> Ein dunkles, leises und kühles Schlafzimmer bietet optimale äußere Voraussetzungen.
> Schnarcht der Partner oder wälzt sich permanent umher und unterbricht damit auch Ihre Nachtruhe, dann kommunizieren Sie dies oder/und schicken ihn zum Arzt. Es gibt hier gute Möglichkeiten (siehe Seite 39/40).
> Essen Sie vor dem Schlafengehen nicht zu schwer, zu fett, zu süß und nicht später als rund vier Stunden vor dem Zubettgehen. Ein proteinreiches Abendessen ist schlaffördernder als ein kohlenhydratreiches.
> Gewöhnen Sie sich ein kleines Ritual an. Das kann ein Fußbad oder eine Fußmassage vor dem Zubettgehen sein, ein Lieblingssong, ein Kapitel in einem Buch, eine Tasse Tee …
> Sogar ein Gläschen Alkohol vor dem Schlafen kann durchaus Ritualcharakter haben, hier schlägt die Psychologie die Medizin. Aber Vorsicht: Mehr als ein Glas Alkohol verschlechtert die Schlafqualität, das Durchschlafen misslingt und durch den muskelentspannenden Effekt des Alkohols schnarcht man stärker.

GIBT ES WEITERE MASSNAHMEN?

Bei kurzfristigen Schlafstörungen helfen Baldrian, Lavendel, Hopfen, Melisse und Passionsblume. Es gibt diese Kräuter als Tee, Tabletten und Tinkturen (auch Kombinationspräparate sind erhältlich). Cannabidiol (CBD) aus Hanfpräparaten wirkt ausgleichend und schlaffördernd. Ein weiterer hilfreicher Wirkstoff ist L-Tryptophan als Vorstufe des Schlafhormons Melatonin. Es gibt diesen Stoff als Tablette – und als altes Hausrezept: Heiße Milch mit Honig. Das in der Milch enthaltene Tryptophan wird mit dem Zucker aus dem Honig direkt in das Gehirn gebracht. Melatonin gibt es ebenfalls in Form von Präparaten. Sprechen Sie am besten mit Ihrem Hausarzt über die Einnahme. Melatonin ist der Dirigent des hormonellen »Nachtorchesters«. Es sorgt für ein Feintuning sämtlicher Stoffwechselprozesse, die nachts im Körper ablaufen. Ein Orchester kann ja auch ohne Dirigent spielen, aber dann geht mitunter doch viel schief und durcheinander. Untersuchungen mit Schichtarbeitern zeigen, dass die erhöhten Krebsraten von Nachtschichtlern auch mit der Chronobiologie zu tun haben. Hier ist eindeutig der »Chef« Melatonin nicht so ganz bei der Sache.

MEINE BESTEN TIPPS FÜR GESUNDEN SCHLAF

Die folgenden Tipps gebe ich jedem meiner Patienten mit nach Hause, der sich mit Schlafproblemen herumquält. Denn in den allermeisten Fällen verbirgt sich hinter einer Schlafstörung lediglich eine ungünstige, mit ein paar Tricks leicht zu verändernde Angewohnheit.

KEINE »AUFPUTSCHMITTEL« VOR DEM SCHLAFENGEHEN

Zur Ruhe kommen bedeutet auch, keine allzu anregenden Dinge vor dem Schlafengehen zu tun, und damit ist nicht nur Kaffee trinken gemeint. Verzichten Sie mindestens drei Stunden vor dem Zubettgehen neben Kaffee auch auf Schwarztee, Grüntee, Matetee und Colagetränke. Auch Sport treibt den Blutdruck in die Höhe, darum sollten Sie Ihr Pensum mindestens zwei Stunden vor dem Zubettgehen absolviert haben.
Laute Musik, ein aufwühlender Film im Fernsehen jagt das Stresshormon Cortisol ebenso nach oben wie eine anstrengende Diskussion mit dem Liebsten. Also meiden!

BLAUES LICHT VERBANNEN

Tablet, Fernseher, PC oder Smartphone gehören nicht ins Schlafzimmer. Ihr blaues Licht verwirrt den Hypothalamus, das ist die Hirnregion, die den Tag-Nacht-Rhythmus steuert. Das Licht signalisiert den beginnenden Tag und unterdrückt das Schlafhormon, und das nachhaltig. Aber genau dieses Hormon brauchen Sie jetzt!

MIT ZETTEL UND STIFT DEN NÄCHSTEN TAG PLANEN

Schreiben Sie anstehende Aufgaben oder zu lösende Probleme – beruflich oder privat – auf ein Blatt Papier. Gedanken, die Ihnen den Schlaf rauben könnten, legen Sie auf diese Weise ab. Gut notiert ist halb erledigt! Grübeln auf dem Kopfkissen ade, die süßen Träume können kommen.

SIE SCHLAFEN BESSER, ALS SIE DENKEN!

Nächtliches Aufwachen ist normal: Bis zu 28-mal kann das passieren. Geben Sie dem Prinzip der selbsterfüllenden Prophezeiung keine Chance. Erwarten Sie eine gute Nacht und keine schlechte. Wenn Sie nachts aufwachen, versuchen Sie dem keine Bedeutung beizumessen. Lenken Sie die Gedanken zu einem schönen Ereignis. Auch wenn Sie dieses Umdenken eine Zeitlang trainieren müssen: Sie werden feststellen, dass es wirkt. Übrigens: Schlafen Sie innerhalb von drei Minuten wieder ein, werden Sie sich am nächsten Morgen nicht mehr daran erinnern, überhaupt wach geworden zu sein.

> *»Drei Dinge helfen, die Mühseligkeiten des Lebens zu tragen: Die Hoffnung, der Schlaf und das Lachen.«*
>
> Immanuel Kant

ZUR FESTEN ZEIT INS BETT GEHEN

Führen Sie einen festen Schlafrhythmus ein: Gehen Sie jeden Abend zur ungefähr gleichen Uhrzeit ins Bett und steigen Sie morgens zur immer gleichen Zeit aus den Federn. Das Buch ist aber so spannend, die nächste Folge der Serie lockt auf dem Tablet? Sorry, das muss bis morgen warten. Achten Sie darauf, Ihren persönlichen »toten Punkt« (die Uhrzeit, zu der Ihnen normalerweise die Augen zufallen), nicht zu überschreiten, sonst fällt Ihnen das Einschlafen wieder doppelt so schwer. Sobald Sie merken, dass es jetzt bald reicht, gehen Sie gemütlich ins Bad, hören dort vielleicht noch etwas Musik, putzen sich gründlich die Zähne … Unsere Badezimmer sind ohnehin stark unterschätzte Orte der Besinnung. Gestalten Sie den Raum schön und genießen Sie dort regelmäßig eine Viertel- oder halbe Stunde nur für sich selbst.

ABENDS NICHT DEN BAUCH VOLLSCHLAGEN

Bevorzugen Sie ein leichtes Abendessen, eine warme Suppe, mageres Fleisch, keine zu scharfen Gewürze. Meine Empfehlung lautet: Drei Stunden vor dem Schlafengehen keine reichhaltige, schwer verdauliche Mahlzeit mehr essen. Sodbrennen und auch ein Darm, der auf Hochtouren Verdauungsarbeit leistet, verhindern einen guten Schlaf.

DUNKLES, RUHIGES SCHLAFZIMMER

Licht am Tag, Dunkelheit in der Nacht – es hat schon seinen Sinn, dass die Sonne abends unter- und morgens wieder aufgeht. Licht hemmt die Bildung des Schlafhormons Melatonin, Dunkelheit fördert sie.
Schalten Sie des Weiteren Lärmquellen aus. Dazu kann auch Ihr schnarchender Partner gehören. Benutzen Sie eventuell Ohrstöpsel. Hörgerätefachgeschäfte fertigen individuelle Ohrstöpsel an, die einen Chip besitzen, der explizit Schnarchgeräusche herausfiltert. Sehr empfehlenswert! Denken Sie auch daran: Wir nehmen im Schlaf viel mehr wahr, als uns im Wachzustand noch bewusst ist.

WER SICH RICHTIG BETTET, SCHLÄFT GUT

18 bis 20 °C sind die optimale Raumtemperatur im Schafzimmer. Lüften Sie es regelmäßig durch, auch noch einmal vor dem Zubettgehen. Eine gute Matratze ist unverzichtbar. Wichtig sind natürliche Materialien auch für Oberbett und Bettwäsche, die atmen können und feuchtigkeitsregulierend sind. Lassen Sie sich im Fachhandel beraten. Es gibt gute Qualität, die auch bezahlbar ist.

NICHTS ERZWINGEN

Wollen Ihnen partout nicht die Augen zufallen, dann quälen Sie sich nicht unnötig. Schlaf lässt sich nicht erzwingen, im Gegenteil: Je mehr die Gedanken ums Einschlafen kreisen, desto länger wälzt man sich oft im Bett herum. Hadern Sie nicht mit dem Schlaf. Lesen Sie lieber noch drei Seiten im Buch oder, wenn es gar nicht geht, stehen Sie auf und bereiten Sie sich einen Tee zu.

SICH AUF EIN RITUAL FREUEN

Kindern liest man eine Gutenachtgeschichte vor und empfiehlt ihnen, Schäfchen zu zählen, wenn sie nicht einschlafen können. Machen Sie sich etwas Vergleichbares zur Gewohnheit: Lesen Sie vor dem Einschlafen ein paar Seiten in einem Buch, hören Sie entspannende Musik, machen Sie autogenes Training oder Fantasiereisen (siehe Buchtipps Seite 196).

INNERE RUHE FÜR MEHR RESILIENZ

Unsere Resilienz, also unsere Widerstandsfähigkeit in stressigen Zeiten, kann wachsen, wenn wir immer wieder ganz bei uns selbst ankommen. Das lässt sich gezielt üben.

EIGENE INTERESSEN PFLEGEN

Welcher Lieblingsbeschäftigung sind Sie früher nachgegangen? Gab es ein Hobby, nach dem Sie sich zurücksehnen? Was waren Ihre Kraftquellen, was machte Ihnen Freude? Was wollten Sie immer schon einmal tun, erlernen, erleben? Auch wenn Sie nur einmal in der Woche regelmäßig Zeit finden für etwas, das für Sie wie eine Insel im Alltag ist und Ihnen die Tür öffnet zum Flow-Zustand: Der Entspannungsfaktor ist immens. Sie gehen auf Abstand zu den alltäglichen Problemen und können diese aus einer neuen Perspektive sehen. Vielleicht mobilisieren Sie Ihre alte Fußballclique oder Volleyballtruppe, nehmen Gesangsstunden oder beginnen einen Tanzkurs, vielleicht machen Sie den Bootsführerschein oder frischen Ihre Sprachkenntnisse auf. Auch Zeichnen, Musizieren, Reparieren, Kochen, Gartenarbeit und vieles mehr können den Flow-Effekt haben. Wichtig ist nur, dass Sie sich darin wiederfinden.

MUSSE: NICHTS (TUN) IST SO ENTSPANNEND

Muße ist ein altmodisches Wort für Nichtstun oder für die Verwendung von Zeit nach eigenen Vorstellungen. Ich möchte Sie animieren, ab und zu genau das zu tun: nichts. Schauen Sie aus dem Fenster, liegen Sie auf dem Sofa und schließen Sie die Augen ohne einzuschlafen, sitzen Sie in einem Sessel und gestatten Sie sich tagzuträumen. Das leert den Kopf und macht Platz für neue Gedanken, bringt den Geist zur Ruhe und öffnet den Freiraum zum Nachdenken und für das Treffen von guten Entscheidungen.

Dabei ist es wichtig, dass Sie Mußezeiten auch als solche nutzen. Wir neigen dazu, nicht nur jede freie Minute zu verplanen, sondern auch plötzlich frei werdende Zeit (weil eine Verabredung abgesagt wird, ein Termin ausfällt …) rasch wieder mit einem neuen Programmpunkt zu füllen aus Furcht vor der Lücke. Ich rate zum Gegenteil: Sehen Sie die freie Zeit als Geschenk. Strecken Sie alle viere von sich und genießen Sie die Ruhe des Augenblicks. Fortgeschrittene reservieren eine halbe Stunde oder mehr am Tag in ihrem Terminkalender für solche Momente. Früher hängte man ein Schild außen an die Türe: Bitte nicht stören. Genau so soll es sein. Handy aus, Türe zu, alle informieren, dass die kommende Viertel- oder halbe Stunde Ihnen allein gehört.

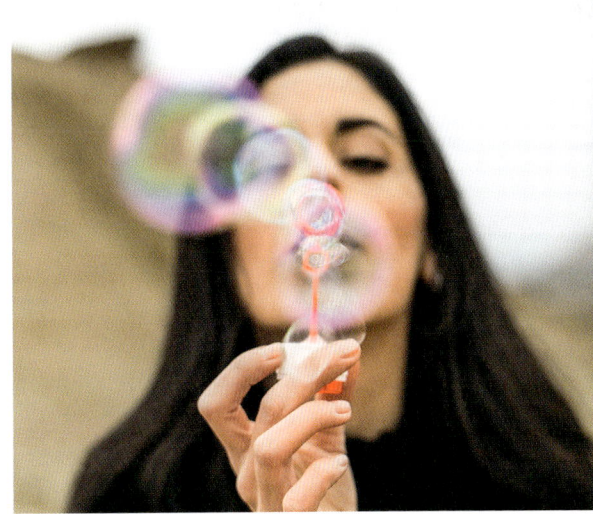

Ein Augenblick, den wir mit allen Sinnen genießen, kann uns Energie für Stunden geben.

> *»Faul sein ist wunderschön!*
> *Und dann muss man ja auch noch Zeit haben,*
> *einfach dazusitzen und vor sich hin zu schauen.«*

Pippi Langstrumpf
(herbeigeträumt von Astrid Lindgren)

10 MINUTEN PAUSE

Lassen Sie die Gedanken kommen und gehen. Halten Sie an nichts fest, denken Sie nichts krampfhaft zu Ende. Schließen Sie die Augen und halten Sie Ihr Gesicht zehn Minuten lang in eine Lichtquelle (in die Schreibtischlampe, hinter der Fensterscheibe ins Licht oder im Freien direkt in die Sonne). Atmen Sie entspannt. Anschließend können Sie aus der Kraft dieses Momentes heraus entspannt weiterarbeiten oder in den Feierabend starten.

DIE KONTROLLE ÜBER DAS EIGENE LEBEN (ZURÜCK)ERLANGEN

Fremdbestimmung ist einer der größten Stressverursacher. Wir alle sind mit Zwängen konfrontiert, müssen Erfolge erbringen, einen Kunden zufrieden stellen, Liefertermine einhalten, in der Zusammenarbeit mit Kollegen und im Team uns anpassen. Fragen Sie sich dennoch, ob Sie die entscheidenden Bereiche Ihres Lebens im Griff haben: die grundsätzlichen Strukturen, Ihre Finanzen, Ihr Privatleben. Scheuen Sie sich nicht, die Zügel (wieder) in die Hand zu nehmen, falls Ihnen die eine oder andere Situation entglitten ist. Für Letzteres muss man sich nicht schämen, aber es ist wichtig zu erkennen – und es ist immer wieder erstaunlich, wie der Stress nachlässt, wenn man sich aus der Passivität begibt und wieder die Oberhand über sein Leben gewinnt.

Eine Metaanalyse aus Norwegen aus dem Jahr 2017 konnte zeigen, dass in diesem Sinne MBSR (Mindfulness Based Stress Reduction, siehe Seite 34 und Buchtipp Seite 196) unterstützend ist. Entspannungstechniken, Achtsamkeit und Aktivität auf allen Ebenen erhöhen Gesundheit, Lebensqualität und Zufriedenheit. Weniger Distress geht also Hand in Hand mit mehr positiver Lebensgestaltung.

ANGST HILFT NICHT

An der INTERHEART-Studie (1999–2003) von Wissenschaftlern in 52 Ländern wurden 30 000 Probanden nach ihrem Stresslevel und dem Umgang damit befragt. Acht Jahre nach Studienbeginn stellte man fest, dass von den Befragten 40 Prozent derjenigen früher starben, die der Überzeugung waren, dass Stress schädlich für ihre Gesundheit ist. Auch war das Risiko für einen Herzinfarkt um 30 Prozent bei denjenigen erhöht, die besonders unter Stress litten und angaben, ihn nicht beeinflussen zu können.

SEELE UND GEIST IM LOT

Dr. med. David Svoboda, Neurologe, informiert uns über Warnzeichen, Vorbeugung und Behandlung psychischer Erkrankungen.

WAS SIND ANZEICHEN FÜR EINE ECHTE DEPRESSION?

Man unterscheidet bei einer Depression Haupt- und Nebensymptome.
> Zu den Hauptsymptomen gehören gedrückte, depressive Stimmungslage, Interessensverlust, Freudlosigkeit, Antriebsmangel, schnelle Ermüdbarkeit.
> Nebensymptome sind verminderter Appetit, Schlafstörungen, vermindertes Selbstwertgefühl, vermindertes Selbstvertrauen, verminderte Konzentration, verminderte Aufmerksamkeit, Schuldgefühle.

WIE WEISS ICH, OB ICH GEFÄHRDET BIN?

Sie selbst haben die Möglichkeit, mithilfe von Selbsteinschätzungsfragebögen (zum Beispiel über das Internet, von Ihrer Krankenkasse oder von Ihrem behandelnden Arzt) Ihren aktuellen Gemütszustand zu überprüfen.
Die Fragen lauten zum Beispiel: »Wie fühlen Sie sich im Alltag?« oder »Haben Sie Schwierigkeiten, einzuschlafen?«. Sie kreuzen auf dem Bogen dann entsprechend die Kriterien an, die für Sie zutreffen. Für die einzelnen Kriterien wie Antriebslosigkeit oder Leere werden Punkte vergeben, die Sie addieren und dadurch eine Gesamtpunktzahl ermitteln. Sollten Sie einen Fragebogen zu Hause ausfüllen, dann nehmen Sie diesen mit zu Ihrem behandelnden Arzt, um das weitere Vorgehen zu besprechen.
Anhand der Diagnosekriterien teilt man die Depression in Schweregrade ein: leicht, mittelschwer, schwer.
Was für das Ausfüllen der Fragebögen gilt, möchte ich Ihnen auch sonst ans Herz legen, denn sehr wichtig im Umgang mit einer Depression sind Selbstbeobachtung und Selbsterkenntnis. Haben Sie den Verdacht, dass Sie depressiv sind, dann wenden Sie sich unbedingt an Ihren Hausarzt oder an einen entsprechenden Facharzt.

WAS KANN ICH TUN, WENN BEI MIR EINE DEPRESSION DIAGNOSTIZIERT WURDE?

Teilen Sie sich mit! Eine diagnostizierte Depression kann erfolgreich behandelt werden, also zögern Sie nicht, sich Hilfe zu holen. Das klinische Bild und die eigene Einstellung entscheiden, ob man eine Gesprächstherapie, eine medikamentöse Therapie oder auch beides benötigt und in Anspruch nimmt. In jedem Fall hilft körperliche Betätigung. Ich empfehle auch internetgestützte Depressionsmodule, die der

Patient selber am Computer erarbeiten kann, sie funktionieren sehr gut. Auch Fernbehandlung ist ein überdenkenswertes Thema: telefonische Psychotherapie. Das ist in jedem Fall eine Option, wenn jemand keine Zeit oder Möglichkeit hat, regelmäßig einen Psychotherapeuten oder Psychologen aufzusuchen. Die Fernbehandlung ist bei Depression immer noch besser als gar keine Therapie. Sie ist außerdem niedrigschwellig: Manche Menschen sind erfahrungsgemäß eher bereit, sich auf diese Weise Hilfe zu holen.

Auch die Krankenkassen bieten attraktive Angebote gegen Depression, zum Teil haben sie eigene Psychotherapeuten und vermitteln auch Internetmodule.

DAS THEMA DEMENZ IST IN ALLER MUNDE, WIE VERBREITET IST SIE EIGENTLICH?

Demenz ist der Überbegriff für verschiedene krankheitsbedingte Einschränkungen der Leistungsfähigkeit des Gehirns. Über eine Million Menschen sind in Deutschland betroffen, die jährliche Neuerkrankungsrate liegt bei 30 000. Frauen sind mit fast 70 Prozent deutlich häufiger betroffen als Männer.

Die Symptome können das Denken, den Orientierungssinn, das Gedächtnis, die Sprache und andere kognitive Fähigkeiten betreffen. Das wichtigste Symptom ist das Nachlassen des Gedächtnisses.

WIE WIRD EINE DEMENZ DIAGNOSTIZIERT?

Wenn man von Demenz spricht, ist der Patient schon erkrankt. Zur Sicherung der Diagnose gibt es Kriterien und Testverfahren.

Es existieren allerdings auch vielfältige Vorstufen der Demenz wie eine leichte kognitive Störung. Da befindet man sich dann im Graubereich zwischen gesund und krank. Stelle ich das bei einem Patienten fest, dann bitte ich ihn für weitere Kontrollen zur Verlaufsbeobachtung in meine Praxis.

Zur Diagnosesicherung verwende ich psychometrische Testverfahren, mit deren Hilfe man den Schweregrad der Gedächtniseinschränkung einschätzen kann. Diese orientierenden, sehr einfach gehaltenen Tests (sie dauern 10 bis 15 Minuten), können in Einzelfällen bei Personen mit einem hohen Bildungsgrad und einer hohen »geistigen Reservekapazität« trotz subjektiven Einschränkungen und von den Familienangehörigen wiederholt beobachteten Auffälligkeiten normal ausfallen. In diesem Fall rate ich zu einer ausführlichen neuropsychologischen Testung (Dauer: eine Stunde und mehr) oder auch einer Vorstellung in einer Gedächtnisambulanz (Adressen findet man im Internet). Ergänzend ist auch eine diagnostische Nervenwasseruntersuchung mit Bestimmung verschiedener sogenannter Demenzmarker denkbar. Die dadurch gewonnenen Erkenntnisse dienen zur Feststellung einer vorliegenden Demenzerkrankung und können gleichzeitig helfen, gegebenenfalls zwischen den unterschiedlichen Demenzformen (unter anderem Alzheimerdemenz, vaskuläre Demenz) zu unterscheiden.

WIE WICHTIG IST IM FALLE EINER ERKRANKUNG DIE FAMILIE?

Zuallererst ist es ganz wichtig, dass der Partner oder die Familie vor allem bei der Erstuntersuchung dabei sind. Das Umfeld schätzt die Veränderungen des Verhaltens oder des Erinnerungsvermögens meist anders ein, oft berichten die Angehörigen, dass die Erkrankung viel früher – mitunter schon viele Jahre – anfangs mit kleineren, später mit schwerwiegenderen Unachtsamkeiten begonnen hat. Konkret frage ich, ob bereits Einschränkungen im Alltag vorliegen. Um eine Demenzdiagnose zu stellen, ist eine relevante Alltagseinschränkung für die Dauer von sechs Monaten ausschlaggebend.

Oft kommen Patienten selber und sagen: »Mir fällt öfter ein Name nicht ein« oder »Ich gehe in den Keller und vergesse unterwegs, was ich dort wollte«. Sie fragen, ob sie an einer beginnenden Demenz leiden könnten. Oder Familienangehörige bringen ihren Vater oder ihre Mutter zu uns. Nicht selten auch konsultiert uns jemand, wenn die Geschwister oder Eltern an Demenz erkrankt sind, mit der Frage, ob sie auch gefährdet sind.

IST EINE DEMENZ THERAPIERBAR?

Momentan gibt es ausschließlich für die Alzheimerdemenz eine medikamentöse Therapie, für die anderen Demenzformen leider (noch) nicht. Abhängig vom Schweregrad der Alzheimerdemenz können zwei unterschiedliche Medikamentengruppen eingesetzt werden. Für die leichte bis moderate Form werden Acetylcholinesterase-Hemmer und für die moderate bis schwere Form Memantine verordnet.

Die Medikamente sollen die Alltagstauglichkeit verbessern und den Krankheitsprozess verlangsamen.

KANN ICH EINER DEMENZ VORBEUGEN?

Ja, das können Sie:
> Treiben Sie regelmäßig Sport.
> Ernähren Sie sich gesund (mediterrane Kost, siehe Seite 110).
> Rauchen Sie nicht beziehungsweise hören Sie damit auf.
> Physio- und Ergotherapie sind förderlich.
> Machen Sie regelmäßig Gedächtnis- und Konzentrationsübungen.
> Behalten Sie Ihre Herz-Kreislauf-Parameter unter Kontrolle (normaler Blutdruck und Puls).
> Nehmen Sie aktiv am Leben teil.
> Pflegen Sie Ihre Freundschaften und sozialen Kontakte.

KRAFT TANKEN IN STRESSIGEN ZEITEN

Mit gezielt angewendeten Methoden können Sie kurzfristig und auf lange Sicht Ihren Energiehaushalt im Gleichgewicht halten.

KURZFRISTIG DEN AKKU AUFLADEN

Kurze Pausen: Meine Empfehlung lautet: alle eineinhalb Stunden 5 bis 10 Minuten Pause einlegen, durchatmen, die Aufmerksamkeit auf etwas anderes lenken, das verhindert, dass der Geist sich müde arbeitet. Also nicht auf das Smartphone, sondern eher auf die Wolken oder die Passanten unten in der Straße.

Powernap: Auch das berühmte kurze Nickerchen (10 bis 15 Minuten) mitten am Tag fährt das System einmal kurz herunter und besitzt ein enormes Entspannungspotenzial.

Atemmeditation: Suchen Sie sich ein ruhiges Plätzchen, dessen Türe Sie schließen können (die Kaffeeküche, die Toilette …) beziehungsweise schließen Sie die Tür Ihres Einzelbüros. Dann schließen Sie für 5 bis 10 Minuten Ihre Augen und atmen tief ein (bis 3 zählen) und doppelt so lange aus (bis 6 zählen). Lassen Sie die Gedanken kommen und weiterziehen. Konzentrieren Sie sich ganz auf Ihren Atem.

Aktivitätspunkte klopfen: Von dort, wo sich das Grübchen an der Vorderseite des Halses befindet, zwischen den Enden der Schlüsselbeine, gehen Sie vier Fingerbreit auf dem Brustbein nach unten: Hier sitzt die Thymusdrüse, ein für das Immunsystem wichtiges Organ, das nach der Pubertät zunehmend in Fettgewebe umgewandelt wird. Klopfen Sie mit zwei Fingern sanft 30 Sekunden lang auf diese Stelle. Das aktiviert Energie.

Konflikte lösen: Versuchen Sie Ärger aufzulösen, sobald er entsteht. Eine Entschuldigung, eine Nachfrage, eine Erklärung oder ein Gesprächsangebot kosten weniger Energie als Schmollen, Beleidigtsein oder tagelanges Grübeln über den Konflikt. Lassen Sie sich nicht die Laune verderben

Licht tanken: Setzen Sie sich 5 bis 10 Minuten mit geschlossenen Augen vor Ihre Schreibtischlampe oder in die Sonne, um zumindest mal ein wenig mal etwas die belebende Vitamin-D-Produktion des Körpers anzukurbeln. Auch ein kurzer Spaziergang hilft gegen Erschöpfung, optimalerweise bei blauem Himmel (Helligkeit 100 000 Lux), aber selbst bei bedecktem Himmel (zirka 3000 Lux) ist das immer noch sehr wirkungsvoll..

LANGFRISTIG DEN ENERGIELEVEL HOCH HALTEN

Gut schlafen: Jeder Mensch benötigt mindestens sieben Stunden Schlaf pro Nacht. Unzählige Studien beweisen dies.

Feste Zeiten einhalten: Ein regelmäßiger Rhythmus spart Energie. Sieht der Ablauf an jedem Tag anders aus, müssen sich Körper und Geist ständig umstellen und das ist sehr kräftezehrend.

Den eigenen Biorhythmus berücksichtigen: Kennen Sie Ihre innere Uhr? Jeder Mensch hat einen individuellen Biorhythmus. Mittags, morgens gegen 9 Uhr und nachmittags gegen 17 Uhr zeigt die Leistungskurve vieler Menschen einen natürlichen Knick nach unten. Wenn Sie aus langjähriger Erfahrung wissen, dass Sie am frühen Nachmittag grundsätzlich Ihre kreative Stunde haben, verlegen Sie Denkarbeit in diese Zeit und quälen Sie sich nicht morgens um 9 Uhr oder am späten Nachmittag damit, den neuen Slogan erfinden oder die Zeichnung beenden zu müssen. Legen Sie stattdessen Pausen in diese Zeiten, um sich ein wenig zur Ruhe zu kommen und sich mit frischer Energie zu versorgen.

Entspannungstechnik erlernen: Erlernen Sie eine Entspannungsmethode, die Sie regelmäßig – mindestens dreimal wöchentlich – praktizieren. Die meisten Krankenkassen bieten Kurse an: Progressive Muskelrelaxation, Yoga, Meditation, autogenes Training, MBSR, Bücher- und Adressentipps siehe ab Seite 196.

Regelmäßig Sport treiben: Bewegung ist der Schlüssel zu körperlicher und geistiger Fitness, darum ist ihr in diesem Buch ein ganzes Kapitel gewidmet, siehe ab Seite 117.

Seine Vorstellungen der Realität anpassen: Den meisten Stress machen wir uns selber, weil wir eine gewisse Vorstellung davon haben, wie unser Leben auszusehen hat. Die Messlatte liegt meist hoch. Oft zu hoch, sodass nicht wenige der Idee von einem erfolgreichen, gelungenen Leben mit hängender Zunge hinterherlaufen. Davon hat niemand etwas. Am wenigsten Sie selbst, wenn Sie den Preis mit Ihrer Gesundheit bezahlen.

Arbeitszeit und Multitasking begrenzen: Versuchen Sie, Ihre Arbeitszeit in gesunden Grenzen zu halten. Kurzfristige Mehrarbeit schadet nicht, aber das sollte kein Dauerzustand sein. Das gelingt umso besser, wenn Sie auf Multitasking möglichst verzichten. Ich halte nicht viel von Multitasking. Mehreren Dingen gleichzeitig die Aufmerksamkeit zu widmen, kann nicht wirklich funktionieren. Irgendetwas läuft dann zwangsläufig auf Autopilot und wir bekommen Wichtiges nicht bewusst mit. Das eine ist schade und das andere kann zu Fehlern führen, die mitunter gefähr-

OVERTIME

In einer großen Übersichtsstudie von 2015 wurden Daten von über 600 000 Menschen hinsichtlich des Zusammenhangs zwischen langer Arbeitszeit und koronarer Herzerkrankung sowie Schlaganfall untersucht. Die eindeutige Antwort der im renommierten Medizinjournal The Lancet veröffentlichten Ergebnisse: Das Risiko vor allem für einen Schlaganfall steigt mit zunehmender Wochenarbeitszeit (41 bis 48 Stunden bzw. über 50 Stunden Arbeitszeit) deutlich.

Erhöht wird das Risiko dadurch, dass heute an viele Beschäftigte große Anforderungen in Sachen Flexibilität gestellt werden. Laut einer Studie aus dem Jahr 2017 der Bundesanstalt für Arbeitsschutz und Arbeitsmedizin (BAuA) wird etwa jeder achte Beschäftigte oft dienstlich in der Freizeit kontaktiert. Der Anteil derjenigen, die erwarten, kontaktiert zu werden, liegt bei 24 Prozent. Die Beschäftigten haben aber auch mehr Gestaltungsspielraum: Arbeitsbeginn und -ende, die Pausengestaltung oder die Möglichkeit, ein paar Stunden oder Tage frei zu nehmen, können in immer umfangreicherem Maße genutzt werden.

lich sind. Neben meiner Praxis und der Patientenbehandlung schalte ich darum oft konsequent die E-Mail-Benachrichtigung am Computer ab sowie mein Handy aus. Wenn ich etwas lese oder schreibe, schaue ich nicht parallel fern oder poste zwischendurch bei Facebook. Freie Zeit verbringe ich gerne ungestört mit meiner Familie. Weniger ist mehr, glauben Sie mir!

MEINE ANTI-STRESS-TIPPS

Stress ist ansteckend, aber behandelbar! Bevor Sie die Hände über dem Kopf zusammenschlagen, krempeln Sie lieber die Ärmel hoch und gehen das Stressmanagement an.

GEFÜHLE KLÄREN

Hören Sie auf Ihre Gefühle! Wo gibt es ungelöste Konflikte, die vielleicht sogar schon lange schwelen: Spannungen oder Ärger in der Familie, zu hohe Anforderungen in Schule, Studium oder Beruf. Auch Traurigkeit kann stressen, zum Beispiel wenn man sich einsam fühlt. Scheuen Sie sich nicht, eventuell mit einem Psychologen Ihre Themen zu besprechen. Das kann erleichtern und der Austausch über das Thema senkt das Stresslevel enorm.

PLANUNGSSICHERHEIT SCHAFFEN

Planen Sie Ihre Woche oder zumindest den nächsten Tag! Schreiben Sie alles auf ein Blatt Papier, was Ihnen abends durch den Kopf geht. Ob privat oder beruflich: Planung gibt Sicherheit, verringert die Themen, über die Sie beim Einschlafen grübeln, und zieht der Schlaflosigkeit den Zahn. Berücksichtigen Sie bei der Planung Ihren Biorhythmus (siehe Seite 50). Achten Sie auch auf ungeblockte Zeitfenster – Puffer für unvorhergesehene Ereignisse. Planen Sie des Weiteren eine Stunde ein (oder zumindest eine halbe), in der Sie nicht erreichbar sind. Gut wäre es, wenn Sie in dieser Zeit die Türe schließen oder sich anderweitig zurückziehen können. Diese Unterbrechung dient dazu, den Kopf zu beruhigen und in Ruhe das bis hierhin am Tag Geleistete zu überprüfen (und zu würdigen). Es dient auch dazu, noch einmal den Fokus auf das, was heute noch erledigt werden muss, zu richten. Eventuell kommen Sie zu dem Ergebnis, dass das bisherige Pensum schon ausreicht und Weiteres getrost bis morgen warten kann. Dies ist auch eine Art Qualitätscheck: Haben Sie alle Vorgänge abgeschlossen? Es kostet viel Zeit, Energie und Nerven, wenn Dinge nicht zu Ende gedacht werden und später nachjustiert werden müssen.

DELEGIEREN

Geben Sie Aufgaben ab! Das schafft Freiräume. Der Laden läuft auch, ohne dass man bei jedem Meeting anwesend ist, jeden Handgriff selbst ausführt oder kontrolliert. Das ist gerade für Burnoutgefährdete kein leichtes Unterfangen. Doch man kann mehr abgeben, als man denkt, und unterbricht dabei lange eingeschliffene Verhaltensmuster. Zu Hause kann jemand anderes mal den Müll entsorgen, die Lieben ihre Zimmer selber aufräumen, die Steuererklärung ein Steuerberater erledigen, für den Schulweg kann man Elternfahrgemeinschaften organisieren oder die Kleinen mit dem Fahrrad zur Schule oder zum Fußballtraining schicken oder mit dem Bus. Die schaffen das! Haushalten Sie mit Ihrer Energie, indem Sie die Zuständigkeiten neu ordnen, beruflich und privat. Das ist kein Zeichen von Bequemlichkeit, sondern eine Notwendigkeit, die Ihre Gesundheit auf lange Sicht stärkt.

PRIORITÄTEN SETZEN

Gerade in sehr stressigen Zeiten hilft es, die Situation zu hinterfragen. Stellen Sie sich vor, wie Sie in einem Monat oder einem Jahr über eine Sache denken. Wie würde ein Außenstehender Ihre Situation beurteilen?

Es hilft, zwischen Wichtigem und Dringlichem zu unterscheiden. Wichtig sind zielführende, Erfolg bringende Angelegenheiten und solche, die nur von Ihnen erledigt werden können. Dringende Angelegenheiten können, auch wenn sie terminlich gebunden sind, eventuell delegiert werden.

EINS NACH DEM ANDEREN

Denken Sie an Beppo, den Straßenfeger aus Michael Endes Roman »Momo«: ein Atemzug, ein Besenstrich. Schritt für Schritt. Sie müssen nicht zugleich alle nachfolgenden Schritte im Kopf haben. Multitasking erzeugt unnötigen Stress. Konzentrieren Sie sich auf das, was zu erledigen ist – jetzt.

NEIN SAGEN

Nein sagen und Zeit gewinnen! Nehmen Sie ein Blatt Papier und listen Sie alles auf, was Sie täglich, wöchentlich, monatlich machen. Alles: den beruflichen Einsatz inklusive aller Zusatzaufgaben. Abendveranstaltungen, Fortbildungen, Kongresse, Ämter, Privat- und Familienleben inklusive Gefälligkeiten für Freunde und in der Beziehung, Hobby, Ehrenamt, Nachbarschaftsengagement, den Vorsitz im Tennisverein, die Organisation des Schulfestes, die Pflege der eigenen Eltern, das Gassigehen mit dem Hund, Einkaufen, Rasenmähen, Tageszeitungen lesen, die Nachrichten verfolgen, Einladungen annehmen, Theater- und Opernabo bedienen und so weiter. Überprüfen Sie Ihre eigenen Ansprüche, denn diese stressen nicht selten am meisten: Muss ich überall mitreden können, muss das Auto wirklich schon wieder in die Waschanlage? Sie werden verwundert sein über die vielen »Eigentlich nein«.

AUSSORTIEREN

Feng Shui ist eine Harmonielehre aus China, die den Geist beruhigt und Raum für neue Ideen schafft. Durch eine besondere Ordnung im Außen, sowohl am Arbeitsplatz als auch zu Hause, im Großen (Wohnung, Garten, Büro …) wie im Kleinen (Schreibtisch, Bett …)

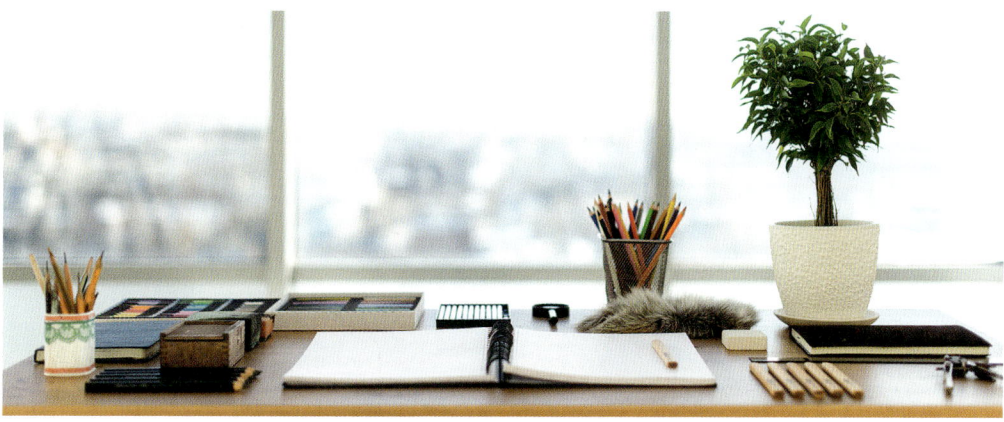

Alles in Ordnung: Ein aufgeräumter Arbeitsplatz schenkt viel innere Klarheit und frische Energie. Die investierte Zeit lohnt sich also!

kann die Energie fließen und es kehrt innere Ruhe ein. Farben und Licht, aber auch das Aussortieren von Überflüssigem wirken Stress entgegen. Haben sich in Ihrem Umfeld überflüssige Dinge angesammelt, sei es ein Schreibtisch mit Dokumenten aus den letzten zehn Jahren, eine Ecke im Wohnzimmer mit Zeitschriften aus den letzten fünf, ein Kleiderschrank voll kaum mehr getragener Kleidungsstücke oder ein überquellender Keller, hilft folgender Trick.

Fragen Sie sich, wann Sie etwas zuletzt wirklich benutzt haben und wann Sie es wieder nutzen werden. Wenn Sie feststellen, dass Sie den Gegenstand nicht mehr brauchen, spenden, verschenken, verkaufen Sie ihn oder werfen Sie ihn weg. Wenn Sie nicht sicher sind, lagern Sie ihn drei Monate lang im Keller. Was Sie dann noch nicht vermissen, kann weg. Für den Alltag gilt: Verlassen Sie Ihren Arbeitsplatz am Ende des Tages aufgeräumt. Das gibt Ihnen das Gefühl, den Tag erfolgreich abgeschlossen zu haben. Der Anblick eines geordneten Schreibtisches am nächsten Morgen lässt Sie zudem entspannter und mit viel mehr Energie in den Tag starten. Dasselbe gilt für das häusliche Umfeld: Verlassen Sie Ihr Zuhause aufgeräumt, sodass Sie sich wohlfühlen und direkt in die Entspannung finden, wenn Sie nach Hause kommen.

NICHTSTUN

Es ist paradox: Die Menschen leben immer länger, und dennoch haben sie immer weniger Zeit. »Ich eile, also bin ich« scheint heutzutage das Motto zu sein. Dabei ist ein freier Kopf Voraussetzung für Kreativität und gute Entscheidungen. Ohne Muße beginnen oft (blinder) Aktionismus und Stress. Ich empfehle zur Stressprophylaxe also ausdrücklich: Machen Sie ab und zu mal nichts!

BEWEGUNG

Bauen Sie regelmäßige Bewegung und sportliche Betätigung in Ihren Alltag ein. Das ist die beste Möglichkeit, die tagsüber aufgebaute Anspannung zu lösen, aber auch stressresistenter zu werden. Sport kanalisiert die angestaute (Stress-)Energie des Tages. Die Muskeln können sich austoben, der Geist sich entspannen. Wählen Sie eine Sportart, die Ihnen Spaß macht (Fußball, Tennis, Joggen, Schwimmen, Radfahren, Boxen, was auch immer). Ich empfehle dreimal 20 bis 30 Minuten Kraftsporttraining im Fitnessstudio oder zu Hause mit Gewichten plus dreimal 40 Minuten Ausdauertraining pro Woche. Ballsport wie Fußball, Volleyball oder Handball ist besonders geeignet, um einen freien Kopf zu bekommen.

»Keine Zeit« gilt nicht als Ausrede, denn fit und mit freiem Kopf erledigen Sie Ihre Alltagsaufgaben schneller. Apropos Alltag, auch kleine Bewegungshäppchen lohnen sich. Probieren Sie es einfach bei nächster Gelegenheit aus: Wenn Sie sich ärgern oder mit einem gedanklichen Problem nicht recht weiterkommen, gehen Sie flott ein, zwei Stockwerke Treppen, sodass Sie etwas außer Atem kommen. Das baut

»Der Mensch ist um so reicher, je mehr Dinge er liegenlassen kann.«

Henry David Thoreau

Stresshormone ab und bringt Sie auf neue Gedanken. Einen ähnlichen Effekt hat es, wenn Sie bei Ihren täglichen Wegen eine Haltestelle früher aussteigen und den Rest zu Fuß gehen – oder gleich das Fahrrad nehmen. Sind Sie ein »weekend warrior«, der nur am Wochenende Sport treibt, dafür aber sehr intensiv, ist das natürlich besser, als gar keinen Sport zu treiben. Ich empfehle es allerdings nur Menschen ohne Risikofaktoren wie Übergewicht, Bluthochdruck oder Diabetes.

AB IN DEN URLAUB

Das Wort Urlaub wird hergeleitet von »sich erlauben, sich entfernen«. In diesem Sinne: Machen Sie regelmäßig Urlaub, entfernt von Arbeitsplatz, Laptop, Smartphone! Sie sind für einige Tage oder Wochen durchaus ersetzbar, der Laden bricht nicht zusammen ohne Sie. Delegieren Sie, lassen Sie andere einspringen. Das geht. Auch wer das ganze Jahr über Haus und Familie managt (oft sind hier noch immer die Frauen gefordert), sollte während des Urlaubs entlastet werden. Entweder man gönnt sich ein Hotel oder in der Ferienwohnung werden die Pflichten entsprechend verteilt, es haben schließlich alle frei. So wird verhindert, dass Urlaub für den einen nur ein »Tapetenwechsel« ist. Drei Wochen Urlaub am Stück sind optimal, ab der zweiten Woche setzt oft erst die Tiefenentspannung ein. Das Loslassen vom Alltag, das Herunterfahren aller Systeme (Körper und Geist, Loslassen der Gedanken, echte Entspannung) braucht seine Zeit. Alternativ können mehrere Kurzurlaube von einer Woche (mindestens dreimal im Jahr) den Stress reduzieren, wenn Laptop und Handy ausgeschaltet bleiben. Welche Form des Urlaubs auch immer für Sie in Frage kommt: Gönnen Sie sich nach der Rückkehr noch zwei bis drei Tage Übergangszeit, bevor Sie an Ihren Arbeitsplatz zurückkehren. So kann sich das System stressfrei wieder umstellen.

VORBEREITUNG

Übung und Routine helfen, mit stressigen Situationen entspannter umzugehen. Stresst es Sie, Vorträge zu halten, dann üben Sie zu Hause vor dem Badezimmerspiegel oder vor Ihrer Familie den Vortrag. Stresst es Sie, dem Chef Rede und Antwort zu stehen, dann bereiten Sie sich so gut vor, dass Sie sich sicher fühlen. Schon Kinder lernen die Bewältigung von kleinen Aufgaben (»coping«), indem sie regelmäßig wohldosiert herausgefordert werden. Sollten Sie einen unangenehmen Stressmoment erlebt haben (ein besonders anstrengender Prüfungsmoment, ein misslungenes Vorstellungsgespräch …), kann ein individuelles Coaching helfen, diese Situation aufzulösen und Mechanismen zur Stressreduktion in Extremsituationen zu üben. Eignen Sie sich auch ein Ritual vor solchen Situationen an. Eine Runde Spazierengehen, Atemübungen, eine kurze Meditation oder Ähnliches.

RESILIENZ STÄRKEN

Stärken Sie Ihre Resilienz, die seelische Widerstandskraft, die uns gesund erhält. Sie speist sich aus sozialen Bindungen, dem Gefühl, das eigene Leben unter Kontrolle zu haben (Autonomie), der Freude an dem, was man tut, und einem starken Selbstwertgefühl. Wünschenswert ist eine Erziehung der Kinder in diesem Sinne. Aber auch als Erwachsener kann man seine Resilienz immer wieder stärken, indem man sich neuen Herausforderungen stellt, Sozialkontakte pflegt und Freundschaften schließt, sich sozial engagiert, neugierig sowie körperlich und geistig beweglich bleibt.

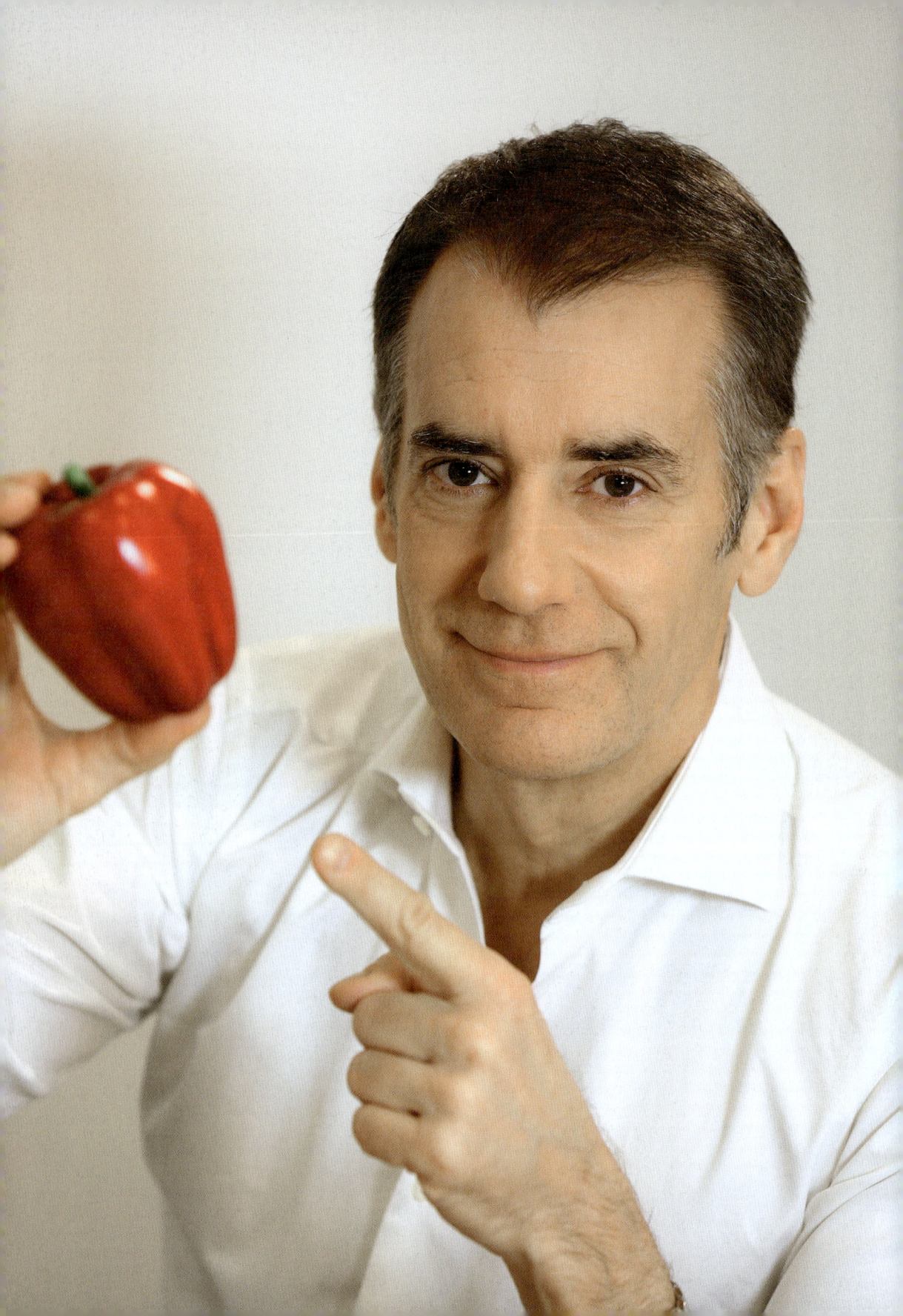

2
GESUNDE ERNÄHRUNG
FÜR LEIB & SEELE

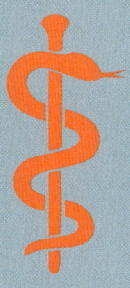

Was wir uns »zu Gemüte führen«, kann unsere Lebensenergie stärken. Worauf es dabei ankommt und wie viel wir wovon brauchen, um gesund, fit und schlank zu werden oder zu bleiben, vermittle ich Ihnen in diesem Kapitel.

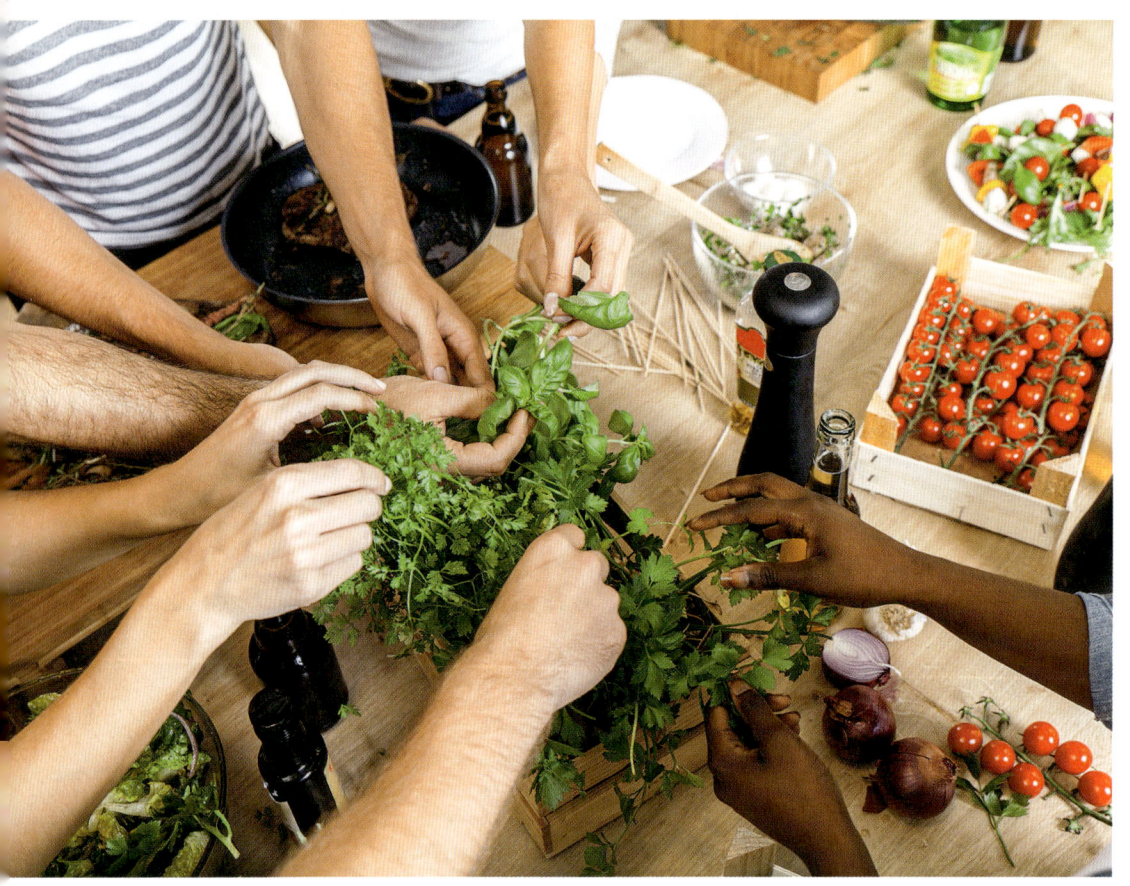

ESSEN UND TRINKEN MIT GENUSS UND GUTEM GEWISSEN

Eine gute Ernährung ist neben Bewegung und psychosozialer Zufriedenheit (moderater Stress, Freude im Job, ein aktives Sozialleben mit Familie und Freunden) eine der drei Säulen unserer Gesundheit. Gute Ernährung bedeutet, sich die meiste Zeit ausgewogen zu ernähren. Ausreißer wie ein Stück Schokolade oder eine Portion Pommes frites sind erlaubt, sollten aber nicht zur Gewohnheit werden. Vor allem beim Essen gilt die Weisheit des Schweizer Arztes und Philosophen Paracelsus (1493 bis 1541): »Allein die Dosis macht's, dass ein Ding kein Gift sei.« In diesem Sinne möchte ich Ihnen in diesem Kapitel die Grundlagen einer ausgewogenen, gesunden Ernährung vorstellen. Diese bedeutet keineswegs in erster Linie Verzicht. Ihr Körper entbehrt nichts, sondern gewinnt an Wohlbefinden und Gesundheit, denn er profitiert von einem guten Mix an Nährstoffen.

ENERGIEBASIS KOHLENHYDRATE

Kohlenhydrate sind neben Fetten (siehe ab Seite 69) der wichtigste Energielieferant für den Körper, vor allem für Muskel- und Gehirnzellen. Des Weiteren sind sie wichtig für die Verstoffwechselung von Eiweißen und Fetten. Kohlenhydrate bestehen aus Zuckermolekülen. Je nachdem, wie viele Moleküle sich aneinanderreihen, spricht man von
> Einfachzucker (Monosaccharide) wie Traubenzucker (Glukose) und Fruchtzucker,
> Zweifachzucker (Disaccharide) wie Haushaltszucker, Malz- und Milchzucker oder
> Mehrfachzucker (Polysaccharide) wie die Stärke.

GLUKOSE, DER HAUPTBRENNSTOFF
Mit der Nahrung aufgenommene Kohlenhydrate müssen im Darm in Glukosemoleküle zerlegt werden, um in die Blutbahn gelangen zu können. Unter Anwesenheit des von der Bauchspeicheldrüse ausgeschütteten Hormons Insulin wird der Zucker aus dem Blut in die Körperzellen aufgenommen. Eine bestimmte Konzentration von Zucker im But ist überlebensnotwendig, darum wird bei Zuckermangel über den Abbau von Glykogen (Speicherzucker) aus der Leber der Blutzuckerspiegel wieder angehoben. Bei anhaltendem Hunger wird in der Leber aus Körpereiweiß Zucker synthetisiert, damit vor allem das Gehirn weiterhin mit Zucker versorgt werden kann. Zweifachzucker, wie er zum Beispiel in Süßigkeiten enthalten ist, lässt den Blutzuckerspiegel rasch ansteigen und rasch wieder abfluten mit der Folge, dass der Hunger sehr schnell und plötzlich zurückkommt. Mehrfachzucker, wie er zum Beispiel in Vollkornprodukten vorkommt, sorgt hingegen für einen langsameren Blutzuckeranstieg und -abfall und damit für ein anhaltendes Sättigungsgefühl.

GUTE KOHLENHYDRATE
Zu den guten Kohlenhydraten zählen die vollwertigen, unverarbeiteten Kohlenhydrate mit einem niedrigen glykämischen Index. Der bedeutet, dass sie den Blutzucker nicht so rasch ansteigen lassen, unter anderem weil sie noch den ursprünglichen Ballaststoffgehalt besitzen.

WIE VON SELBST

Sollten Sie bislang eher zu denjenigen gehören, die sich überwiegend von Fastfood, Fertigprodukten mit künstlichen Aromen und Geschmacksverstärkern und gezuckerten Lebensmitteln ernährt haben, dann sind die gesunden Ernährungsempfehlungen, die ich Ihnen in diesem Kapitel gebe, für Ihren Körper Neuland und durchaus gewöhnungsbedürftig. Geben Sie der gesunden Ernährung dennoch eine Chance. Nach dem Motto »Steter Tropfen höhlt den Stein« wird Ihr Körper nach einigen Wochen der Ernährungsumstellung die gesünderen, »neuen« Lebensmittel lieben. Er wird wie von selbst danach verlangen und die alten Ernährungsgewohnheiten links liegen lassen. Der Heißhunger auf Currywurst, Pommes frites und Co. wird seltener werden, das ist meine Erfahrung.

Ballaststoffe sind unverdauliche Bestandteile natürlicher Lebensmittel, sie fördern die Verdauung, senken den Cholesterinspiegel, bewirken ein Sättigungsgefühl und mindern das Risiko, an Dickdarmkrebs zu erkranken. Eine 2019 in der Fachzeitschrift »The Lancet« veröffentlichte Studie zeigte, dass durch die Erhöhung der Ballaststoffzufuhr von < 15 g auf 25–30 g das Risiko für einen vorzeitigen Tod um mindestens 15 Prozent sinkt!
Besonders ballaststoffreiche Lebensmittel:
> **Gemüse** wie Möhren, Brokkoli, Fenchel, Grünkohl, Kartoffeln (gekocht und abgekühlt), Spinat, Kürbis, Sellerie, Pastinaken.
> **Obst**, vor allem Avocado, Brombeeren, Johannisbeeren, Kumquats, Zitrusfrüchte.
> **Vollkorngetreide** wie Gerste, Dinkel, Grünkern, Hafer, Roggen, Emmer.
> **Getreideähnliches** wie Buchweizen, Quinoa, Amaranth.
> **Nüsse und Kerne** wie Walnuss, Haselnuss, Sonnenblumenkerne, Sesamsamen, Leinsamen, Flohsamen.
> **Hülsenfrüchte** wie Erbsen, Linsen, Bohnen, Kichererbsen, Soja.

SCHLECHTE KOHLENHYDRATE

Industriell verarbeitete (raffinierte, isolierte) Kohlenhydrate sind ungesund. Oft sind die Ballaststoffanteile reduziert, die Lebensmittel haltbarer oder leichter zu handhaben. Zu dieser Gruppe zählen vor allem Weißmehl, polierter Reis, Haushaltszucker. Zusätzlich sind diese Lebensmittel auch noch arm an wichtigen sekundären Pflanzenstoffen, Vitaminen und Spurenelementen (siehe ab Seite 71). Man spricht daher auch von leeren Kalorien. Viele Fertigprodukte können große Mengen an verstecktem Zucker beinhalten, etwa Fruchtjoghurt, Ketchup oder Salatdressings.

»ESSPAPIER«

Bereits 1989 während meines Medizinstudiums war ich im Rahmen einer Famulatur (Praktikum) in Indien. Dort sah ich, wie die Kühe, die als heilig gelten und darum auch in den Städten frei herumlaufen und fast alles dürfen, sich über das Altpapier hermachten und es auffraßen. Sie konnten Papier offensichtlich verdauen. Papier besteht aus Zellulose, dem Baustoff der Zellwände von Pflanzen. Ähnlich wie die Stärke in der Kartoffel setzt sich Zellulose aus vielen Zuckereinheiten zusammen. Die Kuh besitzt eine andere Mikrobiota (Bakterienzusammensetzung) im Darm und die schafft es, die Zellulose bei der Verdauung in Zucker zu zerlegen. Dieser steht dann als Energielieferant zur Verfügung. Der Mensch kann diese Pflanzenbestandteile (und bekanntermaßen auch Papier) nicht verdauen.

ZUCKER: EIN BESONDERER STOFF

Wie schon beschrieben gehört das Süßungsmittel Zucker zu den schlechten Kohlenhydraten. Es ist aber in unseren Lebensmitteln in so vielfältiger Form allgegenwärtig, dass ich ihm hier einen eigenen Abschnitt widme.
29 Stück Würfelzucker – das entspricht der Menge an Zucker, die jeder Deutsche pro Tag im Durchschnitt isst. Sie verstecken sich aber

DEN DARM FÜTTERN

Unterstützen Sie Ihr Immunsystem über den Darm! So gewinnen Sie an Widerstandsfähigkeit und auch an innerem Gleichgewicht, denn der Darm hat auch eine große Bedeutung für unser psychisches Wohlbefinden.

Das größte Immunorgan des menschlichen Körpers befindet sich im Darm. Das darmassoziierte lymphatische Gewebe (GALT = *gut associated lymphoid tissue*) verfügt über 80 Prozent aller immunologisch aktiven Zellen, die den Körper vor Keimen, Bakterien und Viren von außen schützen. Spezifische Immunabwehrzellen (Antikörper) reagieren bei einem erneuten Keimkontakt sofort und können auf diese Weise Infektionen verhindern. Gleichzeitig leben im Darm 100 Billionen »gute« Bakterien und Keime, die zusammen die Darmflora oder die sogenannte Mikrobiota bilden. Die Mikrobiota produziert Vitamine sowie Nährstoffe und unterstützt das Immunsystem. Immun- und Abwehrzellen des GALT lernen nämlich durch Kontakt mit der Mikrobiota, gesunde von krank machenden Keimen zu unterscheiden. Erwünschte Schimmelpilze in Nahrungsmitteln wie zum Beispiel in Gorgonzola werden deshalb vom Körper nicht bekämpft, gefährliche Keime wie Clostridium difficile oder Hefen wie Candida hingegen schon.

Eine zum Beispiel durch Antibiotikaeinnahme aus dem Gleichgewicht geratene Mikrobiota, deren gute Bakterien neben den krank machenden Keimen angegriffen werden, hat für den gesamten Körper Folgen. Aus Studien mit keimfreien Mäusen weiß man, dass bei fehlender Mikrobiota die Darmzellen weniger Defensine (Abwehrmoleküle) gegen fremde Keime produzieren sowie weniger Antikörper zur körpereigenen Immunabwehr. Eine intakte Mikrobiota ist also entscheidend für eine gesunde Immunabwehr. Stärkt man die Darmflora, beugt man Verdauungsbeschwerden, Stress, Darmkrebs und sehr wahrscheinlich sogar einer Alzheimerdemenz vor.

DARMFREUNDLICHE LEBENSMITTEL

Sie unterstützen Ihr Immunsystem also auch über die Ernährung. Hier empfehle ich Probiotika (Lebensmittel, die lebende Bakterien enthalten, wie Joghurt und milchsauer vergorenes Gemüse, vor allem Sauerkraut) und Präbiotika (Futter für die Bakterien). Probiotika ergänzen mengenmäßig geschwächte Bakterienarten im Darm. Präbiotika wiederum ernähren die noch vorhandenen guten Darmbakterien. Hier sind vor allem Vollkornprodukte sowie ballaststoffreiche Gemüse- und Obstsorten (siehe linke Seite) zu nennen und Nahrungsmittel, die reich an sekundären Pflanzenstoffen sind (siehe ab Seite 72).

nicht nur in der Zuckerdose, sondern auch in Obst, Gemüse, Kartoffeln, Reis, Brot, Gebäck, in Fertiggerichten, Konserven und sogar in Fleischprodukten und Wurst.

Die Empfehlung für den täglichen Zuckerkonsum der Weltgesundheitsorganisation (WHO) liegt deutlich niedriger. Sie lautet: Höchstens 6 Teelöffel Zucker pro Tag sind noch gesund, höhere Mengen sind schädlich.

Aber dem Zucker zu entkommen ist gar nicht so einfach, denn Zucker macht süchtig, indem er das Gehirn für den Eiweißstoff Tryptophan sensibilisiert. Tryptophan wird im Gehirn in Serotonin umgewandelt. Dieser Neurotransmitter gilt als das Glückshormon schlechthin. Er wirkt antidepressiv und macht gute Laune. Nicht umsonst trösten sich viele bei Liebeskummer mit der berühmten Tafel Schokolade.

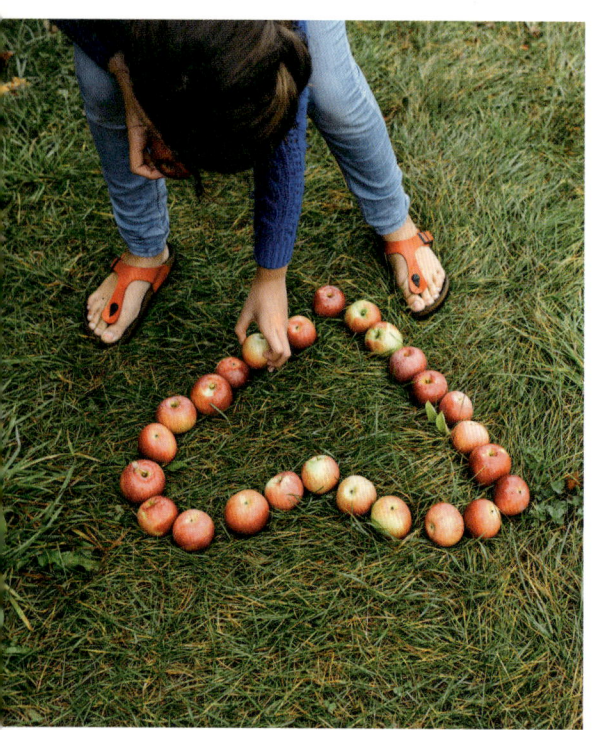

Wer Obst liebt, sollte es möglichst frisch und naturbelassen genießen.

GÄNGIGE ZUCKERARTEN

Glukose (Traubenzucker): Glukose ist ein Einfachzucker, welcher direkt vom Darm in die Blutbahn gelangt. In Sportriegeln oder pur liefert er schnell Energie. Glukose ist Bestandteil anderer Zuckerarten wie Laktose. Seine Süßkraft liegt bei 75 Prozent des Haushaltszuckers und ist damit relativ gering.

Fruktose (Fruchtzucker): Fruktose besitzt die 1,2-fache Süßkraft von Haushaltszucker. Außer in Früchten, daher sein Name, ist er auch in Gemüse und Getreide enthalten. Haushaltszucker (Saccharose, siehe rechts) hat einen Fruktoseanteil von 50 Prozent. Fruktose lässt den Blutzuckerspiegel langsamer ansteigen und für die Verstoffwechselung ist kein Insulin nötig. Darum wurde sie lange Zeit Diabetikern als Ersatz für Haushaltszucker empfohlen. Davon ist man mittlerweile abgekommen, weil Fruktose den Stoffwechsel anderweitig ungünstig beeinflusst. Vorsicht ist allgemein geboten bei Obst: Es ist zucker- und kalorienreicher, als viele denken. Das gilt besonders für Obstsäfte, weil diese nicht mehr die Ballaststoffe der natürlichen Frucht enthalten, und für Trockenobst, weil der Zucker hier in konzentrierter Form vorliegt. Nicht nur für Diabetiker gilt darum: Obst in Maßen und möglichst naturbelassen verzehren. Ein zu hoher Obstkonsum lässt außerdem Harnsäure und Triglyzeridwerte im Blut ansteigen, Leberverfettung und nichtalkoholische Leberentzündungen wurden aus diesem Grund beobachtet. Die Empfehlung der Deutschen Gesellschaft für Ernährung lautet: Mindestens 400 Gramm Obst und maximal 600 Gramm pro Tag. Das sind zwei Portionen, entsprechend zwei Handvoll. Ich empfehle Ihnen zusätzlich: Ersetzen Sie fruchtzuckerreiches Obst wie Bananen und Weintrauben durch weniger kalorienreiche

Früchte wie säuerliche Äpfel, Beeren und Zitrusfrüchte. Den genauen Zuckergehalt der Sorten können Sie in einer Nährwerttabelle nachschlagen (siehe Buchtipp Seite 196).

Saccharose (Haushaltszucker): Der wohlbekannte Kristallzucker besteht je zur Hälfte aus Glukose und Fruktose. Daher Vorsicht bei Fruktoseintoleranz (siehe Buchtipp Seite 196)! Haushaltszucker wird aus Zuckerrüben und Zuckerrohr hergestellt. Er spendet schnell Energie und ist in fast jedem industriell verarbeiteten Lebensmittelprodukt enthalten, zum Beispiel in Limonaden und Fruchtsaftgetränken, Schokolade, Ketchup, Fertiggerichten, Süßwaren. Echter brauner Zucker (Rohrohrzucker oder Melasse – nicht weißer Zucker, der nachträglich gefärbt wurde) enthält durch das Herstellungsverfahren etwas mehr Mineralstoffe als weißer Zucker. Dies ist aber zu vernachlässigen, viel gesünder als weißer Zucker ist er nicht. Einen Vorteil hat er jedoch: er schmeckt aromatischer, sodass wir vielleicht weniger davon verwenden.

Laktose (Milchzucker): Sie kommt natürlicherweise in Milch und Milchprodukten vor. Die Süßkraft entspricht einem Viertel von der des Haushaltszuckers. Laktose lässt den Blutzuckerspiegel langsamer ansteigen. Vorsicht natürlich bei Laktoseunverträglichkeit!

Maltose (Malzzucker): Maltose ist knapp halb so süß wie Haushaltszucker. Sie wird in der Industrie Lebensmitteln wie Backwaren, Frühstücksflocken und Getränken zugesetzt.

ZUCKERALTERNATIVEN

Besonders in den Bioabteilungen von Supermärkten finden wir die folgenden Süßungsmittel. Nicht alle eignen sich für eine gesunde Ernährung, weil sie nicht unbedingt besser sind als Zucker pur.

Agavendicksaft: Der goldgelbe, klare Sirup wird aus dem Saft der Agave, einer mexikanischen Wüstenpflanze gewonnen. Man ritzt die Blätter und kocht den austretenden Saft ein. Agavendicksaft besteht zu fast 100 Prozent aus Fruktose und süßt darum sehr stark. Dadurch braucht man weniger für den gleichen Geschmack, als wenn man Haushaltszucker verwendet. Allerdings treffen natürlich die gesundheitlichen Nachteile der Fruktose (siehe linke Seite) auch hier zu.

Honig: Das köstliche Bienenerzeugnis enthält rund 30 Prozent Glukose und 40 Prozent Fruktose. Je nach Herkunft des Nektars schmeckt Honig unterschiedlich intensiv und süß. Geschmacklich ist er reinem Zucker weit überlegen, aber nicht von der gesundheitlichen Wirkung her. Genießen Sie ihn sparsam als Extra. Wenn Sie Honig vom Imker kaufen, ist das ein Beitrag zur Artenvielfalt.

Reissirup: Er zählt zu den ältesten Süßungsmitteln der Welt. Für die Herstellung wird Reismehl mit Wasser erhitzt und mit natürlichen Enzymen versetzt. Diese spalten die im Reis enthaltene Stärke auf. Reissirup süßt weniger intensiv als Honig, enthält aber auch wertvolle Mineralstoffe (Kalzium, Kalium, Magnesium, Phosphor und Eisen).

Kokosblütenzucker: Diese exotisch klingende Zuckerart wird aus dem Saft der Blüten der Kokospalme gewonnen. Der Zucker eignet sich etwas besser für Diabetiker, denn er lässt den Blutzuckerspiegel langsamer ansteigen. Nichtsdestotrotz besteht er zu 90 Prozent aus Saccharose wie der gewöhnliche Haushaltszucker. Daneben sind aber Mineralstoffe, Spurenelemente, Vitamine, Proteine, Fette und Fasern (wirken als Ballaststoffe) enthalten, die ihn wertvoller machen und zum langsameren Blutzuckeranstieg beitragen.

ZUCKERAUSTAUSCHSTOFFE

Gleich vorweg: Ich empfehle Zuckeraustauschstoffe und Süßstoffe nicht. Als künstlich hergestellte oder natürliche Ersatzstoffe für Zucker besitzen sie zwar eine wesentlich höhere Süßkraft und haben kaum Kalorien, aber der Körper lässt sich nicht täuschen. Die eingesparten Kalorien befriedigen oft nicht wirklich den Hunger auf Süßes und darum neigt man dazu, an anderer Stelle zuzuschlagen. Insulin wird bei dem Gebrauch von Zuckeraustauschstoffen nämlich trotzdem ausgeschüttet, wenn auch weniger. Zudem erhält das Gehin die Information »süß« und erwartet das Anfluten von Glukose. Bleibt diese aus, fordert unser Steuerorgan unnachgiebig echten Zucker (siehe auch Seite 23). Wenn Sie Lebensmittel mit Süßstoffen verwenden wollen, zum Beispiel ein Cola-light-Getränk, dann bitte zu den Mahlzeiten, damit diese Effekte nicht eintreten.

Zuckeraustauschstoffe und ihre Lebensmittelkennnummern sind:

> Sorbit (E 420)
> Mannit (E 421)
> Isomalt (E 953)
> Maltit (E 965)
> Maltitol-Sirup (E 965)
> Lactit (E 966)
> Xylit (E 967)

Sorbit wird immer noch oft Diabetikern empfohlen, weil zur Verstoffwechselung kein Insulin notwendig ist. Sorbit enthält weniger Kalorien als Zucker. Da es aber nur die Hälfte der Süßkraft des Zuckers besitzt, muss doppelt so viel davon verwendet werden, um die gleiche Süße auf der Zunge zu erzielen. Außerdem tritt der oben beschriebene Effekt ein, dass das Gehirn unzufrieden ist. Der Vorteil von Sorbit und Xylit ist die geringe Karies auslösende Wirkung. Daher werden diese Zuckeraustauschstoffe gerne in Zahnpflegekaugummis und Zahnpasta verwendet.

EIWEISSE (PROTEINE)

Protein ist die Sammelbezeichnung für alle in der Natur vorkommenden Eiweiße. Sie sind die Grundbausteine des menschlichen Körpers und daher lebenswichtig. Neben Wasser (rund

ZUCKERFALLEN IM SUPERMARKT

Ist ein Produkt wirklich so zuckerarm wie versprochen? Achten Sie beim Kauf von Joghurt und Co. darauf, auf welche Gesamtmenge des Produktes sich der auf der Verpackung angegebene Zuckergehalt bezieht. Bedenken Sie außerdem immer: Auch salzige Produkte enthalten sehr oft große Mengen an zugesetztem Zucker, wie zum Beispiel Krautsalat, Ketchup und Fertigsoßen.
Vorsicht bei Aufdrucken wie »Weniger Zucker« – das Produkt enthält vielleicht weniger Zucker, die Frage lautet nur: weniger als was? Vielleicht weniger Zucker als im Vorgängerprodukt … Ebenso zweifelhaft ist der Werbeslogan »Mit natürlicher Fruchtsüße« – das bedeutet meist einfach nur einen hohen Zusatz an Fruktose. Solche Werbeversprechen sind noch zu wenig reguliert und nicht umsonst Gegenstand von Gerichtsprozessen.

STARKE ZÄHNE

Dr. Dr. Thea Lingohr, MSc., Zahnärztin und Oralchirurigin, gibt wertvolle Tipps zur täglichen Zahnpflege.

WARUM IST DER ZUSTAND MEINER ZÄHNE SO WICHTIG?

Kranke Zähne können weitere Krankheiten auslösen oder verschlechtern, wie Diabetes. Und umgekehrt: Durch Krankheiten können auch die Zähne in Mitleidenschaft gezogen werden. Darum ist immer der ganzheitliche Aspekt in der Zahnbehandlung wichtig.

WAS IST PARODONTITIS?

Dabei handelt es sich um eine Entzündung des Zahnbettes durch Bakterien. Sie geht nicht nur vom Zahnfleisch, sondern vor allem vom Zahnhalteapparat aus und macht sich durch Zahnfleischbluten bemerkbar. Das Bluten ist vergleichbar mit einer blutenden Verletzung an der Haut. Anzeichen sind außerdem ein schlechter Mundgeruch und ein schlechter Geschmack im Mund, er ist eisenartig und kommt durch Sicker- und Spontanblutungen zustande. Unterhalb vom Zahnfleischsaum sind natürlicherweise Einbuchtungen im Gewebe, die Zahnfleischtaschen. Beim gesunden Zahn sind sie 2 Millimeter tief, bei einer Parodontitis 4 und tiefer. Das Fatale: Bakterien lagern sich in den tiefen Taschen ab und vermehren sich, egal wie gut man sich die Zähne putzt, da man diesen Bereich mit der Zahnbürste nicht erreicht. Selbst ich als Zahnärztin bin davor nicht gefeit.

Bei Rauchern ist die Parodontitis oft verschleiert, sie bemerken meist keine Symptome, da das Nikotin die oberflächlichen Gefäße zusammenzieht. Raucher gehen daher meist erst dann zum Zahnarzt, wenn die Parodontitis weit fortgeschritten ist und Taschen sehr tief sind.

Die Bakterien produzieren Entzündungsstoffe und fressen den Knochen zum Zahn ab, er fängt an zu wackeln und fällt irgendwann aus. Eine unbehandelte Parodontitis führt also zu Zahnverlust. Aber nicht nur das: Die Entzündungsstoffe der Bakterien gelangen über die Mundschleimhaut ins Blut und erhöhen nachweislich das Risiko für Schlaganfall, Herzinfarkt, Frühgeburt und Fehlgeburt. Parodontitis kann zudem bei chronischen Krankheiten ein Risikofaktor sein. Bei Diabetikern kann sie zu einer extrem verzögerten Wundheilung führen, die Zuckerwerte schwanken heftiger und können schlechter eingestellt werden. Es kann zu Entgleisungen kommen. Der Teufelskreis besteht darin, dass unter Diabetes die Parodontitisgefahr erhöht ist, umgekehrt verschlechtert sich bei Parodontitis oft der Diabetes. Bei Diabetespatienten von Prof. Kurscheid kläre ich, ob eine Parodontitis auch im Frühstadium vorliegt. Und/oder die Parodontitis dazu führt, dass der Diabetes nicht gut eingestellt werden kann. Je früher behandelt wird, desto besser.

Ursachen der Parodontitis sind unter anderem hormonelle Einflüsse (Pubertät, Wechseljahre, die Einnahme der »Pille«), verschreibungspflichtige Medikamente (Nifidipin, Nitrendipin, Immunsuppressiva, Betablocker), Dialyse, Nebennierenerkrankung, Organtransplantation, Bluthochdruck, Herz-Kreislauf-Erkrankung, Rauchen, schlechte Mundhygiene, scharfer Alkohol.

WIE KANN ICH ZAHNFLEISCHBLUTEN VORBEUGEN?

Wichtig ist der Grundcheck beim Zahnarzt zweimal im Jahr. Dabei erhebt der Zahnarzt einen PSI-Code, einen Parodontitis-Code. Dafür prüft er mit einer sogenannten PA-Sonde die Tiefe der Taschen und protokolliert diese, um langfristige Veränderungen festzustellen. Hat sich die Tiefe zum Beispiel von 2 auf 4 Millimeter verändert, dann sehe ich, dass das Zahnfleisch geschwächt ist, und kann frühzeitig die Parodontitis stoppen. Oder man entdeckt die Warnsignale der Vorstufe Gingivitis.

WAS IST GINGIVITIS?

Die Symptome entsprechen denen einer Entzündung und manifestieren sich am Zahnfleisch mit einer stärkeren und charakteristischen Schwellung, Blutung bei Sondierung und Ulzerationen (geschwüriger Zerfall). Zusätzlich kann schlechter Atem (Halitosis) auftreten und die orangenschalenartige Stippelung des Zahnfleisches verschwindet. Eine chronische Gingivitis verursacht zumeist keine Schmerzen. Als Erreger kommen prinzipiell alle in der Mundflora vorkommenden Bakterien in Betracht. Eine chronifizierte Gingivitis kann in eine Parodontitis übergehen oder bei einer bestehenden Parodontitis den Verlauf beschleunigen. Die Risikofaktoren entsprechen denen der Parodontitis. Schlechte Mundhygiene, Rauchen, psychosozialer Stress und genetische Faktoren haben sowohl auf die Wahrscheinlichkeit der Entstehung als auch auf den Krankheitsverlauf Einfluss. Daneben begünstigen manche Grunderkrankungen (etwa Diabetes) einen schwereren Krankheitsverlauf.

GIBT ES NEUE THERAPIEN ZUR BEHANDLUNG DER PARODONTITIS?

Seit einem Jahr auch in Deutschland im Einsatz ist die photodynamische Therapie aus den USA. Das Zahnfleisch wird über einen Farbstoff angefärbt, der sich vor allem an den Bakterien festsetzt. So kann man die bakterienbefallenen Stellen mikroskopisch erwischen und gezielt lasern. Der Laser bringt die Bakterienhülle zum Platzen, das Bakterium stirbt ab. Der Vorteil ist, dass diese Methode keine Allergien hervorruft, schmerzfrei ist und auf systemische Antibiotika verzichten kann. Je nachdem wie weit die Parodontitis fortgeschritten ist, kann diese Methode ein- bis dreimal im Jahr angewandt werden. Die privaten Kassen übernehmen die Kosten, bei gesetzlich Versicherten ist es eine IGEL-Leistung (je Sitzung 250 Euro).

Eine andere Innovation ist der Periochip, ein Gelplättchen, das konzentriertes Chlorhexamed beinhaltet, einen Wirkstoff, der Bakterien abtötet. Die Anwendung ist vor allem sinnvoll bei vereinzelt tiefen Taschen. Nach der Reinigung wird der Chip in die Tasche eingelegt. Er löst sich nach acht bis zwölf Wochen auf. Auch hier besteht der Vorteil in der Vermeidung des systemischen Antibiotikums. Die privaten Kassen übernehmen die Kosten, bei gesetzlich Versicherten ist es eine IGEL-Leistung (45 Euro).

WAS IST OZONTHERAPIE?

Im Kommen, aber von Zahnärzten hierzulande noch zurückhaltend eingesetzt, da bisher nur Studien der Gerätehersteller existieren, ist die Ozontherapie bei Parodontitis. Es laufen Studien, etwa an der Uni Köln, die in eine positive Richtung gehen. Das Verfahren ist etwas billiger als die Farbtherapie und noch schonender. Man atmet über ein Mundstück Ozon bis in die Taschen ein und dieses tötet dort die Bakterien.

GIBT ES KREBSVORSORGE IM MUND?

Mit dem VELscope, einem Gerät zur Krebsvorsorge im Mundbereich, das auf fluoreszierender Basis arbeitet, leuchte ich die Mundschleimhaut aus. Die Mundschleimhaut sieht grün aus durch das fluoreszierende Licht. Befindet sich hier verdächtiges Gewebe, nimmt es eine andere Farbe an. Ich setze das Gerät bei jedem Patienten ein, der zur jährlichen Kontrolle kommt. Das gehört zur gesamtzahnärztlichen Sichtweise. Die Untersuchung ist schmerzfrei, es gibt keine Allergien, sie dauert nur 2 bis 3 Minuten und ich habe die Sicherheit, dass alles in Ordnung ist. Bei zirka fünf Patienten im Jahr entdecke ich damit frühzeitig eine Mundschleimhautveränderung. Risikofaktoren für einen Tumor im Mund sind Nikotin, scharfer Alkohol, schlechte Mundhygiene.

WIE BEUGE ICH ZUVERLÄSSIG VOR?

> Lassen Sie regelmäßig eine professionelle Zahnreinigung vornehmen, es gibt immer Ecken, die man nicht erwischt oder die man nicht erreichen kann aufgrund der Tiefe.
> Morgens und abends Zähneputzen.
> Reinigen Sie die Zunge morgens mit einem Zungenschaber von Belägen.
> Benutzen Sie eine antibakterielle Mundspüllösung, nicht nur »Atemerfrischer«.
> Benutzen Sie Zahnseide/Dentalbürstchen.
> Nehmen Sie zuckerfreien Zahnpflegekaugummi nach dem Mittagessen, statt sich ein drittes Mal die Zähne zu putzen: 80 Prozent aller Zahnpastas enthalten leichte Schmirgelstoffe, die scheuern die Zahnoberfläche auf.
> Putzen Sie erst eine halbe Stunde nach Nahrungsaufnahme Ihre Zähne, damit der Zahn die Poren schließen kann.
> Ernähren Sie sich mit Vollkornprodukten, ungesättigten Fettsäuren und zuckerarm/-frei. Wenn Sie auf Zucker nicht verzichten möchten, dann essen Sie einmal eine Zuckerportion und nicht über den ganzen Tag verteilt.
> Sparen Sie mit Fruchtsäuren (Zitrusfrüchte, Rotwein, Fruchtsäfte), da Parodontitisbakterien sich in saurem Milieu gut vermehren.
> Trinken Sie täglich mindestens zwei Liter Wasser.
> Zuckerfreie Drops erhöhen die Speichelproduktion und fördern so die Spülfunktion.

70 Prozent der Körpermasse) sind Proteine die am häufigsten vorkommende Substanz im Körper. Sie sind unter anderem Bestandteile von Hormonen, Haut, Haaren und Enzymen, sind am Aufbau von Geweben und Organen beteiligt und spielen bei der Immunabwehr, Blutgerinnung, Steuerung der Genaktivitäten und bei vielen anderen Funktionen im Körper eine wichtige Rolle. Proteine sind die Grundbausteine des Lebens!

Diese Bausteine müssen wir regelmäßig mit der Nahrung aufnehmen. Hochwertige Proteine sind auch beteiligt am Insulin- und Blutzuckerhaushalt: Bei der Verstoffwechslung von Eiweiß wird das Hormon Glukagon freigesetzt, ein Gegenspieler des Insulins (siehe Seite 23). Eiweiß im Essen sorgt also immer auch für einen ausgeglichenen Insulin- und Blutzuckerspiegel. Das ist für die Gesundheit und für das Körpergewicht von ganz entscheidender Bedeutung.

Es gibt noch einen weiteren Grund, uns mit hochwertigem Eiweiß zu versorgen, denn der Körper kann mindestens 8 der insgesamt 20 Aminosäuren, die er für die Zusammensetzung seiner Proteine benötigt, nicht selbst herstellen. Man nennt sie deshalb essenzielle Aminosäuren. Sie müssen also mit der Nahrung zugeführt werden und das täglich, will man nicht die Risiken von Mangelerscheinungen in Kauf nehmen. Ein Eiweißmangel hat viele Folgen und wirkt sich zudem negativ auf das Körpergewicht aus: Wird dem Körper zu wenig Eiweiß mit der Nahrung zugeführt, dann holt er es sich aus den Muskeln. Das dort dann fehlende Eiweiß ersetzt er durch Fett, sodass ein Eiweißmangel mit einer Zunahme an Körperfett einhergeht.

Eiweiß enthält genauso viele Kalorien wie Kohlenhydrate, nämlich 4 Kilokalorien pro Gramm. Auf dem täglichen Speiseplan sollte mindestens 1 Gramm pro Kilogramm Körpergewicht Eiweiß stehen, also zum Beispiel 80 Gramm für einen 80 Kilogramm schweren Menschen. Ab dem 50. Lebensjahr sowie für Kraft- und Ausdauersportler empfehle ich bis zu 1,5 Gramm Eiweiß pro Kilogramm Körpergewicht. Damit beugt man einem Muskelabbau und auch dem Verlust von Hirnmasse vor. Eine Studie des Deutschen Instituts für Ernährungsforschung in Potsdam (2011) konnte zeigen, dass Patienten, die abgenommen hatten, ihr Gewicht mittels einer eiweißreichen Ernährung am besten halten konnten. Beim Abbau von Eiweiß wird, wie bereits erwähnt, der Gegenspieler des Insulins, das Glukagon, ausgeschüttet. Ist die Nahrung zu wenig eiweißreich, bleibt der Insulinspiegel erhöht und das erzeugt Hunger.

GUTE UND NICHT SO GUTE PROTEINE

Es gibt gute und weniger gute Eiweißlieferanten. Lieber natürliches Eiweiß als Proteinshakes, das ist keine Frage. Bei der Herkunft des Proteins – ob rein pflanzlich, Milchprodukte, Fleisch, Eier – gibt es allerdings ein paar Dinge zu beachten.

Ich empfehle eine Kombination aus hochwertigem pflanzlichem Eiweiß (Hülsenfrüchte, Sojaprodukte, Vollkorn) und magerem tierischem Eiweiß (mageres, unverarbeitetes Fleisch oder Fisch). Die Empfehlung der DGE (Deutsche Gesellschaft für Ernährung) lautet: maximal 300 bis 600 Gramm Fleisch pro Woche inklusive Wurstwaren. Ich empfehle allerdings, am besten gar keine Wurst zu essen wegen des hohen Nitratgehalts und dem damit verbundenen erhöhten Dickdarmkrebsrisiko. Wenn Sie Fleisch essen, dann bitte aus Biohaltung, denn es enthält bessere Fettsäuren (siehe rechte Seite) und ist etwas magerer. Bevorzugen Sie generell mageres Fleisch. Sehr fettes oder stark marmoriertes Fleisch, wie es zum Beispiel für Schweinebraten verwendet wird, ist als Eiweißquelle nicht empfehlenswert, weil sie zu viele ungesunde (gesättigte) Fettsäuren liefern. Eine besonders gute Eiweißquelle ist Seefisch, er enthält neben wertvollen Proteinen auch reichlich Omega-3-Fettsäuren (siehe nächster Abschnitt).

Empfehlenswerte Eiweißlieferanten:
> Geflügel (Huhn, Pute möglichst aus artgerechter Tierhaltung – ohne die fette Haut verwenden).
> Fisch (Lachs, Makrele, Thunfisch und andere fette Fischsorten).
> Mageres Fleisch (Kalb, Lamm, Wild).
> Magerer Schinken.
> Käse, Quark und Joghurt.
> Eier.
> Hülsenfrüchte (Erbsen, Bohnen, Linsen, Kichererbsen).
> Vollkornprodukte.
> Nüsse und Samen.
> Sojaprodukte, zum Beispiel Tofu, ungesüßter Sojadrink.

FETTE

Fette gehören neben Kohlenhydraten und Eiweißen zu unseren Hauptenergielieferanten. Je nach der chemischen Struktur, genauer: der Anzahl der Doppelbindungen im Fettsäuremolekül spricht man von gesättigten beziehungsweise einfach (eine Doppelbindung) und mehrfach (mehrere Doppelbindungen) ungesättigten Fettsäuren. Vorwiegend die tierischen Fette sind reich an gesättigten Fettsäuren, pflanzliche Öle und fetthaltige pflanzliche Lebensmittel enthalten eher ungesättigte Fettsäuren.

Mehrfach ungesättigte Fettsäuren sind für den Körper essenziell, das heißt, er kann sie selbst nicht herstellen. Sie sind unverzichtbar für den Aufbau von Körperzellmembranen, für die Synthese von Hormonen und Enzymen, als Bestandteil der Gehirnsubstanz sowie für die unzähligen Stoffwechsel- und Reparaturvorgänge im Körper. Die Fettsäuren werden darüber hinaus für die Aufnahme der fettlöslichen Vitamine A, D, E und K benötigt.

DREI AUFGABEN

Fett erfüllt im Körper im Wesentlichen drei Aufgaben:

Fett dient als Treibstoff: In Form von Fettgewebe gespeichertes Fett ist ein kurzzeitig gespeicherter Treibstoff, der dem Körper Tag und Nacht zur Verfügung steht. Viele Reparaturprozesse in den Zellen werden erst durch Fett möglich. Zudem dient Fett für die Auffüllung der Glukosedepots der Muskeln.

Zellwachstum und -erneuerung benötigen Fett: Die Zellwände der rund 30–100 Billionen Körperzellen bestehen zum größten Teil aus ungesättigten Fettsäuren. Pro Sekunde sterben 50 Millionen Zellen ab und werden wieder erneuert, dementsprechend benötigen wir große Mengen an ungesättigten Fettsäuren. Aber nicht nur unsere Zellwände, sondern auch die Verbindungen zwischen den Gehirnzellen (Synapsen), Sexualhormone und viele andere chemische Botenstoffe bestehen aus ungesättigten Fettsäuren.

Fett fungiert als Energiespeicher: Gesättigte Fettsäuren werden bevorzugt in der Industrie eingesetzt, weil sie lange haltbar sind. Deswegen werden Fettreserven im Bauch auch meist als gesättigte Fette gespeichert. Wie hoch der

Anteil der gesättigten Fette in unserem Körper ist, hängt direkt mit unserer Ernährung zusammen: Führt man dem Körper zu viel gesättigte Fette zu, erhöht sich der Anteil der gesättigten Fettsäuren im Körper und damit die Zahl der möglichen Entzündungsherde (siehe auch Seite 88).

GUTE FETTE, SCHLECHTE FETTE

Gesättigte Fettsäuren heißen so, weil sie chemisch gesättigt sind mit Wasserstoffmolekülen, das heißt, sie können keine weiteren chemischen Verbindungen mehr eingehen. Das macht sie sehr stabil und haltbar und darum werden sie in der Lebensmittelindustrie bevorzugt eingesetzt. Auch in unserem Körper werden überschüssige Kohlenhydrate und Fette meist in Form von gesättigten Fettsäuren gespeichert, vor allem im Bauchbereich. Gerade das Bauchfett aber produziert schädliche Botenstoffe (siehe auch Seite 89). Viele Untersuchungen der letzten Jahre, unter anderem an der Universität Oslo (2014), konnten zeigen, dass Übergewichtige bis zu fünfmal mehr Entzündungsstoffe im Blut haben als schlanke Menschen. Ein internationales Forschungsteam mit Beteiligung des Deutschen Zentrums für Diabetesforschung identifizierte erst kürzlich (2018) einen neuen Botenstoff (WISP-1) aus dem Bauchfettgewebe, der Insulinresistenz und chronische Entzündungen fördert. Entzündungsreaktionen im Fettgewebe erhöhen drastisch die Gefahr für Arteriosklerose, Herzerkrankungen, Schlaganfall, Alzheimerdemenz sowie Krebs (Prostata-, Dickdarm-, Brust- und Ovarialkrebs). Das Gesundheitsrisiko steigt proportional zur Aufnahme gesättigter Fettsäuren.

Für die Ernährung heißt dies: Bevorzugen Sie ungesättigte anstelle von gesättigten Fettsäuren. Versorgen Sie sich darüber hinaus besonders mit mehrfach ungesättigten Fettsäuren. Diese senken den Cholesterinspiegel und damit das Risiko für Arteriosklerose, Herzerkrankungen und Rheuma. Das bestätigte im Jahr 2017 noch einmal – nachdem zwischenzeitlich eine Studie mit gegenteiligem Ergebnis im Umlauf war – die American Heart Association. Öle mit einem hohen Anteil an ungesättigten Fettsäuren senken das Risiko für Herz-Kreislauf-Erkrankungen um 30 Prozent und werden darum im Gegensatz zu Ölen mit einem hohen Anteil an gesättigten Fettsäuren wie Kokosöl oder Palmkernöl empfohlen, außerdem wird von einer übermäßig fleischreichen Ernährung abgeraten.

Eindeutig schädlich sind die haltbar gemachten, gehärteten und in sehr vielen industriell hergestellten Lebensmitteln (Frittiertes, Fertiggerichte, Kekse) enthaltenen Transfette. Diese entstehen auch, wenn man zu Hause das Frittieröl über 170 °C oder Pflanzenöl beim Braten über 120 °C erhitzt. Dies sollten Sie also unbedingt vermeiden!

In den USA sind künstliche Transfette seit 2015 verboten, da sie vorzeitig Arteriosklerose auslösen können. Die WHO arbeitet zurzeit an einem weltweiten Verbot.

SCHATZ DER NATUR: UNGESÄTTIGTE FETTSÄUREN

Die Wände der 30–100 Billionen Zellen in unserem Körper bestehen überwiegend aus ungesättigten Fettsäuren. Die Hälfte aller unserer Zellen wird ungefähr einmal im Jahr erneuert, sodass ein regelmäßiger Nachschub an ungesättigten Fettsäuren notwendig ist.

Aber nicht nur für die Zellwand benötigt der Körper ungesättigte Fettsäuren, auch für die Gehirn- und Nervenzellen, für Sexualhormone und viele andere Botenstoffe sind sie unbedingt notwendig.

Einfach ungesättigte Fettsäuren (zum Beispiel in Olivenöl) sind bei Zimmertemperatur flüssig und werden im Kühlschrank fest. Hingegen bleiben mehrfach ungesättigte Fettsäuren (zum Beispiel in Weizenkeimöl) auch bei kälteren Temperaturen flüssig.

In Verbindung mit Kohlenhydraten sorgen ungesättigte Fettsäuren für einen langsameren Abbau der Kohlenhydrate in Zuckermoleküle. Damit verhindern sie einen raschen Anstieg des Blutzuckerspiegels inklusive einer heftigen Insulinantwort. Darum ist es sinnvoll, Kohlenhydrate (zum Beispiel Nudeln oder Brot) immer zusammen mit etwas Fett zu essen, zum Beispiel Olivenöl oder Avocadomus. So wird auch die blutdrucksteigernde Wirkung von Weißmehl etwas abgemildert. Das italienische Restaurant macht es vor, wenn zum Brot der Teller Olivenöl gereicht und bei Pasta ebenfalls nicht mit Öl gespart wird.

Eine besondere Stellung unter den mehrfach ungesättigten Fettsäuren haben die sogenannten Omega-3-Fettsäuren in (fettem) Seefisch. Sie wirken entzündungshemmend, halten die Zellmembranen geschmeidig und beugen darum unter anderem Arteriosklerose vor. In Ländern, in denen bevorzugt Fisch verzehrt wird (Japan, Grönland), werden statistisch weniger Zivilisationskrankheiten wie Herz-Kreislauf-Erkrankungen, Rheuma oder Allergien verzeichnet. Frischer Fisch zweimal pro Woche ist dabei Fischöl-Kapseln vorzuziehen. Zu dem Schluss kam eine Metaanalyse amerikanischer Wissenschaftler, die im Fachmagazin »Journal of the American Medical Association« 2015 veröffentlicht wurde.

Reich an ungesättigten Fettsäuren sind vor allem die folgenden Lebensmittel:

> Nüsse und Kerne (Erdnüsse, Walnüsse, Mandeln, Kürbiskerne …).
> Olivenöl.
> Mandelöl.
> Erdnussöl.
> Weizenkeimöl.
> Rapsöl.
> Leinöl.
> Avocado.
> Oliven.
> Fetter Meeresfisch wie Lachs, Hering, Sardine, Makrele.
> Fleisch von Tieren aus artgerechter Haltung.

MIKRONÄHRSTOFFE

Unter Mikronährstoffen versteht man Vitamine und sekundäre Pflanzenstoffe, Mineralstoffe und Spurenelemente (Mineralstoffe, die wir nur in kleinen Mengen benötigen). Mikronährstoffe sind am Zellstoffwechsel und damit an den Grundfunktionen des Körpers beteiligt: Zellwachstum und die damit verbundene Erneuerung von Haut, Knochen, Muskeln und Blut, die Nervenfunktion und die Bildung von Botenstoffen sind ohne sie nicht möglich.

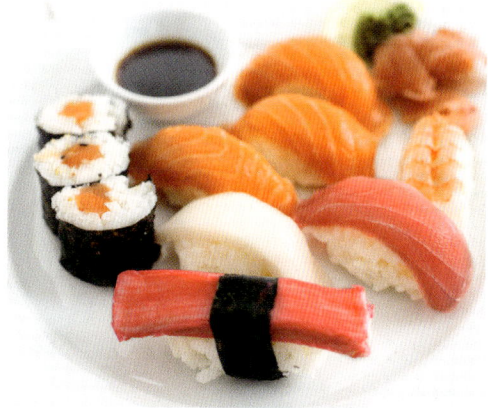

Sushi ist sicher einer der Gründe, warum es in Japan viele gesunde Hundertjährige gibt.

Mit anderen Worten: Mikronährstoffe sind lebensnotwendig, wir müssen sie regelmäßig mit der Nahrung aufnehmen.

SIND NAHRUNGS- ERGÄNZUNGSMITTEL NOTWENDIG?

Grundsätzlich bin ich der Meinung, dass Nahrungsergänzungsmittel, besonders einzelne Vitamine, eher nicht eingenommen werden sollten, da ohne einen nachgewiesenen Mangel an dem entsprechenden Vitamin keine zusätzliche Wirkung erzielt werden kann. Nehmen Sie also Nährstoffpräparate nicht nach dem »Gießkannenprinzip« ein.

Neuere Produkte, die auch sekundäre Pflanzenstoffe enthalten (siehe rechts), könnten insgesamt wirksamer sein. Aber generell bin ich ein Verfechter der ausgewogenen Ernährung mit fünf Portionen Obst und Gemüse am Tag (aber immer mehr Gemüse als Obst).

Ich empfehle Nahrungsergänzungsmittel als Teil einer modernen Ernährung, wenn Sie:

> … es an einigen Tagen nicht schaffen, fünf Portionen Gemüse und Obst zu essen.
> … sehr gestresst sind.
> … sich sportlich verausgabt haben.
> … Antibiotika oder Medikamente einnehmen, welche die Magensäure reduzieren und damit die Vitaminaufnahme behindern.
> … bei Ihnen ein Kinderwunsch besteht oder Sie bereits schwanger sind.

Bitte besprechen Sie die Einnahme und Dosierung immer mit Ihrem Arzt!

Eine aktuelle Auswertung der renommierten Physicians Health Study II mit 14 700 Teilnehmern liefert Hinweise, dass Vitaminpräparate die Anfälligkeit für Krebs reduzieren können. Das gilt aber nicht für die Sterblichkeit aufgrund von Herz-Kreislauf-Erkrankungen. Forscher haben übrigens festgestellt, dass zusätzliche Vitamin-A-Gaben bei Rauchern das Risiko für Lungenkrebs erhöhen. Die SELECTStudie von 2011 lässt vermuten, dass die Einnahme von zusätzlichem Vitamin E das Risiko, an Prostatakrebs zu erkranken, leicht erhöhen konnte. Verzichten Sie darum auf einzelne, isolierte Vitaminpräparate, ohne dass ein Mangel vom Arzt festgestellt wurde. Diese nutzen nicht nur wenig, sondern sie können im Gegenteil auch schädlich sein.

SEKUNDÄRE PFLANZENSTOFFE

Die sekundären Pflanzenstoffe sind die Bollwerke der Pflanzen und dienen ihrem Schutz. Überdies locken sie bestäubende Insekten an. Sie sind meist schon äußerlich zu erkennen. Die Farbe von Möhren zum Beispiel ist auf den sekundären Pflanzenstoff Betacarotin zurückzuführen, Knoblauch riecht so stark aufgrund schwefelhaltiger Verbindungen wie Allicin. Sekundäre Pflanzenstoffe schützen auch denjenigen, der sie isst, gegen Viren, Pilze und schädliche Bakterien. Sekundäre Pflanzenstoffe sind außerdem besonders gesund, weil sie den »Müll« aus Stoffwechselvorgängen zu entsorgen helfen. Sie stärken darüber hinaus das Immunsystem, senken das Krebsrisiko, schützen vor freien Radikalen – das sind kurzlebige aggressive Sauerstoffverbindungen, die für eine vorzeitige Alterung von Gewebe und Zellen sorgen. Auch genetische Veränderungen, die Zellschäden und ein erhöhtes Krebsrisiko hervorrufen, gehen nicht selten auf das Konto der freien Radikale.

Studien belegen inzwischen, dass sekundäre Pflanzenstoffe in diesem Sinne protektiv wirken und das Risiko für bestimmte Krebsarten senken. Der in Tomaten enthaltene sekundäre Pflanzenstoff Lycopin zum Beispiel wirkt gegen Krebs, indem er verhindert, dass bestimmte Krebszellen an die Blutversorgung andocken können. Das bedeutet, die Krebszellen werden im wahrsten Sinne des Wortes ausgehungert und gehen ein.

Grünkohl, Spinat und Brokkoli enthalten die sekundären Pflanzenstoffe Zeaxanthin und Lutein, welche die Sehkraft fördern. Ein Flavonoid, das vor allem in roten Trauben vorkommt, schützt die Gefäße. Darum kursiert die Empfehlung, täglich ein kleines Glas Rotwein zu trinken. Roter Traubensaft tut es allerdings auch.

Sekundäre Pflanzenstoffe tragen auch dazu bei, dass Vitamine in unserem Körper ihre volle Wirkung entfalten können. Dafür ist es wichtig, die Frucht oder das Gemüse im Ganzen zu verzehren und nicht zu schälen. Denn zum Beispiel die über 4000 verschiedenen Stoffe in einem Apfel befinden sich in der höchsten Konzentration direkt in und unter der Schale. Zudem ist es wichtig zu wissen, dass die Stoffe ihre volle Wirkung oft nur im Zusammenspiel mit allen in einer Pflanze enthaltenen Stoffen entfalten können, ähnlich der dem harmonischen Zusammenspiel eines Orchesters. Fehlt die Posaune, kann das die Geige in der Gesamtwirkung nicht ausgleichen. Das erklärt auch, warum die Einnahme eines Multivitaminpräparates oft nicht ausreichend ist: Es enthält vielleicht 12 Vitamine, aber es fehlen im Vergleich zum Apfel 3988 sekundäre Pflanzenstoffe, die in der Frucht enthalten sind. Isolierte Vitaminpräparate besitzen darum nicht die gleiche umfassende Wirkung wie Obst und Gemüse, vor allem wenn dieses aus der Region stammt (frisch, da kurze Transportwege) und bio ist.

Stellen Sie Ihre Nahrung möglichst frisch, bunt und vielfältig zusammen, dann sind Sie in der Regel mit allem gut versorgt.

Einige wichtige sekundäre Pflanzenstoffe:

Carotinoide: pflanzliche Farbstoffe, vor allem in gelbem, orangefarbenem und rotem Gemüse und Obst.

Saponine: Aromastoffe, unter anderem in Hülsenfrüchten, Spinat.

Glucosinolate: Aromastoffe, zum Beispiel in Senf, Rettich, Kresse.

Flavonoide: pflanzliche Farbstoffe in violetten Obst- und Gemüsesorten.

Phytosterine: Membranbestandteile unter anderem in Sonnenblumenkernen, Nüssen, Sojabohnen.

Protease-Inhibitoren: Hemmen eiweißspaltende Enzyme in eiweißreichen Pflanzen und verlangsamen somit den Proteinabbau, unter anderem in Getreide, Hülsenfrüchten, Kartoffeln. Bestimmte Arten dieser Stoffe werden in Medikamenten zum Beispiel zur Senkung des Blutdrucks oder zur Blutgerinnungshemmung eingesetzt.

Terpene: eine große Gruppe pflanzlicher Aromastoffe wie Menthol und weitere ätherische Öle in Kräutern und Gewürzen.

Phytoöstrogene: pflanzliche Hormone in Getreiden, Hülsenfrüchten, Vollkornprodukten.

Sulfide: schwefelhaltige pflanzliche Verbindungen, unter anderem in Zwiebeln, Lauch, Knoblauch enthalten.

Phytinsäure: pflanzlicher Schutzstoff, kommt zum Beispiel in Leinsamen und Hülsenfrüchten vor.

Quercetin: gelber Pflanzenfarbstoff unter anderem in Zwiebeln, Äpfeln, Weintrauben.

Bitterstoffe: Wirkstoffklasse in bitter schmeckenden Salaten wie Chicorée, Endivien oder Radicchio, in Artischocken sowie in Früchten wie Pampelmuse. Bitterstoffe wurden leider größtenteils weggezüchtet und sind vor allem noch in Bioware enthalten.

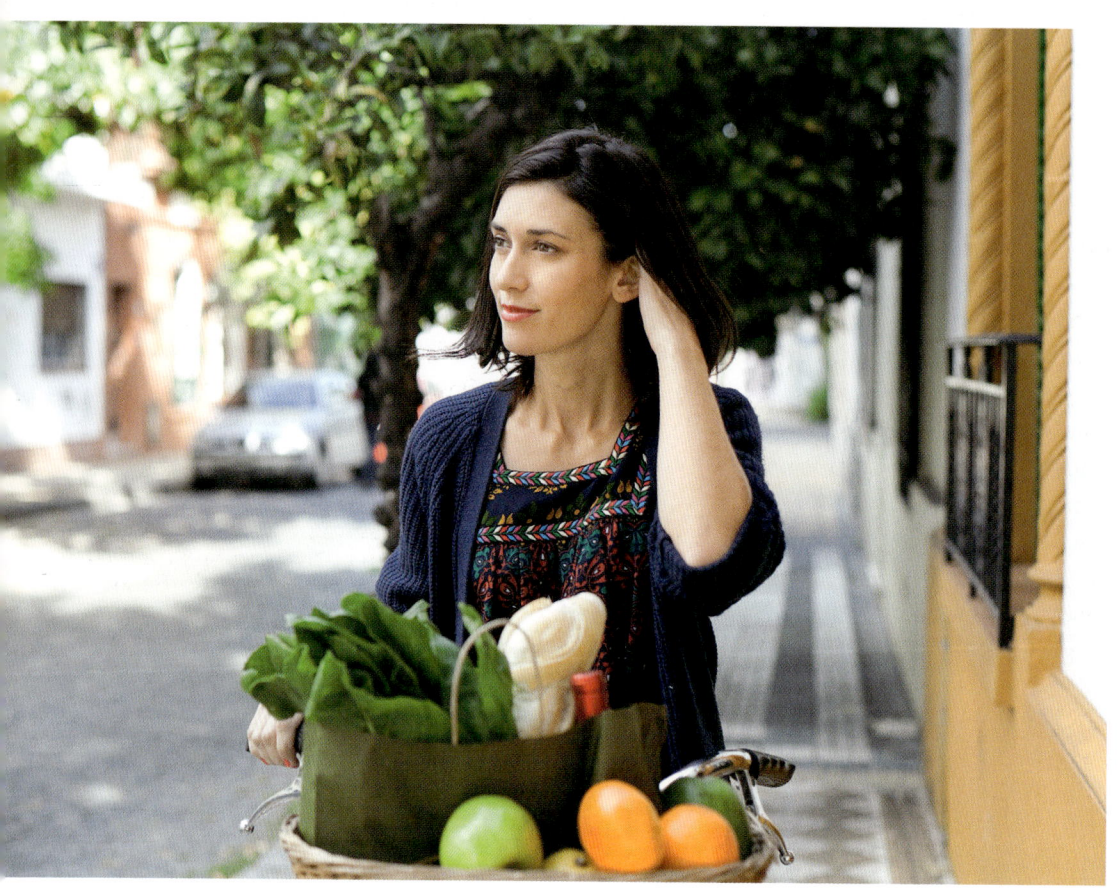

EIN KORB VOLL GUTER SACHEN: GESUNDHEIT BEGINNT BEIM EINKAUFEN

Einkaufen ist doch was Schönes. Denn was macht mehr Spaß, als in sinnlichen Reizen zu schwelgen. Genau das sollte Ihr Einkauf sein: ein Fest für die Sinne. Das hat überhaupt nichts mit einem dicken Geldbeutel zu tun: Auf dem Bauernmarkt zum Beispiel bekommen Sie Vitalstoffe satt zum geringen Kilopreis. Da Sie jetzt auf zuckerhaltige Limonaden (samt der leidigen Schlepperei) verzichten, ist dann auch mal ein schönes Steak vom glücklichen Weiderind drin oder ein Einkauf im Bioladen.

Übrigens: Einen dicken, aber schlank machenden Zusatznutzen bekommt Ihr Einkauf, wenn Sie zu Fuß oder mit dem Fahrrad losziehen. Dann ist auch der Entspannungseffekt wesentlich größer, weil die leidige Parkplatzsuche entfällt, man Zeit für einen kleinen Plausch hier und da hat und weil man eine Extraportion Bewegung und frische Luft bekommt.

GEMÜSE UND OBST: JE BUNTER, DESTO GESÜNDER

Die Medizin- und Ernährungsforschung ist sich selten so einig gewesen wie darin, dass mindestens fünf Portionen Obst und Gemüse pro Tag unverzichtbar für eine gesunde Ernährung sind. Kurz gesagt: »Five a Day!«
Eine Portion entspricht dabei ungefähr einer Handvoll (200 Gramm Gemüse oder Salat oder 250 Gramm Obst).
Vor allem die EPIC-Herzstudie (European Prospective Investigation into Cancer and Nutrition) aus dem Jahr 2011 ist bis heute immer noch maßgeblich für diese Empfehlung. Es wurden Daten von mehr als 300 000 herzgesunden Menschen aus acht europäischen Ländern gesammelt und ausgewertet hinsichtlich Ernährungsgewohnheiten und Erkrankungsraten. Heraus kam, dass bei mehr als 3 Portionen Obst oder Gemüse das Risiko für einen Herztod um 4 Prozent sank, bei 5 Portionen um 12 Prozent. Amerikanische Ärzte empfehlen sogar, bis zu 12 Portionen Obst und Gemüse pro Tag zu essen. Das ist dann doppelt sinnvoll, denn bei der Menge passt ja fast nichts »Ungesundes« mehr zusätzlich in den Magen. Man sollte aber öfter zu Gemüse als zu Obst greifen, um den Blutzuckerspiegel nicht zu oft anzuheben. Ideal für zwischendurch eignen sich zum Beispiel Knabbergemüse wie Salatgurke, Paprika, Kohlrabi, Minitomaten, Radieschen und Rettich, Chicoréeblätter oder Stangensellerie, nach Belieben mit etwas Olivenöl, Pfeffer und Salz gewürzt. Für die Obstportionen eignen sich am besten Beeren, Zitrusfrüchte und säuerliche Äpfel.
Gemüse und Obst sind vitaminreich, enthalten lebensnotwendige Nährstoffe, große Mengen an Ballaststoffen und versorgen den Körper mit Energie. Der hohe Ballaststoffanteil (unverdauliche Faseranteile), der die Aufspaltung der Kohlenhydrate in einfache Zucker verzögert, sorgt für einen gleichmäßigen Insulin- und Blutzuckerspiegel, solange man es nicht mit süßem Obst übertreibt. Gleichzeitig sorgen der hohe Ballaststoffgehalt und die in Gemüse und Obst enthaltene große Menge an Wasser für einen hervorragenden Sättigungseffekt bei relativ niedrigem Kaloriengehalt. Vor

BIO ODER KONVENTIONELL?

Berechtigt ist die Frage, ob unser Obst und Gemüse noch genug Vitamine enthält. Vieles schmeckt wässrig und sieht sehr blass aus. Das Team von Dena Bravata von der Stanford University hat sich 2012 alle bislang zu dem Thema veröffentlichten Studien vorgenommen. Ihr Ergebnis: Es gibt keine Unterschiede zwischen konventionell und biologisch angebautem Obst. Mögliche Erklärung: Die modernen Düngemittel gleichen die Auslaugung der Böden schneller aus, als es die biologische Düngung kann, sodass die Pflanzen alle benötigten Nährstoffe bekommen oder selbst herstellen. Die Belastung durch Pflanzenschutzmittel ist bei Bio-Produkten jedoch eindeutig geringer. Wählen Sie also am besten bio, regional und saisonal, dann stimmen sowohl Geschmack und Aussehen als auch die Inhaltsstoffe.

allem Gemüse und Salate sind sozusagen natürliche Light-Produkte.

Für eine Ernährungsumstellung – auch gegen Übergewicht – eignen sich Gemüse, Salate und Obst also besonders gut. Wenn Sie kalorienreiches Beiwerk wie Sahnesaucen, Mehlschwitze, Butter oder tierische Fette reduzieren, können Sie bei Gemüse und Salat tüchtig und unbesorgt zugreifen. Davon ist noch niemand übergewichtig geworden!

FEST ODER FLÜSSIG?

»Esst mehr Früchte, und ihr bleibt gesund«, so steht es auf den braunen Papiertüten, die Marktleute für die Verpackung der frischen Köstlichkeiten verwenden. Da ist etwas Wahres dran. Zurückhaltung ist jedoch bei Obstsäften angebracht. Sie enthalten oft zu viele Kalorien aufgrund ihres Fruktosegehaltes, gleichzeitig fehlen die Ballaststoffe der naturbelassenen Frucht, welche die Insulinausschüttung verringern. Mitunter liefert ein Glas Obstsaft so viele Kalorien wie ein Glas Cola. Der Fruktosegehalt in einem Glas Apfelsaft entspricht zum Beispiel ungefähr dem von sechs ganzen Äpfeln. Hinzu kommt, dass der Vitamingehalt im Saft durch die Verarbeitung und Lagerung geringer ist. Noch größer ist der Unterschied von frischem Obst zu Fruchtsaftgetränk und Fruchtnektaren, denen Wasser und Zucker zugesetzt wird.

Eine Rolle spielt auch der Sättigungseffekt: Würde man sechs Äpfel essen, wäre man mit Sicherheit satt. Von einem Glas Apfelsaft kann man das kaum behaupten.

Das literweise Trinken von Saft ist auch deshalb nicht ungefährlich, weil zu große Mengen an Fruchtzucker den Harnsäuregehalt im Blut erhöhen können und damit das Risiko für einen Gichtanfall. Nicht zuletzt lassen sich zwei Gläser Apfelsaft schneller und gerne mal eben nebenbei »gegen den Durst« trinken und schon hat man einige Hundert Kalorien intus. Summa summarum wird durch den Pressvorgang das Beste aus der Frucht herausgefiltert und weggeworfen. Meine Empfehlung lautet darum: Ersetzen Sie höchstens eine der fünf empfohlenen Portionen Obst oder Gemüse durch einen Saft.

Wenn Sie Saft trinken möchten, verdünnen Sie ihn im Verhältnis 1 zu 3 mit Wasser. Am besten beißen Sie aber direkt in einen frischen Apfel oder bereiten sich aus frischem Obst und nach Belieben auch Gemüse oder Salat einen Smoothie zu (einige Rezepte finden Sie auf Seite 114/115, Buchtipps auf Seite 196).

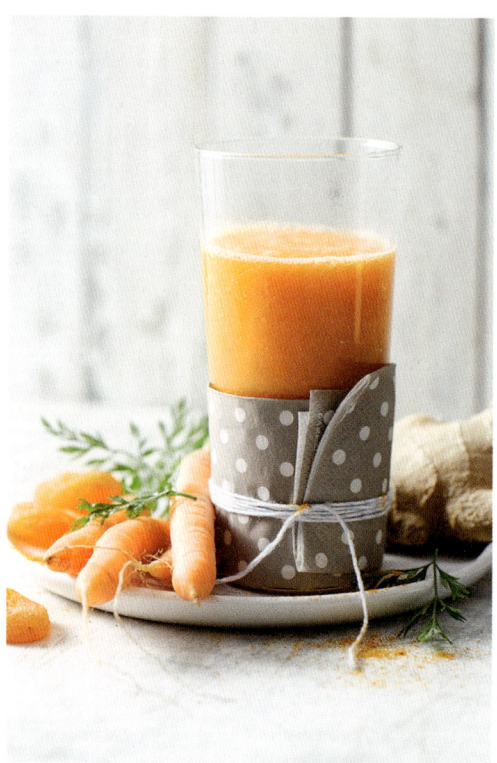

Frisch gemixte Smoothies enthalten noch alle Vitamine und Ballaststoffe aus dem verwendeten Gemüse und Obst.

FLEISCH ODER NICHT FLEISCH?

Zahlreiche Studien in den letzten Jahren konnten zeigen, dass der übermäßige Verzehr von tierischem Protein gesundheitsschädlich sein kann. So ist bewiesen, dass rotes Fleisch von Rind und Schwein, vor allem wenn es verarbeitet ist (Gepökeltes, Wurst) direkt mit der Entstehung von Darmkrebs assoziiert ist. Vor allem Fleisch aus Masttierhaltung sollte vermieden werden, es enthält bis zu 30 Prozent Fett (in Form von gesättigten Fettsäuren). Fleisch von frei lebenden Wildtieren (zum Beispiel Wildschwein, Reh, Hirsch, Fasan) hingegen enthält nur bis zu 10 Prozent Fett, schließlich sind diese Tiere ständig in Bewegung, sodass sie nur wenig Fett ansetzen. Auch Geflügelfleisch ist magerer. Es sollte unbedingt aus artgerechter Haltung stammen, denn die Lebensbedingungen dort sind nicht nur für die Tiere wesentlich besser, sondern auch für den Menschen, der das gesündere Fleisch isst. Der 13. Ernährungsbericht der Deutschen Gesellschaft für Ernährung (DGE) aus dem Jahr 2016 kommt zu dem Ergebnis, dass jeder Deutsche im Jahr 60 Kilogramm Fleisch isst (siehe Buchtipp »Fleischatlas«, Seite 196). Das ist doppelt bis viermal so viel wie empfohlen. Die Empfehlung der DGE sieht 300 bis 600 Gramm Fleisch pro Woche vor, inklusive Aufschnitt, Wurst und Schinken. Meine Empfehlung: Essen Sie maximal 3-mal pro Woche 150 Gramm Fleisch, also jeweils ein ungefähr handtellergroßes Stück, zum Beispiel ein mageres Schnitzel oder Steak. Aufschnitt und Wurst sowie Geräuchertes und Gepökeltes sollten Sie nicht jeden Tag essen. Auf dem Brot schmecken auch etwas aufgeschnittener kalter Braten oder Roastbeef gut.

EIN PAAR WORTE AN DIE VEGANER

Wenn Sie sich streng vegan ernähren, achten Sie darauf, den Mangel an hochwertigem Eiweiß unbedingt zu kompensieren. Hülsenfrüchte, Nüsse, Saaten und Getreide enthalten wertvolles, pflanzliches Protein. Sie erhöhen außerdem die Verwertbarkeit dieser Proteine für den Körper durch geschicktes Kombinieren. Zum Beispiel: Kartoffeln mit grünen Bohnen, Reis mit Gemüse und Kichererbsen, Haferflocken mit Nüssen und Sojajoghurt …
In der Apotheke erhalten Sie außerdem Vitamin-Kombinationspräparate (Vitamine, Mineralstoffe), die einen möglichen Mangel ausgleichen, vor allem an Vitamin B_{12}.

BESSER ESSEN MUSS NICHT TEUER SEIN

Menschen, die Wert auf qualitativ hochwertiges Essen legen (saisonal, frisch, Bio, hochwertiges Fleisch aus artgerechter Tierhaltung) geben laut einer Studie etwa 5 Prozent mehr Geld für hochwertige Nahrungsmittel aus als andere Verbraucher. Das mag viel klingen, wenn man aber genauer hinhört, dann geben diese im Vergleich zu Käufern, die nicht gezielt gesund einkaufen, 14 Prozent weniger Geld für Fertiggerichte und 22 Prozent weniger für zuckerhaltige Getränke wie Limonaden oder Cola aus. Gesund essen lohnt sich also nicht nur für die Gesundheit und das Tierwohl, sondern auch für den Geldbeutel.

GESUNDER STOFFWECHSEL

Dr. med. Karsten Behle, Internist und Diabetologe, erklärt, was Zucker, Cholesterin und Co. mit Stoffwechselgesundheit zu tun haben und warum diese so wichtig ist.

WAS BEDEUTET STOFFWECHSELGESUNDHEIT?

Unter Stoffwechsel (Metabolismus) verstehen wir alle lebenswichtigen, biochemischen Vorgänge, die in den Körperzellen ablaufen. In diesem Sinne wird im Körper ständig ab-, um- und aufgebaut, das heißt, die mit der Nahrung zugeführten Nährstoffe (Kohlenhydrate, Fette, Eiweiße) sowie Vitamine, Mineralstoffe und Spurenelemente werden für lebensnotwendige Abläufe im Körper verwendet.

Hierbei geht es – wie so oft – um das richtige Maß. Möchte man seinen Stoffwechsel unterstützen, ist es nicht immer von Vorteil, große Mengen an allen möglichen Vitaminen einzunehmen mit der Vorstellung »Viel bewirkt viel«. Bei einer Studie (SELECT-STUDIE unter Leitung der Southwest Oncology Group, 2008) zu der Frage, ob Vitamin E als Nahrungsergänzungsmittel in großen Mengen hilfreich sein kann, erwies sich die Einnahme als so schädlich, dass die Studie daraufhin sogar abgebrochen werden musste.

Das Motto für die den Stoffwechsel unterstützenden Maßnahmen und damit für den Erhalt unserer Gesundheit lautet also nicht »Möglichst viel von allem«, sondern »Gezielt und maßvoll«.

EXISTIERT DIE OPTIMALE ERNÄHRUNGSWEISE?

Der Trend geht gemäß wissenschaftlicher Grundlage zur kohlenhydratreduzierten, gemüsereichen mediterranen Ernährung/Diät mit der Verwendung von ungesättigten Fettsäuren (Olivenöl), Fisch und wenig Fleisch. Alle Produkte sollten wünschenswerterweise von guter Qualität sein. Die natürliche Quelle ist wichtiger als ein Supplement, also der Apfel als Vitamin-C-Quelle besser als die Tablette.

High Carb, also zu viele Kohlenhydrate, sollten vermieden werden und – das klingt vielleicht erst einmal ungewohnt – auch zu viel Obst. Denn dieses enthält große Mengen an Fruchtzucker, also an Kohlenhydraten. Statt einem reinen Obst-Smoothie also zum Beispiel lieber die Variante mit Gemüse. Weiterer Vorteil: Gemüse ist ballaststoffreicher und sättigt dadurch erheblich besser als Obst.

WELCHE BEDEUTUNG HAT DER CHOLESTERINSPIEGEL FÜR DIE GESUNDHEIT?

Das Nahrungscholesterin wurde lange Zeit verteufelt als Krankheitsverursacher für Arteriosklerose und in der Folge vor allem für Herz-Kreislauf-Erkrankungen. Heute weiß man, dass die Nahrung nur zu 20 Prozent zum Gesamtcholesterin beiträgt, die restlichen 80 Prozent sind stoffwechselbedingt: Der Körper stellt das überschüssige Cholesterin bei einer Hypercholesterinämie selber her. Zugrunde liegt zum Beispiel eine Funktionsstörung des LDL-Rezeptors, der das schädliche Cholesterin nicht mehr abfängt (siehe rechts).

Milchprodukte als natürliche Lebensmittel sind zu empfehlen. In diesem Sinne sind sie ebenso wie Eier inzwischen rehabilitiert. Achten Sie aber bei Milchprodukten auf den Kaloriengehalt, vor allem bei Käse. Essen Sie Eier und Butter in Maßen.

WIE KOMMT MAN EINER STOFFWECHSELFUNKTIONSSTÖRUNG AUF DIE SCHLICHE?

Beim Check-up liegt ein Augenmerk auf der Leber: Wie stellt sie sich im Ultraschall dar? Ein Thema ist die Leberverfettung, die genetisch bedingt sein kann oder, häufiger, auf die Ernährungsweise zurückzuführen ist. Dabei muss nicht Fett schuld sein: Auch schlanke Menschen, die extrem viel Obst essen oder Alkohol trinken, können eine Fettleber aufweisen. Hat sich die Fettleber entzündet, dann sehen wir veränderte Leberwerte. Diese Untersuchungen sind sehr wichtig, da wir heute wissen, dass sehr wahrscheinlich die meisten kryptogenen (ohne nachweisbaren Grund entstandenen) Leberentzündungen und Leberzirrhosen (Endstadium des krankhaft bindegewebigen Umbaus der Leber) auf dem Boden einer Fettleber entstanden sind.

Spielte früher das Gesamtcholesterin eine wichtige Rolle in der Betrachtung und auch das Verhältnis von HDL und LDL, so schaut man heute die LDL- und HDL-Werte einzeln an. LDL ist ein eigenständiger Risikofaktor. Liegt der Wert über 190 mg/dl und besteht eine familiäre Hypercholesterinämie, dann ist dieser Patient ein Risikopatient, auch wenn sein HDL in Ordnung ist. Ist der Patient Diabetiker, selbst wenn er sonst komplett gesund wäre, dann reicht ein LDL von über 100 mg/dl, damit wir ihn behandeln.

Diese Werte werden heute sehr viel strenger gehandhabt als früher und es gibt für jeden Menschen je nach seinem individuellen Risiko einzeln gültige Zielwerte. Die Therapie besteht in Gewichtsreduktion, Ernährungsumstellung, Bewegung und Medikamentengabe.

WIE KANN ICH MEINEM STOFFWECHSEL HELFEN?

Bei vielen Menschen mit Stoffwechselproblemen ist der Leidensdruck höher, als sie im ersten Moment zugeben. Ich sage meinen Patienten: »Wenn ich Ihre Tablette einnehme, werden Sie nicht gesund.«

Dasselbe gilt für eine Veränderung des Lebensstils. Es gibt zur Behandlung des Diabetes teuerste Medikamente, aber trotzdem kann man auch gegen diese anessen und dann bessert sich der Diabetes kein Stück.

Ich appelliere darum an meine Patienten: Machen Sie mit, übernehmen Sie Verantwortung für Ihren Körper! Es geht um Ihr Wohlbefinden und Ihre Gesundheit!

WIE WICHTIG SIND DIE SCHILDDRÜSENWERTE?

Sollten Sie schon lange Schilddrüsenmedikamente (Thyroxin) aufgrund einer Unterfunktion einnehmen, dann lassen Sie trotzdem Ihre Werte in regelmäßigen Abständen kontrollieren. Schilddrüsenunterfunktionen sind sehr häufig übertherapiert, das bedeutet ein erhöhtes Risiko für Herz-Kreislauf-Erkrankungen.

WIE BIN ICH MIT MEINEN ZUCKERWERTEN AUF DER SICHEREN SEITE?

Lange bevor ein Diabetes Typ 2 diagnostiziert wird, kann man den sogenannten HOMA-Index im Blut bestimmen. Das ist ein Parameter, der angibt, wie viel Insulin der Körper im nüchternen Zustand braucht, um den Blutzuckerspiegel adäquat niedrig zu halten. Typ-2-Diabetiker haben als erstes Anzeichen der Erkrankung eine Insulinresistenz (siehe Seite 23). Mit dem HOMA-Test lässt sich diese Stoffwechselstörung nachweisen.

Bei erhöhten Werten verordne ich Bewegung, Speicherfettabbau und Muskelaufbau, dadurch kann das Risiko für den erworbenen Diabetes selbst bei erhöhten Werten nachweislich um 70 Prozent reduziert werden.

WIE UNTERSTÜTZE ICH MEINEN DARMSTOFFWECHSEL?

Des Öfteren kommen Patienten zu uns, die von einem wechselnden Stuhlgang berichten: Durchfall, Verstopfung, Blähungen. Kann eine organische Erkrankung ausgeschlossen werden, dann empfiehlt sich in den meisten Fällen eine Ernährungsumstellung. Statt industriell vorgefertigter Produkte natürliche Produkte: frisches Gemüse, Faserstoffe, vegetarisch statt fleischreich. Achten Sie auf Diversität, das heißt, essen Sie abwechslungsreich, denn das liebt die Darmflora (beziehungsweise Mikrobiota, wie die Bakteriengemeinschaft im Darm heute meist genannt wird). Sinnvolle Add-ons sind Supplemente mit Akazienfasern, Prä- und Probiotika. Die Einnahme kann von positiver Wirkung sein, wenn es darum geht, Fäulnisbakterien im Darm auszuschalten und das Darmmilieu wieder zu normalisieren.

Ganz wichtig: Gehen Sie zur Darmkrebsvorsorge! Wir untersuchen Stuhlproben auf Blut- und Entzündungsstoffe. Bei Auffälligkeiten ist eine Darmspiegelung (Koloskopie) zwingend, denn nur durch diese Untersuchung kann Darmkrebs präventiv ausgeschaltet werden. Spätestens ab einem Alter von 54 Jahren sollten Sie auch ohne Auffälligkeiten zur Darmspiegelung gehen.

WIE KANN ICH FÜR MEINE ENKEL EIN VORBILD SEIN?

Stoffwechsel- und Darmgesundheit bedingen einander. Was wir essen, wird im Darm verstoffwechselt und kommt unseren Zellen zugute – oder eben nicht. Darum ist es so wichtig, dass schon kleine Kinder lernen, sich gesund zu ernähren und Sport zu treiben.

Als Best Ager ist das die Weisheit, die Sie wirklich vorleben und an die nächsten Generationen weitergeben können. Zeigen Sie, dass Genuss und Gesundheit zusammengehören!

SUPERFOODS: GEBALLTE VITALSTOFFE

Hinter dem englischen Begriff »Superfood« verbergen sich die unterschiedlichsten Lebensmittel, die von einem Vitalstoff oder mehreren besonders große Mengen liefern. Die Nahrungsmittel sind in der Regel naturbelassen und stammen häufig aus biologischem Anbau. Es müssen aber nicht unbedingt die Beeren, Blätter oder Nüsse aus Übersee sein, die durch die langen Transportwege auch keine gute Ökobilanz haben. Es gibt hierzulande, vielleicht sogar in Ihrem eigenen Garten, eine reiche Auswahl. Die hier genannten Superfoods wirken antioxidativ, entzündungshemmend und entgiftend. Lassen Sie sich diese Lebensmittel möglichst oft schmecken!

Beeren: Sehr angesagt sind derzeit die aus den USA stammenden Cranberrys, und in der Tat senken sie bei Frauen nach den Wechseljahren den Blutdruck und helfen bei häufigen Harnwegsentzündungen. Generell fördern die Inhaltsstoffe von Beeren die Elastizität der Gefäßwände und wirken antioxidativ, schützen also vor freien Radikalen, die den Alterungsprozess beschleunigen. Möchten Sie Beeren (Erdbeeren, Johannisbeeren, Blaubeeren ...) aufbewahren, dann besser tiefkühlen als einkochen, denn so bleiben die wertvollen Nährstoffe erhalten. Aus diesem Grund können Sie auch gut auf Tiefkühlware zurückgreifen.

Kürbis, Paprika, Tomaten: Sie enthalten große Mengen des Pflanzenfarbstoffs Lycopin, der das Herz stärkt. Der Stoff wird beim Erhitzen frei und ist besonders auch in Dosentomaten enthalten. Diese sind auf jeden Fall vitalstoffreicher als das blasse Treibhausgemüse, das wir im Winter bekommen – weshalb es hier ruhig eine Konserve sein darf.

Blattsalate, Mangold, Spinat: Sie enthalten die unterschiedlichsten sekundären Pflanzenstoffe, Vitamine und Mineralstoffe, die unter anderem das Immunsystem und die Verdauung stärken und antioxidativ wirken. Je intensiver und dunkler das Grün, umso besser!

Kreuzblütler: Hierzu zählen unter anderem alle Kohlsorten wie Brokkoli, Rosenkohl, Grünkohl, Schwarzkohl, außerdem Rucola, Radieschen, Meerrettich. Bereiten Sie diese Gemüsesorten schonend beziehungsweise als Rohkost zu, denn dann kann das hochwirksame Senföl Sulforaphan seine volle gesundheitsfördernde Wirkung entfalten, so wirkt es zum Beispiel krebshemmend.

DGE-EMPFEHLUNGEN

Die 10 Empfehlungen der DGE (Deutsche Gesellschaft für Ernährung) für eine gesunde Ernährung:
> Lebensmittelvielfalt genießen.
> 5 Portionen Gemüse und Obst am Tag.
> Bevorzugt Vollkornprodukte.
> Tierische Lebensmittel eher als Ergänzung.
> Vorwiegend Fette und Öle mit mehrfach ungesättigten Fettsäuren.
> Zucker und Salz reduzieren.
> Trinken: bevorzugt Wasser.
> Schonende Zubereitung der Lebensmittel (roh, dünsten).
> Achtsam essen und genießen.
> Auf das Gewicht achten, sich bewegen.

Leinsamen: Die kleinen braunen Samen senken Cholesterinspiegel und Blutdruck. Sie enthalten große Mengen an Omega-3-Fettsäuren (siehe Seite 71) und haben eine verdauungsfördernde Wirkung. Verwenden Sie sie geschrotet im Müsli oder eingeweicht in einem Glas Wasser. Reich an den gesunden Fettsäuren (60 %!) ist auch kalt gepresstes Leinöl.

Nüsse: Alle Sorten der kleinen Kraftpakete sind gesund und reich an Ballaststoffen. Genießen Sie Nüsse naturbelassen und am besten selbst geknackt. Walnüsse beispielsweise senken den Blutdruck und sind reich an mehrfach ungesättigten Fettsäuren, sie wirken antisklerotisch und halten so die Gefäße geschmeidig und durchlässig. Paranüsse senken den Cholesterinspiegel. 30 Gramm gemischte Nüsse täglich wirken sich laut der Predimed-Studie – eine der größten Ernährungsstudien weltweit – positiv auf das Herzinfarkt-, Diabetes- und Schlaganfallrisiko aus.

Olivenöl: Das ungefilterte, trübe Öl enthält die meisten Nährstoffe. Benutzen Sie kalt gepresstes Olivenöl (extra vergine) und verwenden Sie es nicht zum Braten. Auch sonst ist es nicht hitzestabil (bei Temperatur über 170 °C können aus den wertvollen Inhaltsstoffen ungesunde Verbindungen wie Transfette entstehen, zu diesen siehe Seite 70).

Bohnen, Erbsen, Linsen: Hülsenfrüchte sind reich an gut verwertbarem pflanzlichem Eiweiß. Mehrmals pro Woche eine Portion Hülsenfrüchte ist sehr gesundheitsfördernd. Gegen mögliche Blähungen helfen folgende Gewürze: Kurkuma, Kreuzkümmel, Kümmel, Pfeffer, Ingwer, Zimt, Knoblauch, Nelken.

Kurkuma (Gelbwurz): Dieses Gewürz hilft bei entzündlichen Darmerkrankungen, Rheuma, verbessert die Blutwerte und senkt das Diabetesrisiko. Mischen Sie Kurkuma mit Pfeffer, dann werden seine Inhaltsstoffe besser aufgenommen. Sie können das Pulver oder die frische Wurzel verwenden (die bekommt man im Asienladen und oft auch im Biosupermarkt).

Chia-Samen: Die kleinen, kugeligen Samen sind sehr proteinreich und haben einen hohen Gehalt an Antioxidanzien, Kalzium, Kalium, Eisen und ungesättigten Fettsäuren. Durch ihren Ballaststoffgehalt wirken sie blutzuckerstabilisierend und sehr stark sättigend. 1 Teelöffel täglich in Joghurt oder Müsli einrühren oder durch Einweichen über Nacht einen köstlichen Chia-Pudding herstellen. Es gibt die Samen mittlerweile auch aus heimischem Anbau.

Weitere Superfoods aus der Region: Brennnessel, Löwenzahn, Petersilie, Oregano, Sauerkraut, Gerstengras, Zwiebeln, Knoblauch.

10 TOP-LEBENSMITTEL

… für Widerstandsfähigkeit und inneres Gleichgewicht:
> Beeren (Erdbeeren, Johannisbeeren, Blaubeeren).
> Grünes Gemüse (Mangold, Spinat, Brokkoli, Grünkohl …).
> Fermentierte Lebensmittel (Joghurt, Sauerkraut, Kefir).
> Soja (Tofu, Miso).
> Tomaten.
> Ungesättigte Fettsäuren (in Leinöl, Rapsöl, Olivenöl).
> Hülsenfrüchte.
> Naturbelassene Nüsse.
> Frische Kräuter wie Brennnessel, Löwenzahn, Petersilie.
> Vollkorn (Brot, Nudeln, Reis).

IHR ERNÄHRUNGSCHECK

Überprüfen Sie mithilfe des Tests auf dieser und der folgenden Seite Ihre Ernährungsgewohnheiten. Die Testauswertung finden Sie auf Seite 85. Sie gibt Ihnen Anhaltspunkte, ob Sie möglicherweise besser essen sollten …

☐ **WIE VIEL TRINKEN SIE TÄGLICH (WASSER, TEE)?**

0 Bis zu 1,5 Liter.

3 1,5 bis 2 Liter.

5 3 Liter und mehr.

☐ **WIE OFT ESSEN SIE AM TAG?**

7 2 bis 3 regelmäßige Mahlzeiten in Ruhe.

3 Eher unregelmäßig.

0 Ohne festen Rhythmus.

☐ **WIE OFT NEHMEN SIE SÜSSIGKEITEN ODER/UND SOFTDRINKS ZU SICH?**

0 Täglich 2- bis 3-mal.

3 Täglich 1-mal.

5 Nicht täglich/selten.

☐ **WAS ESSEN SIE BEVORZUGT?**

7 Mediterran: Fisch, Geflügel, viel Gemüse, Olivenöl.

4 Hauptsache abwechslungsreich, auch Salat und Gemüse sind oft dabei.

0 Pizza, Fleischgerichte, Wurst, Pommes, Knödel, Fertiggerichte.

☐ **WIE VIEL OBST UND GEMÜSE ESSEN SIE?**

7 Täglich 5 Portionen.

3 Täglich 3 Portionen.

0 Nicht täglich/selten.

☐ **WIE VIELE PORTIONEN NUDELN, BROT, REIS ESSEN SIE**

7 Wenig, 1 Portion täglich.

4 2 bis 3 Portionen täglich, bevorzugt Vollkornprodukte.

0 2 bis 3 Portionen täglich, bevorzugt Weißmehlprodukte.

☐ BEI WELCHEN ANLÄSSEN ESSEN SIE?

6 Normalerweise nur, wenn ich Hunger habe und bevorzugt zu den Hauptmahlzeiten.

2 Mehrmals in der Woche zwischendurch und ohne besonderen Hunger zu haben – aus Frust, Stress, Langeweile, zur Entspannung oder zur Belohnung.

0 So gut wie täglich aus Frust, Stress, Langeweile, zur Belohnung.

☐ WO UND WIE ESSEN SIE?

7 Am Esstisch, in der Kaffeeküche, in der Kantine, im Restaurant – und am liebsten ohne Ablenkung, Ich konzentriere mich gern ganz aufs Essen.

2 Am Esstisch, in der Kaffeeküche, in der Kantine, im Restaurant mit Ablenkung (Handy, Fernseher, Buch, Tablet, PC). Ich brauche das beim Essen einfach.

0 Zwischendurch und nebenbei (im Gehen, im Auto, am Schreibtisch).

☐ WIE VIEL ZEIT NEHMEN SIE SICH BEIM ESSEN?

0 Möglichst wenig, Essen muss bei mir schnell gehen.

3 Ich esse in einem ähnlichen Tempo wie meine Kollegen oder Familie.

6 Ich esse sehr langsam, meistens bin ich als Letzter fertig.

☐ WIE OFT KOCHEN SIE SELBST ODER ESSEN FRISCH ZUBEREITETES?

5 Täglich oder fast täglich.

3 2- bis 3-mal in der Woche.

0 So gut wie nie.

☐ WIE VIEL ALKOHOLISCHE GETRÄNKE TRINKEN SIE?

4 Ich trinke keinen oder nur gelegentlich Alkohol.

3 Täglich 1 kleines Glas Wein oder Bier darf es bei mir sein.

0 Ich trinke täglich 1 großes Glas oder mehr.

Zählen Sie nun die Punkte zusammen und vergleichen Sie das Ergebnis mit der Auswertung auf der rechten Seite.

AUSWERTUNG

Wie steht es um Ihre Ernährungsweise? Natürlich gibt dieser Test nur Anhaltspunkte, aber er spiegelt die wichtigsten Aspekte Ihres Essverhaltens wider.

60–67 PUNKTE: WEITER SO!

Sie ernähren sich offenbar bereits in jeder Hinsicht gesund und ausgewogen. Auch Ihr Essverhalten ist vorbildlich. Wenn Sie sich zusätzlich regelmäßig bewegen und ein aktives Sozialleben pflegen, machen Sie alles richtig. Lassen Sie sich aber von diesem Lob nicht zum Schlendrian verleiten, denn der innere Schweinehund ist schon ein … nun ja, Hund und schlechte Gewohnheiten kommen oft auf leisen Sohlen.

50–59 PUNKTE: SCHON GANZ GUT …

Sie sind auf dem richtigen Weg. Im Großen und Ganzen ernähren Sie sich gesund, Sie sollten aber besonders darauf achten, dass Sie regelmäßig, langsam und genüsslich essen. Sorgen Sie dafür, dass Sie nicht abgelenkt werden durch Handy, PC oder Fernseher. Achten Sie außerdem ganz besonders in Stresszeiten darauf, beim Essen nicht zu viele Kompromisse zu machen, die bekanntlich schnell zu ungesunden Gewohnheiten werden.

BIS 49 PUNKTE

Essen oder besser gesagt das Bewusstsein dafür ist für Sie offenbar Nebensache. Dadurch entgeht Ihnen viel Genuss und Ihr Körper bekommt nicht das, was er braucht. Außerdem kann es zu ersten gesundheitlichen Problemen kommen. Verändern Sie allmählich Ihre Gewohnheiten, drehen Sie an den momentan für Sie greifbaren Stellschrauben: Essen Sie nur, wenn Sie Hunger haben, beziehungsweise zu den Mahlzeiten. Achten Sie auf gesunde, ballaststoffreiche Kost (Vollkorn, Gemüse, Beerenobst, Nüsse), trinken Sie mehr Wasser und reduzieren Sie gegebenenfalls Ihren Alkoholkonsum. All das gelingt Ihnen, wenn Sie einer gesunden, ausgewogenen Nahrungsaufnahme wieder einen größeren Stellenwert einräumen. Zum Einstieg eignet sich zum Beispiel die »Suppenübung« auf Seite 104.

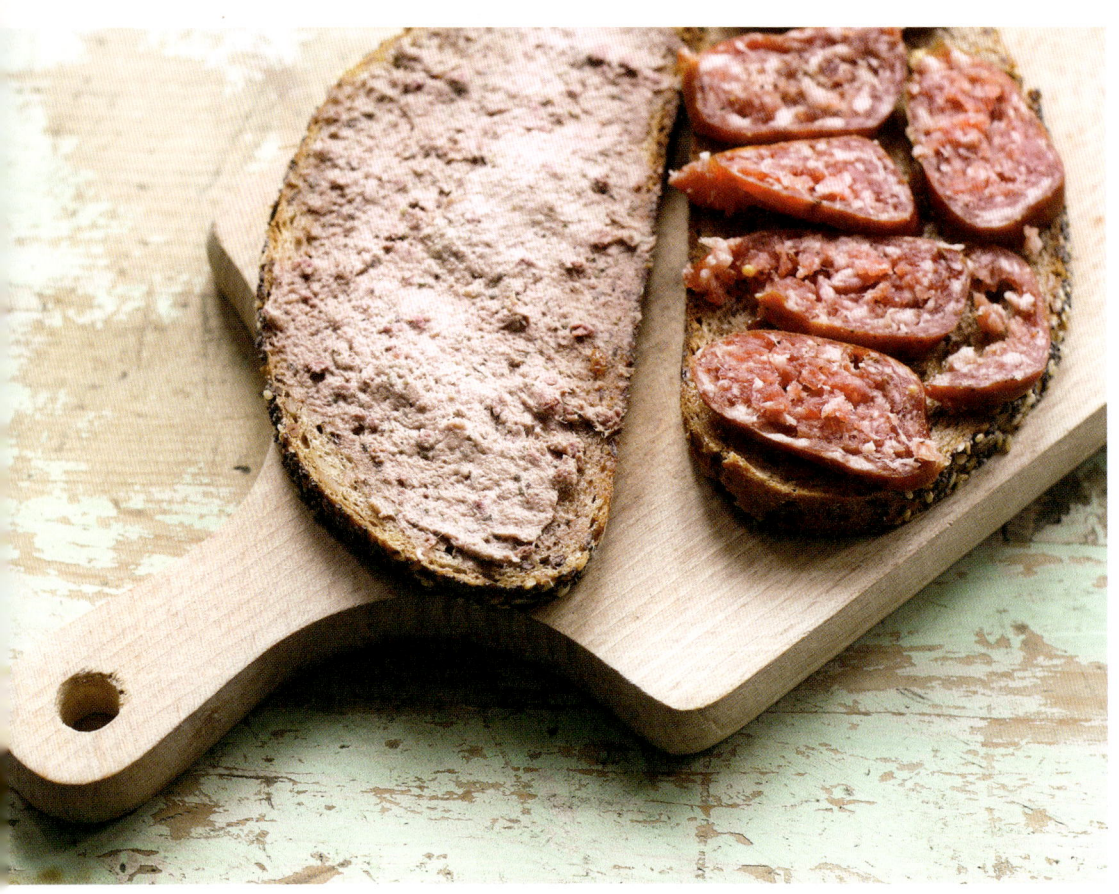

UNSER TÄGLICH BROT UND DIE GEFAHR METABOLISCHES SYNDROM

In den westlichen Industrieländern ist das metabolische Syndrom zur großen Gesundheitsgefahr geworden. Es besteht im Zusammenwirken verschiedener Risikofaktoren aufgrund eines ungesunden Lebensstils. Die Diagnose wird gestellt, wenn die Kriterien Übergewicht (Bauchfett), Bluthochdruck sowie erhöhte Blutzucker- und Blutfettwerte kombiniert vorliegen. Oft sind gleichzeitig folgende Veränderungen zu beobachten: erhöhter Harnsäurespiegel im Blut, Entzündungsneigung, verstärkte Blutgerinnung (Gefahr der Thrombose) sowie endotheliale Dysfunktion (Funktionsstörung der Gefäßinnenwand als Risikofaktor für Arteriosklerose). In Deutschland sind 30 bis 35 Prozent der Bevölkerung betroffen, Männer und Frauen gleichermaßen. Der Altersgipfel liegt bei »Ü60«, das Syndrom wird aber auch bei Kindern und Jugendlichen diagnostiziert. Hier die vier Kriterien.

STARKES ÜBERGEWICHT (ADIPOSITAS)

Zur Beurteilung des Gefährdungspotenzials durch Übergewicht wird für die Diagnose des metabolischen Syndroms zusätzlich zum BMI (Body Mass Index, Berechnung siehe Seite 93) der Bauchumfang gemessen. Dieser ist darum von Bedeutung, weil das Fettgewebe am Bauch besonders stoffwechselaktiv ist, indem es entzündungsfördernde Botenstoffe und Hormone produziert. Laut Angabe des Deutschen Herzzentrums erhöht sich mit einem größeren Bauchumfang das Risiko für die Entwicklung eines metabolischen Syndroms innerhalb von fünf Jahren um 46 Prozent.

DER BAUCH IST ENTSCHEIDEND

Messen Sie also zusätzlich zum BMI Ihren Bauchumfang. Er sollte bei der Frau weniger als 88, beim Mann weniger als 102 Zentimeter betragen. Auch bei schlanken Menschen – vor allem bei solchen mit einer Apfelfigur (schlanke Extremitäten, kleines oder auch größeres Bäuchlein) – ist es sinnvoll, den Bauchumfang zu messen. Der BMI kann in diesen Fällen durchaus noch im Normalgewichtbereich sein und trotzdem kann inneres, sogenanntes viszerales Fett im Bauchraum zwischen den Organen den Bauchumfang vergrößern und ein Gesundheitsrisiko darstellen. Der entspreche Figurtypus heißt wenig schmeichelhaft, aber sehr treffend TOFI (*thin-outside-fat-inside*) oder auch »skinny fat«.

Messen Sie Ihren Bauchumfang morgens nüchtern, nach dem Toilettengang und mit freiem Oberkörper. Legen Sie ein Maßband auf Höhe des Bauchnabels gerade um den Bauch. Messen Sie zwischen zwei Atemzügen mit entspanntem Bauch.

GRÜNDE FÜR ÜBERGEWICHT

Überschüssige Kilos kommen selten von ungefähr. Dies sind die häufigsten Gründe, die auch in Kombination vorliegen können:
> Emotional Eating, Essen ohne körperlichen Hunger – aus Frust, Kummer, Langeweile, Stress oder aufgrund traumatischer Ereignisse, beispielsweise in der Kindheit (Essen hat hier die Funktion eines Seelentrösters, die Fettpolster dienen nicht selten als Schutzpanzer).
> Bewegungsmangel.
> Krankheiten/Stoffwechselstörungen, zum Beispiel Schilddrüsenfunktionsstörungen.
> Medikamente (etwa gegen Bluthochdruck oder Diabetes, Psychopharmaka).
> Schlafmangel beziehungsweise qualitativ schlechter Schlaf.
> Genetische Vorbelastung.

Weitere mögliche Einflüsse:
> Dauerhaft zu warme Zimmertemperatur.
> Sanierungsbedürftige Darmflora (»Dickmacher-Darmflora«).
> Mandelentfernung in der Kindheit.

Bei Kindern außerdem:
> Einschulung und dadurch Anpassung an andere Kinder.
> Fernseher im Kinderzimmer (verstärkt den Bewegungsmangel).
> Dicke Familienmitglieder und/oder Freunde (soziale Ansteckung).

Starkes Übergewicht bedingt meist die anderen drei Kriterien des metabolischen Syndroms. Des Weiteren leiden 35 Prozent der schwer Übergewichtigen an Schlafapnoe (siehe Seite 38). Weil Übergewicht die häufigste Erkrankung in Deutschland ist, es aber bislang keine medizinischen Spezialisten für die Behandlung gab, haben mein Kollege Dr. Behle und ich die Gesellschaft für Gesundes Gewicht GGG gegründet (siehe Seite 197).

FETTSTOFFWECHSELSTÖRUNG

Bei einer Fettstoffwechselstörung sind die Spiegel der Blutfette Cholesterin und/oder Triglyzeride erhöht. Besonders tückisch ist der Umstand, dass erhöhte Blutfette über lange Zeit unerkannt bleiben können. Hierzulande weisen 55 bis 60 Prozent der Erwachsenen erhöhte Cholesterinwerte auf, 15 Prozent haben erhöhte Triglyzeridwerte. Sind beide Werte erhöht, liegt auch ein besonders hohes Risiko für Krankheiten wie Arteriosklerose vor. Fast die Hälfte dieser Menschen weiß aber nichts von ihren erhöhten Werten. Fette sind Energielieferanten und speziell das Cholesterin ist ein wichtiger Baustoff unter anderem für die Zellwände sowie Grundstoff vieler Hormone. Damit die Fettmoleküle über das Blut zu den Stellen im Körper gelangen, an denen sie benötigt werden, sind die nicht wasserlöslichen Fette an sogenannte Lipoproteine gebunden.

GUTES UND SCHLECHTES CHOLESTERIN

Der Fettstoff Cholesterin kann dabei an zwei verschiedene Proteine gebunden sein:
> High-Density-Lipoprotein (HDL), das gute Cholesterin (der Gefäßputzer).
> Low-Density-Lipoprotein (LDL), das schlechte Cholesterin (der Gefäßverstopfer). Verschiebt sich das Cholesterin zugunsten des LDL, nimmt die Verkalkung der Gefäßinnenwände zu. Das LDL lagert sich an den Innenwänden der Blutgefäße ab und führt zu lokalen Entzündungen. An den entzündeten Stellen bilden sich sogenannte Plaques. Wenn diese sich ablösen, können sie mit dem Blutstrom in kleinere Arterien gelangen und diese verstopfen. Ein Herzinfarkt oder ein Schlaganfall sind mögliche Folgen.

Das Gesamtcholesterin sollte unter 200 mg/dl liegen, der HDL-Wert sollte möglichst hoch liegen, mindestens jedoch über 40 mg/dl, der LDL-Wert möglichst niedrig, auf jeden Fall unter 160 mm/dl.
Allerdings betrachtet man heute den LDL-Wert individuell, siehe auch den Expertenbeitrag von Dr. med. Behle, Internist und Diabetologe, ab Seite 78.

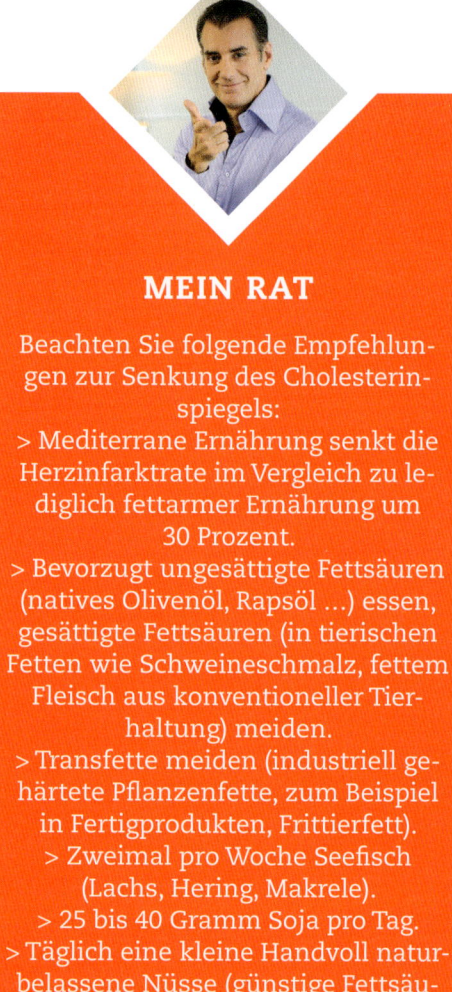

MEIN RAT

Beachten Sie folgende Empfehlungen zur Senkung des Cholesterinspiegels:
> Mediterrane Ernährung senkt die Herzinfarktrate im Vergleich zu lediglich fettarmer Ernährung um 30 Prozent.
> Bevorzugt ungesättigte Fettsäuren (natives Olivenöl, Rapsöl …) essen, gesättigte Fettsäuren (in tierischen Fetten wie Schweineschmalz, fettem Fleisch aus konventioneller Tierhaltung) meiden.
> Transfette meiden (industriell gehärtete Pflanzenfette, zum Beispiel in Fertigprodukten, Frittierfett).
> Zweimal pro Woche Seefisch (Lachs, Hering, Makrele).
> 25 bis 40 Gramm Soja pro Tag.
> Täglich eine kleine Handvoll naturbelassene Nüsse (günstige Fettsäurenzusammensetzung).

BLUTHOCHDRUCK

Bluthochdruck (Hypertonie) ist der Risikofaktor Nummer 1 für Herz-Kreislauf-Erkrankungen. Laut der Deutschen Hochdruckliga e.V. haben 20 bis 30 Millionen Deutsche erhöhte Blutdruckwerte, 88 Prozent lassen sich behandeln. Von Bluthochdruck spricht man bei Werten über 140/90 mmHg.
> Der erste, sogenannte systolische Wert gibt Auskunft über den Druck, der bei der Kontraktion des Herzens entsteht. Wir fühlen diesen auch als Pulswelle.
> Der zweite, diastolische Wert ist der Grunddruck in den Arterien.

Bei Übergewicht muss das Herz deutlich mehr leisten, einerseits weil mehr Körpermasse über das Blut mit Sauerstoff versorgt werden muss, andererseits, weil das Blutvolumen aufgrund einer verminderten Natriumausscheidung über die Nieren erhöht ist. Zusätzlich werden aus dem Bauchfettgewebe Substanzen freigesetzt, die an der Verengung der Blutgefäße mitwirken. Auch dagegen muss das Herz nun verstärkt anarbeiten.

Symptome eines Bluthochdrucks können Kopfschmerzen, Schwindelgefühle, häufiges Nasenbluten, Herzklopfen bis hin zu Herzrasen, ständige Müdigkeit und Nervosität sein. Chronischer Bluthochdruck erhöht die Gefahr von Arteriosklerose und Gewebeschäden unter anderem an Nieren, Herz und Gehirn. Die Folgen können eine koronare Herzkrankheit, ein Herzinfarkt oder Schlaganfall sein.

Optimal ist im mittleren Erwachsenenalter ein Blutdruck von 120/80 mmHg, bei bestehender Begleiterkrankung wie eine der oben genannten sollten die Werte noch entsprechend niedriger sein, besprechen Sie dies gegebenenfalls mit Ihrem Arzt.

DIABETES TYP 2

Das vierte Kriterium für die Diagnose metabolisches Syndrom ist der Wert des Nüchternblutzuckers von mehr als 100 mg/dl. Bei einem BMI von 30 besteht ein 20fach erhöhtes Diabetesrisiko im Vergleich zu einem normalen BMI. Das Risiko, bei Adipositas in der Folge einen Diabetes zu entwickeln, liegt bei 80 Prozent. Im englischsprachigen Raum fasst man diese Verknüpfung begrifflich zusammen unter Diabesity (von *diabetes* und *obesity* = Fettleibigkeit), denn man weiß heute, dass mindestens die Hälfte der Menschen mit einem metabolischen Syndrom innerhalb der nächsten zehn Jahre zuckerkrank werden. Diabetes verkürzt die Lebenserwartung um sechs Jahre. Die vor allem im Bauchfettgewebe freigesetzten Botenstoffe führen zusammen mit Bewegungsmangel und hoher Kalorienzufuhr zu einem Blutzuckeranstieg. Weil Insulin den Zucker aus dem Blut in die Zellen wegräumt, wird die Insulinproduktion in der Bauchspeicheldrüse permanent angekurbelt. Gleichzeitig fördert die Freisetzung von Botenstoffen durch das Bauchfett eine Insulinresistenz der Zellen. Die Blutzuckerwerte bleiben hoch.

KEIN SÜSSER SCHLAF

Forscher der Martin-Luther-Universität Halle-Wittenberg fanden heraus, dass bei Diabetikern der Spiegel des Schlafhormons Melatonin erniedrigt ist. Schlechter Schlaf ist die Folge. Sehr wahrscheinlich unterdrückt Insulin die Freisetzung des Wachstumshormons, das normalerweise während der Nacht die Fettverbrennung ankurbelt. Insulin selbst ist ein Wachstumsfaktor. So nimmt die Arterienverkalkung zu und die Krebshäufigkeit steigt ebenfalls an.

RISIKEN UND NEBENWIRKUNGEN

Laut dem 13. Ernährungsbericht der Deutschen Gesellschaft für Ernährung (DGE) nimmt die Zahl der Übergewichtigen hierzulande weiter zu: Bereits 59 Prozent der Männer und 37 Prozent der Frauen sind übergewichtig. Männer nehmen vor allem in jungen Jahren zu, Frauen vor allem ab dem 55. Lebensjahr. Vor allem Adipositas (krankhaftes Übergewicht) breitet sich aus: Es liegt bei Männern und Frauen bei zirka 18 Prozent. Die Risikogruppe wächst beständig.

Das Gefährliche beim metabolischen Syndrom besteht darin, dass jedes der vier einzelnen Kriterien für sich genommen bereits eine Erkrankung darstellt und damit für das Herz-Kreislauf-System eine große Belastung ist. Zusammen potenzieren die vier Mitspieler im sogenannten tödlichen Quartett allerdings das Risiko für Herzinfarkt und Schlaganfall erheblich. So vervierfacht zum Beispiel Bluthochdruck in Kombination mit einem erhöhten Cholesterinspiegel das Herz-Kreislauf-Risiko. Die durchschnittliche Lebenserwartung sinkt beim metabolischen Syndrom um bis zu acht Jahre.

Darum wird heute der Bluthochdruck nicht einzeln behandelt, sondern man erstellt eine Gesamtrisikobewertung. Bluthochdruck plus Cholesterin-, Blutzucker- und Blutfettwerte, das Alter und eventuelle Vorerkrankungen bestimmen Therapiemaßnahmen und Therapieumfang. So wird man versuchen, bei einem Hochrisikopatienten mit einem Diabetes sowie einer Durchblutungsstörung des Herzens (KHK) den Blutdruck und das LDL-Cholesterin niedriger einzustellen als bei jemandem, der »nur« unter Bluthochdruck leidet.

WEITERE MÖGLICHE FOLGEN

Das metabolische Syndrom kann das Leben nicht nur verkürzen, sondern auch weniger lebenswert machen. Das Zusammenspiel der Risiken kann darüber hinaus weitere Probleme zur Folge haben:

> Erhöhte Harnsäurewerte im Blut und Ablagerung von Harnsäurekristallen an den kleinen Gelenken. Die spürbare Folge davon sind schmerzhafte Gichtanfälle.
> Gallensteine, die zu schmerzhaften Gallenkoliken führen können.
> Depressionen.
> Soziale Schwierigkeiten, auch weil man sich in Gesellschaft aufgrund der körperlichen Probleme nicht mehr so wohlfühlt.
> Höheres Risiko für Demenz.
> Nachlassende Potenz beim Mann (erektile Dysfunktion, siehe unten).
> Höheres Krebsrisiko (siehe rechte Seite).

WENN MANN NICHT MEHR KANN, LEIDET NICHT NUR DIE LEBENSFREUDE

Schwindende Potenz bedeutet nicht nur, dass das Leben weniger Spaß macht, sondern sie ist vor allem auch ein Warnsignal des Körpers. Im Rahmen des metabolischen Syndroms kann es zu Durchblutungsstörungen in allen Gefäßen und damit auch im Penis kommen. Häufig werden »Probleme im Bett« auf Stress geschoben (was auch häufig stimmt) oder vorhandenes Übergewicht ist der Lustkiller. Ein weniger aktives Sexleben aus einem der genannten Gründe kaschiert oft körperliche Potenzstörungen. Gehen Sie diesen aber bitte nach und besprechen Sie Ihre Probleme offen mit Ihrem Arzt. Eine erektile Dysfunktion kann nämlich ein frühes Warnsignal für ein metabolisches Syndrom sein.

Oft sind Potenzstörungen weniger die Folge als vielmehr die Ursache von Beziehungsproblemen. Abnehmende Lust und Potenz kann von der Partnerin/vom Partner als Ablehnung (miss)interpretiert werden. Treten Potenzstörungen im Rahmen des metabolischen Syndroms auf, hilft statt Potenzpillen eine Änderung des Lebensstils. Offene Gespräche mit der Partnerin/dem Partner rücken die Ursache zurecht und helfen der Beziehung, siehe auch auf Seite 188 unter Männergesundheit.

METABOLISCHES SYNDROM UND STEIGENDES KREBSRISIKO

Aus einer Studie, die in der Fachzeitschrift Journal of Clinical Oncology 2016 veröffentlicht wurde, geht hervor, dass sich das metabolische Syndrom auf eine Darmkrebserkrankung – selbst in frühem Stadium – ungünstig auswirkt. Auch in Hinblick auf die Entstehung von Tumorerkrankungen ist das metabolische Syndrom eine gewichtige Gefahrenquelle. Das Zellwachstum wird in diesem Fall fehlreguliert durch Botenstoffe aus den Fettzellen und hohe Insulinspiegel.

Gerade bei übergewichtigen Frauen ist die Erkrankungsrate an östrogenabhängigen Tumoren wie Brustkrebs und Gebärmutterkrebs deutlich erhöht, da im Fettgewebe vermehrt weibliche Hormone wie Östrogen produziert werden.

Im Rahmen der langfristig angelegten »The Million Women Study« (1996–2001) wurden mehr als eine Million Frauen zwischen 50 und 64 Jahren in Großbritannien beobachtet. Ein Ergebnis: Stieg der BMI einer Teilnehmerin, so stieg auch ihr Neuerkrankungsrisiko für Krebs im Vergleich zu den schlank gebliebenen Frauen. Das eigentliche Forschungsziel der Studie waren die Auswirkungen einer Hormonersatztherapie auf die Entstehung von Krebserkrankungen bei Frauen. Die Herausgeber wiesen aber darauf hin, dass immer auch andere Risiken wie eben zum Beispiel Übergewicht in die Betrachtung einfließen müssen.

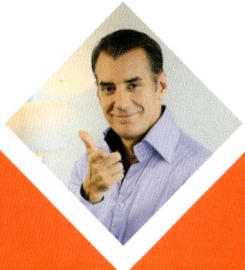

MEIN RAT

Durch eine Umstellung der bisherigen Lebens- und Ernährungsgewohnheiten lassen sich alle Risikofaktoren des metabolischen Syndroms ursächlich und gesamtheitlich am besten am Schopf oder besser gesagt bei der Wurzel packen. In diesem Buch finden Sie darum wichtige und vielfältige Empfehlungen in genau diese Richtung (Bewegung, Ernährung, Stressreduktion, Entspannung). Eine nachhaltige Veränderung der Lebensgewohnheiten kann langfristig echte gesundheitliche Verbesserungen bewirken und sollte darum immer – außer natürlich bei lebensbedrohlichen Zuständen – Vorrang vor einer medikamentösen Behandlung haben. Dabei geht es nicht um Verzicht und Selbstkasteiung, sondern um echten Genuss und Wohlbefinden. Und das Schöne ist: Sie erhöhen damit gleichzeitig die Chance, Ihr einzigartiges Leben einige Jahre länger und bei guter Gesundheit zu erleben.

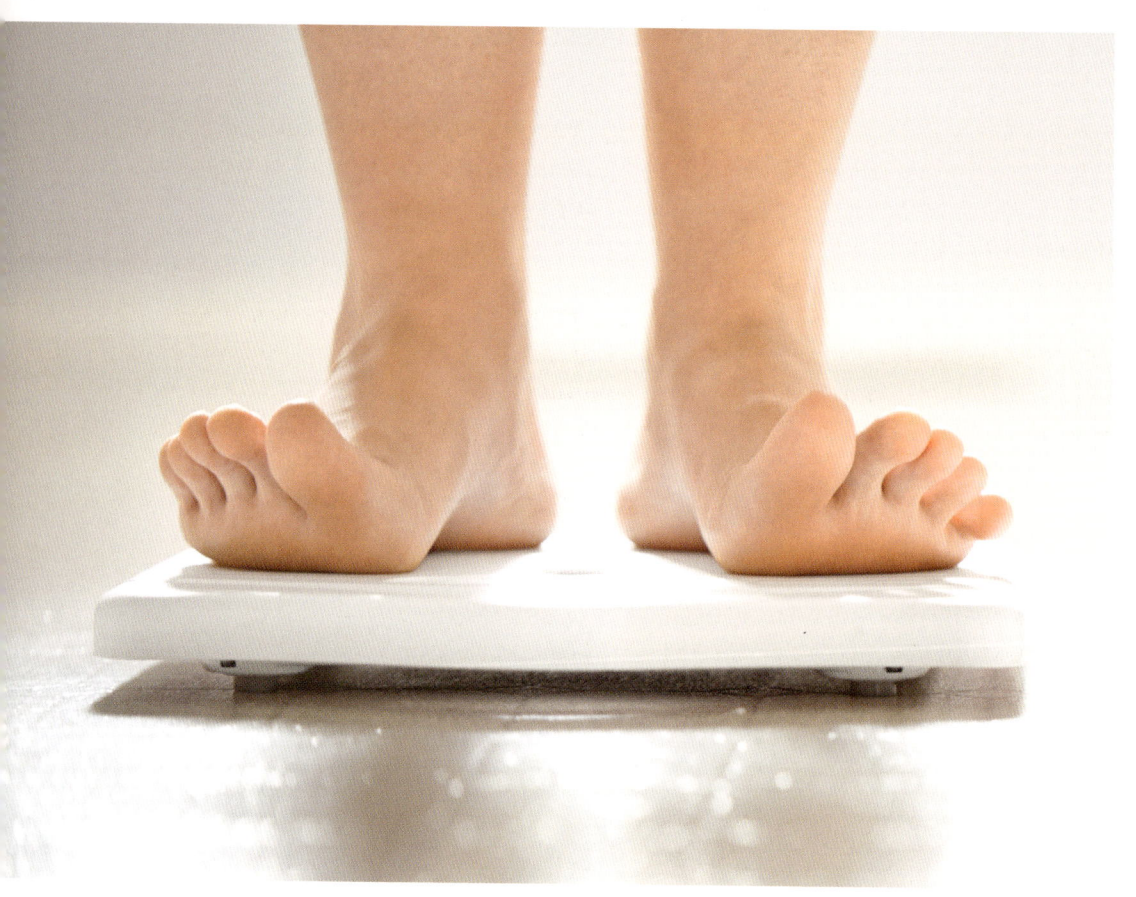

GEWICHT IM GRIFF, GESUNDHEIT IM LOT, GUTE LAUNE GRATIS DAZU

Viele Menschen leben heute in geradezu paradiesischen Verhältnissen: Das Nahrungsangebot ist grenzenlos, allgegenwärtig und für die meisten bezahlbar. Die täglichen Wege lassen sich bequem mit Auto, Bus und Bahn zurücklegen; nach Feierabend muss man das Haus nicht mehr verlassen, Bewegung ist nur noch notwendig, wenn der Pizzabote klingelt. Doch das Leben im vermeintlichen Paradies ist für den Körper kein Zuckerschlecken, wünscht er sich doch sehnlichst Bewegung und gesunde Nahrung. Litten und starben die Menschen bis vor hundert Jahren vorwiegend an Infektionskrankheiten, weil es an Hygienewissen und Medikamenten fehlte, so birgt heute der bequeme Lebensstil das Krankheitspotenzial. Nicht von ungefähr sprechen wir von Wohlstandskrankheiten. Besonders Übergewicht ist eine gefährliche Errungenschaft der Moderne.

DAS GEWICHT RICHTIG BEURTEILEN

Normalerweise können Menschen ihr Körpergewicht selbst ganz gut einschätzen und bewerten: Wie sitzt die Hose? Was sagt der Spiegel? Wie fühle ich mich insgesamt? Die drei folgenden Formeln liefern aussagekräftige Schwarz-auf-Weiß-Ergebnisse, die Ihnen helfen, sich zu vergewissern.

BODY-MASS-INDEX (BMI)

Die BMI-Skala zeigt an, wie viele Kilogramm auf der Waage für Ihre Größe normal sind. Sportler oder körperlich sehr trainierte Menschen wiegen mehr, weil Muskeln schwerer sind als Fettgewebe. Unter anderem deshalb ist zusätzlich der Bauchumfang (siehe unten) von Bedeutung.

Formel BMI:

$$\frac{\text{Körpergewicht (kg)}}{\text{Körpergröße (m)}^2}$$

Das bedeutet der BMI

Untergewicht: 17 bis 18,5
Normalgewicht: 18,5 bis 24,9
Übergewicht: 25 bis 29,9
Adipositas Grad I: 30 bis 34,9
Adipositas Grad II: 35 bis 39,9
Adipositas Grad III: ab 40

BAUCHUMFANG

Sie treiben keinen Sport, haben eine sitzende Tätigkeit, eigentlich ganz schlanke Gliedmaßen, aber am Bauch eine kleine Vorwölbung? Messen Sie zusätzlich zum BMI Ihren Bauchumfang. Liegen Sie über den empfohlenen Maßen (Männer < 102 cm, Frauen < 88 cm, dann sind Sie wahrscheinlich ein TOFI (siehe Kasten und Seite 87). Gehören Sie zu diesem Typus, dann hilft Ihnen eine gute Mischung von Ausdauerbewegung und Muskeltraining, siehe drittes Kapitel ab Seite 116.

TAILLENUMFANG

Eine weitere aussagekräftige Berechnungsgrundlage ist die sogenannte Waist-to-Height-Ratio (WtHR). Dieser Index zeigt den gesundheitlich relevanten Taillenumfang im Verhältnis zur Körpergröße. Er gibt Auskunft über die Fettverteilung im Körper. Messen Sie Ihren Taillenumfang mit dem Maßband (analog zur Messung des Bauchumfangs (siehe Seite 87). Teilen Sie das Ergebnis durch Ihre Körpergröße (in Zentimetern).
Für Menschen unter 40 Jahren ist ein Wert unter 0,5 normal, im Alter zwischen 40 und 50 dürfen es 0,55 sein, ab 50 auch 0,6.

TOFIS

Als TOFI (thin-outside-fat-inside) werden Menschen bezeichnet, deren BMI zwar im Normalbereich ist und die schlank wirken, deren Körperzusammensetzung aber ungünstig ist. Sie haben zu wenig Muskelmasse und einen zu großen (inneren) Fettanteil vor allem im Bauchraum. Das Fett ist entzündungsaktiv und lagert sich um die Organe an. Bewegungsmangel und Fehlernährung sind die Ursachen. Das Risiko für Herz-Kreislauf-Probleme, Fettstoffwechselstörungen und chronische Erkrankungen ist erhöht.

WIE VIEL ENERGIE BENÖTIGEN SIE WIRKLICH?

Kalorienumsatz und Nahrungsverwertung sind zwei Parameter, die erklären, warum der eine Mensch bei gleicher Kalorienzufuhr zunimmt und der andere nicht.

GRUNDUMSATZ

Dies ist die Energie, die der Körper im Ruhezustand verbraucht, um sämtliche lebenswichtigen Funktionen – von der Körpertemperatur bis zur Funktionstüchtigkeit aller Organe – aufrechtzuerhalten. Der Grundumsatz kann von Mensch zu Mensch sehr unterschiedlich sein, je nach Konstitution und Muskelmasse. Der eine verbrennt in Ruhe nur 1100 Kalorien pro Tag, der andere vielleicht 2000.

Ein simpler Trick, um den Grundumsatz und damit auch den Kalorienverbrauch pro Tag zu erhöhen, ist das Antrainieren von Muskeln, denn hier wird das Fett verbrannt. Die Muskelmasse ist zwar grundsätzlich genetisch bedingt, kann aber über gezielte Kraftübungen in jedem Alter sehr gut aufgebaut werden.

NAHRUNGSVERWERTUNG

Es gibt Menschen, die bessere Futterverwerter sind als andere. In Mangelzeiten hatten sie einen Vorteil gegenüber denjenigen, die ein Übermaß an zugeführten Kalorien zum großen Teil in Wärme umsetzten, also gleich wieder abgaben. Heute führt es schnell zu Übergewicht, wenn der Körper »für schlechte Zeiten vorsorgt« und überflüssige Kalorien in Form von Fettpolstern speichert.

Übergewicht scheint den Grundumsatz noch einmal zu senken. Mit dem Übergewicht nimmt nämlich auch die Wärmeisolierung des Körpers zu. In der Folge werden weniger Kalorien pro Kilogramm Körpergewicht gebraucht, der Körper muss also weniger »heizen«, um seine Temperatur konstant zu halten. Im umgekehrten Sinne ist dies der Grund, warum sehr schlanke Menschen leichter frieren.

ARBEITSUMSATZ

Der tägliche Kalorienbedarf eines Menschen setzt sich aus dem Grundumsatz und dem Arbeitsumsatz zusammen. Der Arbeitsumsatz ist die Energie, die wir über unsere Muskeln verbrauchen, um uns zu bewegen. Dieser Arbeitsumsatz kann individuell erheblich variieren. Ein Gerüstbauer benötigt naturgemäß sehr viel mehr Energie als ein Büroangestellter, der den ganzen Tag an seinem Schreibtisch sitzt. Um seinen Gesamtkalorienbedarf zu ermitteln, multipliziert man den Grundumsatz mit einem dem Arbeitsumsatz entsprechenden Multiplikationsfaktor. Der fällt je nach Tätigkeit und täglichem Bewegungspensum entsprechend höher oder niedriger aus (siehe auch Tabelle Seite 139).

TÄGLICHER GRUNDUMSATZ

Der Grundumsatz bei einem 80 kg schweren Mann beträgt 80 kcal x 1 x 24 Stunden = 1920 kcal pro Tag (bei Frauen nimmt man statt 1 den Faktor 0,9).

Am genauesten kann man den Grundumsatz durch die Bestimmung der Atemgase im Liegen ermitteln. Viele Ernährungsmediziner bieten dies an.

MESSUNG BEIM ARZT

In der Arztpraxis kann der tägliche Kalorienverbrauch entweder über den wirklichen Gesamtumsatz mittels eines Kalorienverbrauch-Messgeräts, das Sie mit nach Hause nehmen können, ermittelt werden oder über den Grundumsatz. Hierbei wird gemessen, wie viele Kalorien in Ruhe verbrannt werden. Dazu wird im Liegen der Sauerstoffverbrauch gemessen. Sie atmen Sauerstoff ein und die verbrauchte Luft (CO_2) wieder aus. Je muskulöser Sie sind, desto höher ist der Kalorienverbrauch. Ein Kilogramm Muskeln verbrennt nämlich zirka 50 Kalorien am Tag, auch in Ruhe. Muskeln sind also exzellente Kalorienverwerter und helfen, schlank zu werden und zu bleiben. Und das Besondere: Muskeln sind im Grunde das einzige Stellrädchen, an dem wir bewusst drehen können, um unseren Energieverbrauch zu erhöhen.

GENETISCHE STOFFWECHSELANALYSE

Eine Möglichkeit, Ihr Ernährungsprofil (Verbrauch und Bedarf) passgenau zu bestimmen, bietet das Verfahren der genetischen Stoffwechselanalyse. Dafür werden Schleimhautzellen – wie wir das auch aus dem »Tatort« kennen – von Ihrer Wangenschleimhaut im Mund mit einem Wattebausch abgestrichen und anschließend im Labor untersucht. Grundlage ist der Umstand, dass in jeder Ihrer Körperzellen, also auch in den Schleimhautzellen des Mundes, das komplette Erbgut mit mehr als 30 000 Genen gespeichert ist. Viele Hundert Gene sind für Stoffwechsel und Ernährung zuständig. Je nach Anbieter werden 6 bis 10 davon bei der Stoffwechseluntersuchung analysiert. Oft werden weitere Gene analysiert, die Auskunft über die Körpermuskulatur geben, um die Frage zu klären, ob Sie mehr Ausdauer-

GEWINN DER STOFFWECHSELANALYSE

Eine Studie der Stanford University zeigte, dass Personen, bei denen eine genetische Stoffwechselanalyse durchgeführt worden war und die daraus resultierende Empfehlungen berücksichtigt hatten, mehr als doppelt so viel Gewicht im selben Zeitraum abnahmen wie die Vergleichsgruppe ohne genetische Stoffwechselanalyse. Das deckt sich mit Ergebnissen meiner eigenen Studie zusammen mit der Sporthochschule Köln im Jahr 2013: 103 Patienten im Alter von 30 bis 59 Jahren erhielten eine Beratung zu Ernährung, Bewegung und Lebensstil. BMI, Fett- und Muskelgehalt des Körpers wurden über einen Zeitraum von neun Monaten gemessen sowie das Wohlbefinden mittels Fragebogen ermittelt. 79 Patienten erhielten zusätzlich eine genetische Stoffwechselanalyse mit individueller Ernährungs- und Bewegungsempfehlung. Die Daten zeigten, dass diejenigen, für die auch eine genetische Stoffwechselanalyse durchgeführt worden war, mehr Gewicht verloren und sich im eigenen Körper deutlich wohler fühlten als die Vergleichsgruppe.

oder Schnellkraft-Fasern besitzen. Die Art der Beschaffenheit Ihres Stoffwechsels (langsam, schnell) und der Muskelfasern bestimmt, ob Ihr Körper bevorzugt Eiweiß, Kohlenhydrate oder Fett verstoffwechselt. Die Analyse beinhaltet auch eine Empfehlung, ob Sie lieber (Schnell-)Krafttraining oder Ausdauertraining absolvieren sollten. Studien zeigen, dass Patienten durchaus von einer Stoffwechselanalyse profitieren können, allerdings ist die Wissenschaft hier noch sehr im Fluss und weitere Studien sind dringend nötig.

ENERGIEBILANZ IM LOT

Überflüssige Pfunde in Form von Pölsterchen auf den Hüften und am Bauch stammen von Kalorien, die wir zu uns genommen haben, aber gar nicht brauchen. Sie werden vom Körpermotor nicht verbrannt und für Mangelzeiten in unseren Fettdepots endgelagert. Lange Phasen von Hunger waren in der Entwicklungsgeschichte des Menschen normal, sodass der Körper heute immer noch nach der Devise handelt »Man kann ja nie wissen«.
Überflüssige Pfunde, das heißt Übergewicht mit all seinen gesundheitlichen Folgen, sind also auch eine Frage der Energiebilanz.
Um diese ins Lot zu bringen, ist Bewegung unverzichtbar. Das wird klar, wenn man weiß, dass eine Ernährungsumstellung zu 20 Prozent zum Abnehmen beiträgt durch Beobachtung und Änderung des Essverhaltens (Essfallen ausmachen: Wann esse ich, wie schnell, wie abgelenkt, wieso esse ich? Siehe den Test ab Seite 83). Muskelkraft- und Ausdauertraining, also Bewegung trägt zu weiteren 40 Prozent (siehe auch drittes Kapitel Seite 116) zum langfristigen Erfolg bei. Regelmäßige Bewegung verbraucht nicht nur mehr Kalorien, sondern durch den Aufbau von mehr Muskelmasse werden auch mehr Kalorien in Ruhe verbrannt (höherer Grundumsatz).
Der Kalorienbedarf verändert sich im Laufe des Lebens und auch je nach Betätigung im Job und in der Freizeit. Die meisten Menschen gingen noch vor 100 Jahren neun bis zehn Stunden am Tag an sechs Tagen in der Woche – nur der Sonntag war frei – einer körperlich anstrengenden Arbeit nach.
Die Wochenarbeitszeit hat sich grundsätzlich verkürzt. Heute arbeitet außerdem die überwiegende Mehrheit an einem Bildschirmarbeitsplatz oder geht einer Computer-unterstützten Arbeit nach. Das verbraucht natürlich weniger Kalorien.
Auch im Alter benötigen wir weniger Energie. Das ist der geringeren Muskelmasse geschuldet, mit der das Älterwerden einhergeht. Bei Frauen in den Wechseljahren bewirkt der Hor-

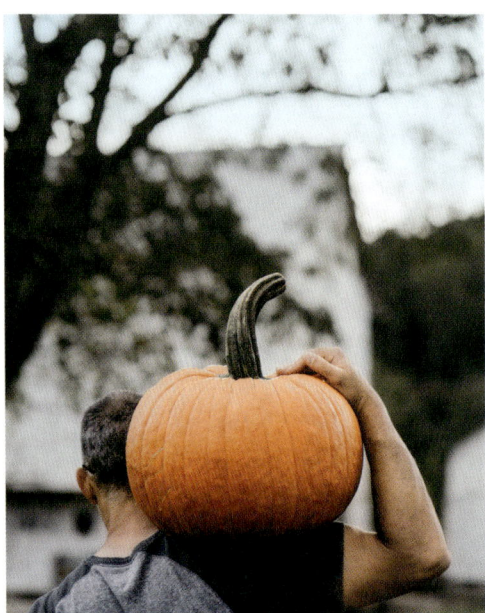

Wer seine Energiebilanz in den Griff bekommt, profitiert von einer der wichtigsten Vorsorgemaßnahmen.

monabfall eine Veränderung in der Zusammensetzung des Körpers, der Fettanteil nimmt zu und der Muskelanteil nimmt ab. Dadurch sinkt einerseits der Grundumsatz um zirka 100 kcal/Tag, andererseits bewegen sich die meisten Frauen weniger als vor den Wechseljahren, dadurch werden ca. 130 kcal/Tag weniger verbraucht, summa summarum also 230 kcal. Auch wenn man also genauso weiter isst wie früher, nimmt man plötzlich zu.

QUALITÄT VOR QUANTITÄT!

Jeder Mensch muss essen, auch derjenige, der schlank ist oder bleiben will. Gewöhnen Sie sich darum an, die richtigen Lebensmitteln zu wählen. Dann können Sie sich ohne Bedenken satt essen. Das bedeutet: Greifen Sie statt zu Fastfood zu Obst und Gemüse. Sollte der Heißhunger auf eine Currywurst oder einen Döner unbeherrschbar sein, dann ist das nicht tragisch, wenn es die Ausnahme bleibt. Aber auch beim Döner gibt es die Wahl: Döner mit Salat oder Döner mit Fritten macht einen großen Unterschied. Noch besser: Verhindern Sie von vornherein Heißhunger, indem Sie möglichst regelmäßig und gesund essen (siehe auch ab Seite 102). Denn wenn der Heißhunger einmal da ist, haben Sie und Ihre guten Vorsätze schnell verloren.

ESSVERHALTEN UNTER DER LUPE

Wollen Sie den Kalorien und Ihren Fettpolstern auf die Schliche kommen, beobachten Sie Ihr Essverhalten. Oftmals sitzt der Teufel im Detail, sprich, versteckte Kalorien sind uns oft nicht bewusst. Auch gesunde Zwischenmahlzeiten wie ein Smoothie können zu Buche schlagen. Je nach Obstsorte kann dieser aufgrund des hohen Fruchtzuckergehaltes oft sogar viel mehr Kalorien enthalten als geplant. Vieles, was wir zwischen den Mahlzeiten am Tag zu uns nehmen, zählen wir oft nicht richtig, weil es nicht als vollwertige Mahlzeit wahrgenommen wird. Weit gefehlt, denn genau diese kleinen Sünden summieren sich!

KLEINER HELFER: ERNÄHRUNGSTAGEBUCH

Darum kann es sinnvoll sein, vor allem wenn Sie über die Ernährung Gewicht reduzieren möchten, zunächst Ihren täglichen Kalorienbedarf einzuschätzen (siehe Seite 96) und dann über eine Woche ein Ernährungstagebuch zu führen. In dieses tragen Sie wirklich

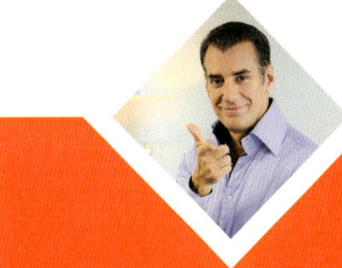

MEIN RAT

Wenn Sie über Ihre Ernährung einen Gewichtsverlust erzielen wollen, sollten Sie etwa ein Drittel unter Ihrem täglichen Kalorienbedarf bleiben, in der Regel sind dies 500 bis 1000 Kalorien weniger am Tag. Sollten Sie ein sehr hohes Gewicht haben, müssen eventuell noch mehr Kalorien eingespart werden. Um eine Mangelernährung auszuschließen, sollte die Gesamtkalorienzufuhr jedoch nie unter 1200 Kalorien fallen. Erhöhen Sie also lieber Ihren Verbrauch (siehe ab Seite 117).

alles ein, was Sie über den Tag verteilt essen, also auch jeden Snack, jeden Teelöffel Zucker im Kaffee und jeden Keks. Listen Sie auch auf, wie viel Sie trinken und vor allem was. Fruchtsäfte, Alkohol und natürlich Softdrinks wie Limonaden, gezuckerte Fruchtsaftgetränke und Cola sind sehr kalorienhaltig. Hilfreich ist hier eine gute Nährwerttabelle (siehe Buchtipp Seite 196).

Notieren Sie darüber hinaus, warum Sie gegessen haben: Hatten Sie wirklich Hunger oder waren Sie gestresst, haben Sie sich geärgert, hatten Langeweile, einfach Lust auf ein Stück Kuchen oder haben Sie aus Frust gegessen? Das sind wichtige Fragen, und die Antworten darauf helfen, langfristig Ihre Essgewohnheiten zu verändern.

Nach einer Woche Ernährungstagebuch berechnen Sie anhand einer Kalorientabelle, wie viele Kalorien tatsächlich zusammengekommen sind. Vergleichen Sie diesen Wert mit Ihrem tatsächlichen Kalorienbedarf, der sich wie gesagt vor allem auch nach Ihrer Tätigkeit richtet. Arbeiten Sie am Schreibtisch, also vorwiegend sitzend, oder arbeiten Sie schwer körperlich? Passen Sie die zugeführten Kalorien entsprechend Ihrer Tätigkeit an.

GROSSE HILFE: ERNÄHRUNGSBERATUNG

Holen Sie sich im Zweifelsfall bei der Überlegung, wie Sie am besten Ihre Ernährung umstellen, Unterstützung von einem Ernährungs- oder Sportmediziner. Ernährungsberatung durch eine Diätassistentin wird von den Krankenkassen bis zu sechsmal pro Jahr übernommen. Voraussetzung ist eine Diagnose wie Übergewicht, erhöhte Cholesterin,- Triglyzerid-, Harnsäurewerte.

Bei der Beratung werden auch Ihre Gewohnheiten unter die Lupe genommen. Gewohnheiten, die sich über Jahre oder Jahrzehnte gefestigt haben, sind sehr mächtig. Dennoch ist es möglich, sie durch simple Tricks zu ändern. Manchmal braucht es einfach ein Hinschauen, damit einem bestimmte Verhaltensmuster bewusst werden: die zwei Teelöffel Zucker, die morgens im Kaffee landen, der Sahnejoghurt im Müsli. Verhaltensänderungen benötigen zwischen 40 Tagen und einem halben Jahr, bis sie zur neuen Gewohnheit werden.

HUNGER, APPETIT ODER DURST?

Wie ich schon im ersten Kapitel beschrieben habe, verlangt unser Gehirn fortwährend nach Zucker – und macht uns dadurch manchmal ganz verrückt. Denn sein »Hilfe, ich verhungere!« kann auch etwas ganz anderes heißen, zum Beispiel »Ich hätte gerade unbändige Lust auf Schokolade«. Oder aber es bedeutet: »Mensch, bin ich durstig!«

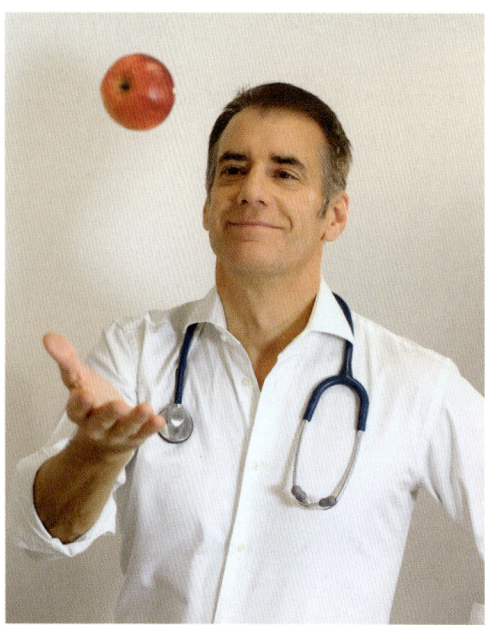

Genuss und Gesundheit gehen Hand in Hand!

VORSICHT VOR KALORIEN IN SOFTDRINKS UND ALKOHOL

Allein durch den Verzicht auf Softdrinks (Cola, Limo, Eistee etc.) lassen sich bis zu 40 Kalorien pro 100 ml sparen. Gegen ein kleines Glas Bier oder Wein ist nichts einzuwenden. Bei zwei Gläsern jeden Abend verhält es sich schon anders. Bluthochdruck, Impotenz und Leberschäden sind oft Folgen von zu viel Alkohol, eine weitere häufige Folge ist Übergewicht. Denn 1 Gramm Alkohol (7 kcal) besitzt fast doppelt so viele Kalorien wie Zucker (4 kcal) und beinahe so viel wie 1 Gramm Fett (9 kcal). Bei der Energie von Alkohol handelt es sich um sogenannte leere Kalorien. Das bedeutet, dass diese auf den Hüften landen, aber ansonsten nichts von Wert im Gepäck haben: keine Vitamine, keine Mineralstoffe, keine Spurenelemente, keine Ballaststoffe – nichts. Darüber hinaus lässt Alkohol den Blutzuckerspiegel absinken und fördert dadurch den Appetit, das ist der Sinn des Aperitifs vor dem Essen. Durch Alkoholverzicht oder Einschränkung lässt sich also schon viel gewinnen: Lassen Sie täglich nur ein Glas Alkohol weg, sparen Sie im Laufe eines Jahres so viele Kalorien ein, wie fünf Kilogramm Hüftspeck entsprechen! Abgesehen von den Kalorien liegt die gerade noch gesunde Schwelle für Alkohol bei gesunden Männern bei 20 g/Tag (ca. 0,15 l Wein oder 0,3 l Bier) und für gesunde Frauen bei 10 g/Tag (0,075 l Wein oder 0,15 l Bier).

Ein Versuch zu dieser Frage lohnt sich: Kauen Sie auf einem Bissen Brot mindestens eine Minute lang, bevor Sie den nächsten Bissen essen. Was schmecken Sie? Wetten, das Stück Brot schmeckt süß, obwohl es kein Rosinenbrot ist. Die Verdauungsenzyme im Mund zerlegen die Stärke im Brot zu Glukose (Traubenzucker). Die gelangt über die Mundschleimhaut ins Blut und von da ins Gehirn, wo sie das Hungergefühl reduziert. Zum Wissen kommt also die Erkenntnis: Wenn Sie so gut kauen, schmecken Sie auf einmal die Lebensmittel viel intensiver. Das kann dazu führen, dass Sie merken, wie fad das meiste Fastfood schmeckt. Das macht automatisch Lust auf frische, naturbelassene Nahrungsmittel.

Außerdem verlängert langsames Essen den Genuss, macht ihn sinnlicher und intensiver. Übrigens: Indem Sie den Durst löschen, lässt oft schon der Hunger nach. Eine klinische Studie der American Chemical Society konnte den Erfolg zeigen: Die Probanden, die zwei Gläser Wasser vor dem Essen tranken und sich kalorienarm ernährten, nahmen in drei Monaten fast 2,5 Kilogramm mehr ab als die Studienteilnehmer in der Vergleichsgruppe, bei denen nur die Kalorienreduktion auf dem Programm stand. Die beiden Gläser Wasser bewirkten, dass die Teilnehmer 75–90 kcal pro Mahlzeit weniger zu sich nahmen – einfach darum, weil sie schon satt waren. Rechnete man diese Kalorienersparnis einmal hoch, dann entspräche dies einer Einsparung von 270 kcal täglich und 100 000 kcal jährlich (unter kalorienreduzierter Diät). Bis zu 14 Kilogramm auf den Hüften ließen sich damit abnehmen oder von vornherein verhindern!

EMOTIONALER HUNGER

Bei dem Thema Hunger möchte ich auch den wichtigen Aspekt des emotionalen Hungers ansprechen. Bei Stress, emotionalen Belastungen und schlechter Laune greifen viele Menschen zu Süßigkeiten, Eis, Chips und Co., um das schlechte Gefühl loszuwerden. Das funktioniert auch meistens ganz gut, zumindest kurzfristig. Es macht sich aber schnell auf den Hüften bemerkbar und ist natürlich auch keine gesunde Lösung.

Emotionaler Hunger ist gar nicht so schwer zu erkennen: Er fühlt sich auch körperlich anders an als normaler Hunger. Er wird nicht im Magen selber gespürt, sondern etwas oberhalb, oft auch als Sog im Mund. Bei normalem Hunger knurrt der Magen. Beobachten Sie das nächste Mal bei einem aufkommenden Hungergefühl, wo dieses in Ihrem Körper lokalisiert ist, und fühlen Sie in sich hinein. Sind Sie gerade emotional angespannt, sitzt Ihnen Druck oder Stress im Nacken, fühlen Sie sich unwohl, sind Sie erschöpft und müde?

Vielleicht empfinden Sie auch eine Langeweile und innere Leere, die letztlich ein Zeichen dafür ist, dass Ihnen in einem bestimmten Bereich Ihres Lebens etwas fehlt. Das geht vielen Menschen so, und sozusagen als Erste Hilfe wird dann der Magen gefüllt.

Ich möchte Sie animieren, auf Ihre Gefühle zu hören, sie sind ein Schlüssel zu Ihrem Traumgewicht. Die logische Reaktion auf Hunger ist nämlich in dem Sinne nicht immer unbedingt eine nächste Mahlzeit. Vor allem übermäßiger Hunger kann ein Wegweiser zu unterdrückten Gefühlen sein. Suchen Sie sich gegebenenfalls (professionelle) Hilfe, um dieser Frage in Ihrem Leben auf die Schliche zu kommen. Vielleicht stellen Sie fest, dass schon ein kurzer Spaziergang den Stress, den Anflug von Melancholie oder die Müdigkeit auflösen kann und so die Hungergefühle verschwinden. Oft ist es aber nicht so einfach. Meiner Erfahrung nach ist eine Klärung der eigenen Gefühle eine Voraussetzung dafür, sich in seinem eigenen Körper zu Hause zu fühlen und auf Dauer ein normales Gewicht zu erreichen und dann auch zu halten.

Manchmal kann die Aufarbeitung unterdrückter Emotionen sehr hilfreich sein, die sich ihren Weg in einen »Schutzpanzer« in Form von überflüssigen Pfunden gebahnt haben und Sie nun wie eine Ritterrüstung vor weiteren Verletzungen oder unangenehmen Gefühlen schützen sollen. Sich aufmerksam mit den eigenen Gefühlen auseinanderzusetzen, ist meiner Erfahrung nach oft sogar wichtiger und erfolgreicher als eine Ernährungsberatung.

> »Nicht alles, was Genuss bereitet, ist auch wohltuend, aber alles, was wohltuend ist, bereitet auch Genuss.«
>
> Pythagoras von Samos

BAUCH UND KOPF

Das Essverhalten des Menschen wird weniger von seinem Magen gesteuert als von seinem Gehirn. Das können wir uns bei der gesunden Ernährung zunutze machen.

»ROHRPOST« ANS GEHIRN

Organe wie Magen und Darm melden mithilfe zahlreicher Botenstoffe ans Gehirn, dass aus Sicht des Körpers das Essen eingestellt werden könnte. Im Hypothalamus, der wichtigen Schaltzentrale im Gehirn, befindet sich das Melanokortinsystem. Es steht mit drei wichtigen Hirnregionen in Verbindung: dem Serotonin-, dem Belohnungs- und dem Stresssystem. Diese drei sehr mächtigen Systeme beeinflussen – unabhängig von unserem Ernährungszustand, also auch etwa bei vollem Magen – unser Essverhalten. Die genauen Zusammenhänge sind sehr kompliziert und nach wie vor Gegenstand intensiver Forschungen.

Die ersten Sättigungsimpulse beim Essen kommen vom Magen. Dehnt sich die Magenwand, wird dieser Reiz von Mechanorezeptoren an den Hypothalamus gemeldet. Sogenannte Chemorezeptoren im Darm und in der Leber registrieren gleichzeitig, wie viele Nährstoffe aufgenommen wurden. Diese Signale beeinflussen gemeinsam Hunger und Sättigung. Wenn wir eine kleine Menge sehr energiereicher Nahrung essen, die zwar den aktuellen Energiebedarf deckt, aber den Magen nicht genügend dehnt, wird kein Sättigungssignal gesendet. Es muss also beides stimmen: Magendehnung und Nährstoffgehalt. Deshalb fühlen wir uns durch einen schönen Gemüseeintopf oder eine große Schüssel Salat satt und zufrieden.

Sobald die Verdauung im Darm beginnt, werden dort Hormone gebildet, die über Nerven und Blut weitere Sättigungssignale ans Gehirn senden. Sobald sehr viele im Hypothalamus ankommen, reagiert er mit der Ausschüttung appetitzügelnder Substanzen, etwa Serotonin.

DIE MACHT DER GEFÜHLE

Unsere Emotionen haben nicht nur Einfluss auf unser Essverhalten, das Essverhalten beeinflusst auch unsere Gefühlswelt. Dabei spielen unter anderem Geruch- und Geschmackssinn eine Rolle sowie (positiv oder negativ) emotional besetzte Assoziationen wie zum Beispiel Kindheitserinnerungen. Wenn es die Süßigkeit immer als Belohnung gab, neigt man eventuell auch als Erwachsener dazu, sich mit zuckerreichen Lebensmitteln zu belohnen und sich so zu entspannen. Darüber hinaus sind es auch physiologische Vorgänge, die bei einer Mahlzeit Emotionen hervorrufen können. Auch verschiedene Inhaltsstoffe in Nahrungsmitteln werden von der Wissenschaft zum Beispiel auf ihre Wirkung auf die Ausschüttung des stimmungsaufhellenden Serotonin untersucht.

STRESSFREI ESSEN

Stress macht Hunger, insbesondere Heißhunger auf Zucker. Fühlt sich das Gehirn unterversorgt, verlangt es mit Nachdruck eine Extraportion Zucker (Glukose). Der Körper könnte auch selbst Zucker aus gespeichertem Fett oder aus seinen Zuckerdepots (Glykogenspeicher) freisetzen. Er geht aber den vermeintlich leichteren Weg und fordert neue Energie in Form von Essen an.

Bei Insulinresistenz ist die Unterversorgung mit Zucker nur vorgegaukelt, in Wirklichkeit kann der Körper den Zucker bei Vorliegen einer Insulinresistenz nicht voll nutzen. Auch hätte der Körper als Alternative immer noch genügend Energiereserven in Form von Fettgewebe, trotzdem reagiert er mit Hunger. Stehen Sie also unter starkem emotionalem oder anderweitigem Stress, dann wird eine Diät wenig erfolgreich sein, vor allem nicht langfristig. Das Gehirn ist auch unter einer Diät süchtig nach seiner Lieblingsspeise, dem Zucker. Zuckerentzug bedeutet in dem Fall sogar zusätzlichen Stress.

WENN HUNGER IN WIRKLICHKEIT EIN WUNSCH NACH RUHE IST

Bei Dauerstress wiederholt sich der fehlgeleitete Kreislauf fortwährend. Stressreduktion täte in dieser Situation Not oder zumindest kann das tägliche Praktizieren von Entspannungstechniken in stressigen Zeiten Heißhungerattacken verhindern. Auch regelmäßige Bewegung sorgt für einen gleichmäßigeren Insulinspiegel im Blut und damit für weniger Hunger. Ausnahme: Wenn Sie es mit der Intensität des Sports übertreiben. Dann fahren Sie Ihre Glykogenspeicher leer und haben nach dem Sport Kohldampf. Deswegen sollten Sie sich idealerweise einen Trainingsplan mithilfe der Spiroergometrie erstellen lassen (siehe Seite 137).

ACHTSAM ESSEN

Das Wissen über die Baustoffe unserer Ernährung sowie über Stoffwechsel- und Verdauungsvorgänge im Körper sind die eine Seite der Medaille, die andere Seite zeigt die Frage auf, wie man dauerhaft schlank wird und es langfristig bleibt. Wie kann es gelingen, nur die Kalorien aufzunehmen, die man auch tatsächlich benötigt? Hier kommt das Thema Achtsamkeit ins Spiel. Achtsamkeit bedeutet, Verantwortung für sein eigenes Handeln zu übernehmen und den Autopiloten abzuschalten. »Das mache ich doch schon immer so« oder »Das liegt nicht in meiner Hand« sind Denkmuster, die Sie erkennen und in die Vergangenheit verbannen sollten.

Beim Thema Essen gilt es sich ganz bewusst mit dem auseinanderzusetzen, was auf den Teller kommt. Selbst wenn sich die Schöpfkelle mit der dicken gebundenen Sahnesauce schon Ihrem Teller mit den Kartoffeln nähert, ist immer noch Zeit für ein »Danke, nein«. Wenn der Kollege Ihre Kaffeetasse in der Hand hält und gut gelaunt fragt: »Wie viele Löffel Zucker?«, dann ist die Antwort »Kein Zucker, bitte« durchaus eine Alternative.

Probieren Sie es aus. Spätestens nach ein bis zwei Wochen wird der Kollege Ihnen keinen Zucker mehr anbieten. Wenn Ihnen der Kaffee ohne Zucker nicht schmeckt, kann das auch ein Anstoß zu weiterer Verhaltensänderung sein: »Warum trinke ich eigentlich dieses bittere Zeug, das mir offenbar nur mit Zucker schmeckt?« Vielleicht kommen Sie darauf, dass ein guter Espresso beim Italiener um die Ecke oder aber schwarzer oder grüner Tee auch eine gute Wahl wäre und Sie auch gleich mit ein bisschen Bewegung beziehungsweise mit mehr Flüssigkeit versorgt. Neue Gewohnheiten setzen sich manchmal schneller durch, als man gemeinhin denkt.

Das Gleiche gilt für Ihr Sättigungsgefühl. Auch dieses passt sich leichter an, als Sie vielleicht meinen. Man muss sich nicht einen Berg auf den Teller häufen, um satt zu werden, auch eine gehaltvolle, ballaststoffreiche und leckere Mahlzeit, die vielleicht etwas bescheidener daherkommt, kann sehr gut sättigen. Die richtige Einstellung zum Essen ist entscheidend, sie ist der Schlankmacher Nummer eins.

Achtsamkeit beim Essen bedeutet, in sich hineinzuhören: Warum esse ich genau jetzt? Weil alle es tun (Mittagspause, Gruppenzwang)? Weil ich seit zehn Jahren am frühen Nachmittag im Büro eine Tasse Kaffee trinke und ein Stück Kuchen dazu esse? Weil ich gerade nichts anderes zu tun habe und mich langweile? Weil der Chef mich gerade so gestresst hat, dass ich jetzt unbedingt ein Stück Schokolade brauche, um meine Nerven wieder zu beruhigen? Oder weil ich jetzt wirklich ganz realen Hunger habe?

KONZENTRIERT ESSEN

Konzentration auf das Essen ist ein weiterer wichtiger Baustein auf dem Weg zu einem normalen Gewicht. Wo essen Sie eigentlich meistens: gemeinsam mit Familie, Partner oder Freunden am Tisch, alleine vor dem PC, nebenbei vor dem Fernseher? Lesen Sie womöglich Zeitung, während die Gabel den Weg zum Mund alleine findet, oder essen Sie meistens im Gehen auf dem Weg zum Auto – oder gar im Auto und schieben sich an jeder roten Ampel einen Bissen in den Mund? Nebenbei zu essen ist nicht empfehlenswert. Ihr Gehirn ist vom Essen abgelenkt, wenn Sie dabei fernsehen oder lesen. Genuss stellt sich dann erst einmal nicht ein und auch das Sättigungsempfinden kommt verzögert oder gar nicht. Dass etwas lecker ist oder man das Essen überhaupt genießt, wird einem in einem solchen Setting erst dann bewusst, wenn man weiterisst – keine gute Lösung. Sogar Kartoffelchips sind durchaus mal erlaubt, aber füllen Sie sich ein Schälchen und genießen Sie Stück für Stück ohne Ablenkung, statt sich bis zum Boden der Tüte vorzuarbeiten und sich dann zu fragen: »Ups, wer hat die denn leergegessen?«

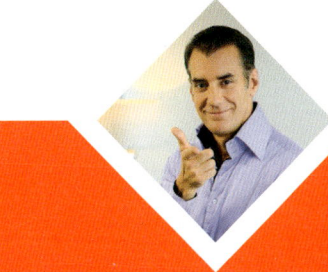

MEIN RAT

Stressreduktion steht oft an erster Stelle beim Abnehmen. Stress macht anfällig für kohlenhydrat- und fettreiches Essen. Das bedeutet nicht, dass man Currywurst oder Döner grundsätzlich vom Speiseplan verbannen muss, solange die Energiebilanz insgesamt stimmt. Die Gefahr von klassischem Fastfood besteht darin, dass man in einer kurzen Zeit sehr viele Kalorien zu sich nimmt, die kaum Vitalstoffe mitbringen. Ich empfehle statt Burger ein Vollkornsandwich mit Frischkäse, Räuchertofuscheiben oder magerem Schinken und ein paar Scheiben frischer Gurke oder Tomate.

DIE SUPPENÜBUNG

Viele Speisen wie Eiscreme oder Soßen essen wir so gerne, weil sie ein befriedigendes Glücksgefühl im Mund erzeugen. Das machen wir uns jetzt einmal zunutze. Setzen Sie sich an einen gedeckten Tisch, auf dem ein Teller leckere Suppe steht, zum Beispiel eine selbst gekochte Gemüsebrühe mit Nudeln oder eine pürierte Kübissuppe mit etwas Kürbiskernöl. Setzen Sie sich bequem und entspannt auf den Stuhl. Alles, was Sie ablenken könnte, wie Handy, Tablet, Zeitung oder auch gesprächige Tischgenossen, bleibt außen vor. Schließen Sie für einen Moment Ihre Augen und achten Sie, noch bevor Sie zum Löffel greifen, auf Ihre Empfindungen. Was riechen Sie, welche Brühe, welches Gemüse, welche Gewürze? Öffnen Sie dann die Augen und schauen Sie sich Ihr Essen genau an: Welche Farben sehen Sie, wie ist die Konsistenz der Suppe – durchsichtig, gebunden, sämig? Schätzen Sie die Menge: 200, 250, 300 ml. Nehmen Sie jetzt einen Löffel Suppe in den Mund, ohne diesen hinunterzuschlucken. Wie fühlt sie sich an: heiß, lauwarm, salzig, süßlich, gut gewürzt, welche Gewürze schmecken Sie heraus?
Schlucken Sie jetzt die Suppe hinunter, verändert sich der Geschmack? Verfolgen Sie einmal genau, wie die Flüssigkeit die Kehle und Speiseröhre hinunterrutscht. Überprüfen Sie bei jedem Löffel Suppe, ob Sie weiterhin konzentriert essen.

Konzentriert essen bedeutet auch, die Mahlzeit nicht herunterzuschlingen. Das Sättigungsgefühl braucht zirka 20 Minuten, um vom Magen im Gehirn anzukommen. Können Sie sich vorstellen, wie viel Sie in dieser Zeit verputzt haben, möglicherweise schon den dritten Nachschlag? Vielleicht ist es Ihnen auch schon einmal so ergangen, dass Sie im Nachhinein dachten: »Hätte ich doch mal nicht so schnell so einen Berg in mich reingestopft. Mein armer Magen.« Ich empfehle darum, langsam zu essen und vor allem jeden Bissen bewusst zu kauen. Sie werden feststellen, dass Sie fitter und zufriedener vom Tisch aufstehen. Meine Patienten berichten zudem, dass die Verdauung besser und regelmäßiger wird.

ESSEN ZUR RICHTIGEN ZEIT

Es sollte regelmäßig gegessen werden und nicht erst, wenn ein starkes Hungergefühl aufkommt. Bei Heißhunger wird unkontrolliert und mehr gegessen. Nehmen Sie sich Zeit und essen Sie in Ruhe, dann nehmen Sie automatisch weniger Kalorien zu sich.
Neue Studien legen nahe, dass weniger Mahlzeiten am Tag und neben den Hauptmahlzeiten keine zusätzlichen Zwischenmahlzeiten positive Auswirkungen auf das Abnehmen haben. Eine Studie aus Padua konnte zeigen, dass längere Essenspausen sich günstig auf den Stoffwechsel auswirken: Insulin und Entzündungsparameter verringern sich im Blut. Auch ich empfehle Intervallfasten, siehe Seite 111.

LANG SÄTTIGENDE NAHRUNGSMITTEL

Komplexe Kohlenhydrate bestehen aus mindestens drei oder mehr verketteten Glukosemolekülen, die vom Körper aufwendig und langsam gespalten werden müssen. Sie lassen in der Folge den Insulinspiegel langsamer steigen. Lebensmittel mit komplexen Kohlenhydraten sind zum Beispiel Kartoffeln, Süßkartoffeln, Vollkorngetreide, Quinoa, Hülsenfrüchte, Hirse (siehe auch Seite 60).

Ballaststoffe werden erst im Dickdarm aufgespalten und dienen dort den guten Darmbakterien als Futter. Ballaststoffreich sind zum Beispiel Brokkoli, Möhren, Hülsenfrüchte, Beeren, Vollkorngetreide, Samen und Nüsse (siehe auch Seite 60).

Eiweiße, die grundsätzlich in den Körper eingebaut werden, sättigen durch Beeinflussung von Hormonen wie Peptid YY und Ghrelin. Eiweißreiche Lebensmittel sind zum Beispiel Milch und Milchprodukte, Fleisch, Fisch und Eier, Hülsenfrüchte, Tofu, Pilze (Pfifferling und Steinpilz) und Nüsse (siehe auch Seite 68).

Wasser, etwa im Eintopf, vergrößert das Volumen ohne Kalorien. Es sättigt zwar nicht nachhaltig, lässt uns aber Sättigungssignale früher wahrnehmen.

MENTALE TRICKS BEIM ESSEN

Hinterfragen Sie immer wieder Ihre Gewohnheiten. Achten Sie dabei auf äußere Faktoren: Wer sitzt mit am Tisch, wie groß ist die Portion, wie ruhig ist die Umgebung, wie ästhetisch das Porzellan und die Gläser. Untersuchungen zeigen, dass bei einem Buffet mehr auf einen größeren Teller aufgetan und in der Folge auch gegessen wird als auf einen kleineren Teller. Es werden mehr Erdnüsse geknabbert, wenn sie in großen Schüsseln dargereicht werden. Dieselbe Menge erscheint auf einem kleineren Teller optisch viel mehr (und damit befriedigender) als auf einem großen Teller. Man isst mehr, wenn zwischendurch die Teller mit den Essensresten abgeräumt werden.

Fließt in einen Suppenteller Suppe nach, ohne dass es der Proband merkt, wird durchschnittlich 73 Prozent mehr gegessen. Satt fühlen sich die Probanden aber schon vor dem unbemerkten Nachschlag.

Die Erkenntnis, dass unser Essverhalten auch optisch gesteuert wird, sollten wir uns zunutze machen: kleinere Teller, kleinere Portionen, langsam essen. Ist der Hunger nach 20 Minuten immer noch groß, kann man immer noch nachlegen.

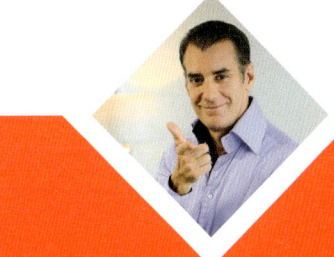

MEIN BESONDERER TIPP

Der Gastrokolische Reflex ist eine Reaktion des Dickdarms auf einen plötzlichen Dehnungsreiz des Magens. Das führt meist zu promptem Stuhlgang. Trinken Sie am besten morgens auf nüchternen Magen oder vor einer Doc-Shake-Mahlzeit (siehe Seite 114) ein großes Glas (mindestens 0,3 Liter) zimmerwarmes Wasser sehr zügig. Der Reflex ist bei den meisten verschüttet und muss über Tage und Wochen wieder antrainiert werden. Er führt dann zu einem geregelten Stuhlgang.

DIE ROLLE DES DARMS BEIM ABNEHMEN

Im menschlichen Darm sind zirka 100 verschiedene Bakterienstämme von Bedeutung für die Gesundheit, die Steuerung vieler Stoffwechselfunktionen und anderer Körpervorgänge. Dazu zählt auch die Regulierung des Körpergewichts.

Zirka 100 Billionen Bakterien bilden vor allem im Dickdarm die Darmflora (Mikrobiom oder Mikrobiota genannt).
Innerhalb der Mikrobiota existieren Bakterienstämme, die darauf spezialisiert sind, Kohlenhydrate aufzuspalten und Fettsäuren zu produzieren.

VARIANTENREICHTUM MACHT SCHLANK

Aus der Mikrobiomforschung weiß man, dass die Mikrobiota von übergewichtigen Menschen weniger variantenreich ist als die von Normalgewichtigen sowie mehr Bakterienarten enthält, die überwiegend Kohlenhydrate, die an die Körperfettzellen weitergegeben werden, herstellen. Wird über lange Zeit zu fettreich gegessen, dann können über Signalstoffe dieser Bakterienarten zusätzlich im Körper Entzündungsprozesse ausgelöst werden, die Übergewicht fördern. Auch das Verhältnis der Bakterienstämme untereinander beeinflusst den Fettstoffwechsel.

Bei schlanken Menschen werden gewisse Bakterienstämme in anderen Konzentrationen beobachtet als bei übergewichtigen Menschen. Übergewichtige haben relativ gesehen weniger Bakterien des Stammes Bacteroides und mehr Firmicutes. Nimmt jemand ab, dann gleicht sich sein Mikrobiom dem von schlanken Personen an. Bei einer variantenreichen Darmflora schlagen auch Diäten besser an.

WOHER KOMMEN DIE UNTERSCHIEDE?

Welches Mikrobiom Sie besitzen, ist von vielen Faktoren wie Gene, Umwelt, Kultur (westlich, asiatisch, vor allem hinsichtlich der Ernährung), Wohnort (Stadt oder Land), Lebensstil (ruhig, unruhig) abhängig.
In Zwillingsstudien wollte man herausfinden, ob die unterschiedliche Mikrobiota Ursache oder Folge des Übergewichtes ist. Dafür nahm man eine von Geburt an dicke und eine dünne Zwillingsmaus. Die Mäuse blieben, unabhängig von der Art der Fütterung, bei ihrem angebore-

nen Gewicht, es sei denn, man sperrte sie zusammen in einen Käfig. Dann nahm die dickere Maus plötzlich massiv an Gewicht ab.

Des Rätsels Lösung: Nagetiere fressen ihren eigenen Kot. Die dicke Maus fraß im gemeinsamen Käfig auch den Kot von der dünnen Schwester. Deren Darmbakterien schafften es, sich im Darm der dicken Maus anzusiedeln und sich gegen andere Bakterienstämme durchzusetzen. Das galt insbesondere für die Bakterienart Bacteroides.

Es braucht keine Kottransplantationen – auch wenn diese inzwischen bei einigen schweren chronischen Darmerkrankungen vorgenommen werden –, um schlank zu werden, aber eine Ernährung, welche Buttersäure produzierende Bakterien unterstützt, ist sinnvoll, wenn man schlank werden und bleiben will. Präbiotische Nahrungsmittel wie Ballaststoffe gehören in diese Kategorie, siehe auch Seite 61.

DIE DARMFLORA IST STOFFWECHSELAKTIV UND AUCH SONST VIEL BESCHÄFTIGT

Auch den Fettstoffwechsel beeinflusst die Darmflora, indem Darmbakterien eigentlich wasserunlösliche Fette im Darm so verändern, dass diese von Enzymen bearbeitet und über die Darmwand aufgenommen werden können. Wie gut Fett vom Darm verstoffwechselt wird, ist unter anderem für die Entstehung einer nichtalkoholischen Fettleber, der Leberfibrose, und auch eines Diabetes von Bedeutung.

Im Darm finden darüber hinaus auch appetitanregende und -zügelnde Vorgänge statt. Die Bakterien stellen die für den Körper lebenswichtigen Aminosäuren Tyrosin und Tryptophan her. Diese beeinflussen Muskelaufbau, erholsamen Schlaf und gute Stimmung.

Eine gesunde Darmflora ist also nicht nur für einen normalen Stuhlgang wichtig und als Schutz vor Darmerkrankungen. Sie beeinflusst das Gewicht, normalisiert den Cholesterinspiegel, kann vor Diabetes schützen und das Immunsystem stärken.

DIÄTEN UNTER DER LUPE

Ich möchte Sie dabei unterstützen, Ihre Ernährung so umzustellen, dass Sie am gesunden Essen Freude haben. Denn nur wenn es Ihnen schmeckt, stellen Sie gerne um und werden langfristig von einer gesunden Ernährung profitieren – auch in Bezug auf ihr Körpergewicht. Wenn Ernährung Spaß macht, können sich neue Essgewohnheiten rasch und vor allem dauerhaft etablieren.

Ich halte grundsätzlich nicht viel von Verboten. Das bezieht sich auch auf die Ernährung. Einseitige Diäten, von Ananasdiät bis Reiswochen oder Crashdiäten mit extrem geringen Kalorienzahlen sollten Sie meiden. Einseitige Diäten sind oft so konzipiert, dass bestimmte Nahrungsmittel weggelassen werden. Das Abnehmen funktioniert dann eine Zeit lang gut, der Körper fordert aber nach Beendigung der Diät seine ursprüngliche Kost zurück (aus Gewohnheit, weil es einfach schmeckt, weil ihm der Zucker oder das Fett und vor allem wichtige Nährstoffe sehr gefehlt haben). Darum eignen sich Diäten nicht für eine langfristige, dauerhafte Ernährungsumstellung.

Im Folgenden meine Einschätzungen zu den aktuellen Trends.

PALEO: ZURÜCK IN DIE STEINZEIT

Vom Paläolithikum stammt der Name dieses Food-Trends. Roh, unbearbeitet und naturbelassen sind die Nahrungsmittel. Statt Zucker, Milchprodukte und Getreide – das erst angebaut wurde, als der Mensch sesshaft wurde – schwören die modernen Jäger und Sammler auf Fleisch (vom Wild), Fisch, Kräuter, Pilze, Beeren und was die Natur sonst noch so alles hergibt. Die Idee dahinter: Seit 2,5 Millionen Jahren sei der menschliche Organismus an diese Ernährung gewöhnt. Klar, dass deswegen auch keine Fertiggerichte und kein Alkohol auf dem Speiseplan standen.

Einschätzung: Im Großen und Ganzen entspricht die Diät einer Low-Carb-Ernährung ohne Milchprodukte. Wer an einem metabolischen Syndrom leidet, könnte durchaus davon profitieren.

CLEAN EATING

Aus Amerika stammt das sogenannte Clean Eating. Clean = sauber und in diesem Sinne sind nur Lebensmittel erlaubt, die keine künstlichen Zusatzstoffe enthalten. Die Nahrungsmittel werden naturbelassen gewonnen, die Umwelt dadurch geschont. Das bedeutet, keine Dosen-, Tiefkühl- und Fertiggerichte, kein Fastfood, keine industriell verarbeiteten Lebensmittel oder gentechnisch hergestellten Produkte. Die Produkte sind bevorzugt saisonal und regional.

Wie bei fast jeder »hippen« Ernährungsform entwickelten sich auch bei Clean Eating schnell Varianten. Einige davon schließen den Verzicht auf Gluten, Getreide und Milchprodukte ein und empfehlen den Verzehr von Rohkost bis hin zu vegetarisch oder vegan. Clean Eating kann religiöse Anklänge haben (»reines Essen für reine Menschen«) und den psychologischen Druck, das Richtige zu essen, verstärken (besonders fatal für krankhafte Orthorektiker, das sind Menschen, die Angst haben, etwas Falsches zu essen).

Einschätzung: Von der Idee her ist an dieser Ernährungsform eigentlich nichts auszusetzen, wenn sie nicht pseudoreligiös praktiziert wird.

DETOX

Detox verspricht, wie der Name es sagt, Entgiftung, und das möglichst schnell. Innerhalb von 7 bis 21 Tagen sollen alle Schlackenstoffe und Gifte aus dem Körper raus, indem nur flüssige Nahrung zugeführt wird: Wasser, Kräutertees, frisch gepresste Säfte.

Einschätzung: Das beste Detox macht immer noch der Körper selbst, wenn wir ihn gut behandeln und ihm vor allem nicht schneller Gifte zufügen, als er sie entsorgen kann. Wenn der Anlass, weniger zu rauchen und zu trinken, eine »Detox-Kur« ist, meinetwegen. Das Entscheidende dabei ist, die Gifte aus dem Körper zu lassen.

LOW CARB

Mehr oder weniger starker Verzicht auf Kohlenhydrate und stattdessen mehr Eiweiß und Fette. Der Körper kann weder auf Eiweiß noch auf Fett verzichten. Aber auf Kohlenhydrate! Schon allein diese Eigenschaft macht Low Carb zur gesunden Ernährungsform par excellence. Über eine Reduktion der Kohlenhydrate erreichen wir, dass die Nahrung weiter alles enthält, was wir brauchen, nur eben weniger Kalorien. Low-Carb-Diäten enthalten nur 50 bis 150 Gramm Kohlenhydrate pro Tag. Wichtig: Low Carb heißt nicht No Carb. Vollkornprodukte enthalten die lebenswichtigen und schlank machenden Ballaststoffe.

Empfehlung: Für mich die sinnvollste und praktikabelste Form, gesund und schlank zu werden und zu bleiben. Das kann ich aus eigener Erfahrung mit meinen Patienten und aufgrund der wissenschaftlichen Literatur sagen. Wenn Sie zum neuesten Stand von Low Carb mehr erfahren wollen, empfehle ich Ihnen mein Buch zum Thema (siehe Seite 196).

LOW CARB HIGH FIBRE (HIFI©)

Im Durchschnitt nimmt jeder Deutsche 350 Gramm Kohlenhydrate pro Tag zu sich, das ist viel zu viel. Auch werden vorrangig die schlechten Kohlenhydrate gegessen, also zu viel Zucker und Weißmehl und zu wenig Vollkorn und andere Ballaststoffe.

Empfehlung: Low Carb ist in meiner Erfahrung und laut Studienlage die beste Methode, abzunehmen und das Gewicht zu halten. Bislang hatte sie aber einen Nachteil: Wenn die (Vollkorn-)Kohlenhydrate reduziert werden, nimmt der Körper zu wenig Ballaststoffe auf. Die sind wichtig für die Sättigung und unsere Gesundheit. HiFi behebt diesen Mangel, indem bei den Rezepten auf genügend Ballaststoffe geachtet wird.

HiFi ist gewissermaßen die Weiterentwicklung von Low Carb. Ich praktiziere diese Ernährungsform auch selber. Man fühlt sich fitter, ist gesünder und hat keine Gewichtsprobleme. Der Insulinspiegel bleibt bei dieser Ernährungsform den ganzen Tag über niedrig, Heißhungerattacken treten nicht auf, genauso wenig wie ein Mittagstief. Bei meinen Patienten beobachte ich, dass die Kilos in gesundem Maße purzeln, der Blutdruck sinkt, Herz-Kreislauf-Beschwerden bessern sich. Ein niedriger Insulinspiegel schützt zudem gegen Krebserkrankungen, denn Insulin regt als Wachstumsfaktor nicht nur gesunde, sondern auch kranke Zellen an zu wachsen.

Ich möchte Sie in diesem Sinne dazu animieren und ermutigen, von der kohlenhydratreduzierten Form Low Carb noch einen Schritt weiter zu gehen: Low Carb High Fibre bedeutet wenig Kohlenhydrate und diejenigen, die Sie zu sich nehmen, sollten reich an wertvollen Ballaststoffen sein. Ich empfehle 35–45 Gramm Ballaststoffe am Tag. Ballaststoffe füttern als Präbiotika die Bakterienarten in der Mikrobiota, die das Gewicht günstig Richtung schlank regulieren, siehe auch Seite 61.

Mediterrane Kost, die nachgewiesenermaßen zu den gesündesten Ernährungsformen zählt, ist übrigens ganz nah dran an Low Carb. Mageres Fleisch oder Fisch mit frischem Gemüse, das mit Olivenöl serviert wird. Nur Brot und Pasta sollten sparsam und in der Vollkornvariante konsumiert werden.

EIWEISSDIÄT

Statt Kohlenhydrate und Fette nur Eiweiß. Die Idee dahinter: Eiweiß sättigt lange und ist kalorienärmer als Kohlenhydrate und Fette. Proteine werden langsamer verdaut und es werden dabei mehr Kalorien verbrannt.

Einschätzung: Bestenfalls kurzfristig einsetzbar, ansonsten drohen eine Mangelernährung sowie eine zu hohe Eiweißbelastung des Körpers, vor allem der Nieren.

ATKINS-DIÄT

Zum Frühstück so viele Eier mit Speck wie Sie möchten und trotzdem abnehmen – das verspricht die Atkins-Diät. Eiweiß und Fette sind so viel erlaubt wie man will, No-gos sind Kohlenhydrate und auch Obst und Gemüse wegen des Fruchtzuckers.

Einschätzung: Wenn man sein Gewicht reduzieren will, ist die Atkins-Diät vorübergehend durchaus geeignet, sie eignet sich wegen des Mangels an Vitalstoffen aber nicht langfristig.

LOGI-ERNÄHRUNG

In meiner Praxis haben meine Kollegen und ich über 3000 Patienten hinsichtlich ihres Körpergewichts beraten. Gute und lang anhaltende Erfolge zeigen sich bei Ernährungsumstellung auf die sogenannte LOGI-Ernährung. LOGI hat als Grundlage einen sehr niedrigen Anteil an Kohlenhydraten. Trotzdem kann man sich satt essen. Eine sehr kohlenhydratreiche Ernährung empfiehlt sich heutzutage ohnehin nur bei schwerer körperlicher Arbeit. Getreideprodukte aus raffiniertem Weißmehl (zum Beispiel Weißbrot, helle Brötchen), Kartoffelprodukte, geschälter Reis, Süßwaren, mit Zucker versetzte Erfrischungsgetränke werden

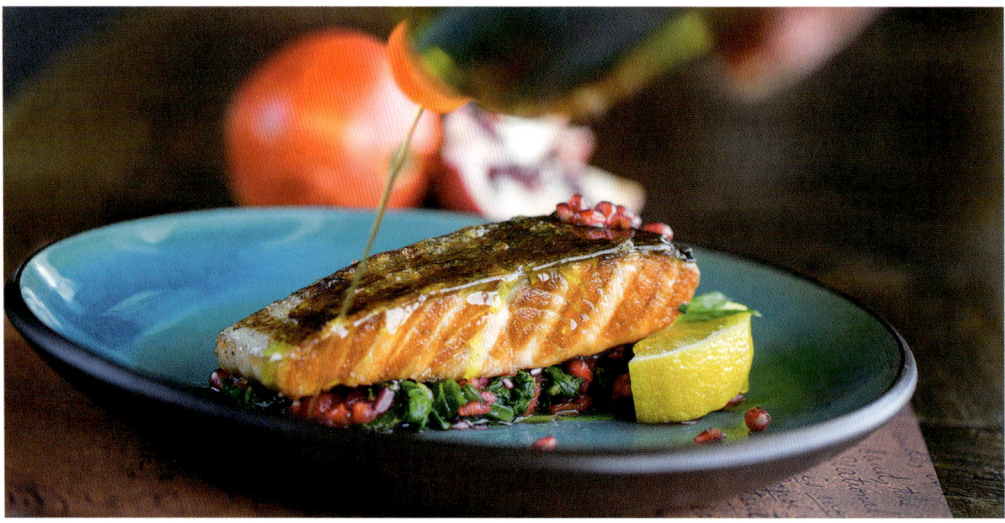

Die Mittelmeerküche vereint viele Vorteile der einzelnen Diätformen auf sich. Sie enthält viel Gemüse, gesunde Pflanzenöle und frischen Fisch. Meine Empfehlung für den Alltag!

durch Vollkornprodukte beziehungsweise kohlenhydratarme Alternativen ersetzt. Der Kohlenhydratanteil (Kartoffeln, Nudeln, Reis, Brot) ist reduziert. Mageres Fleisch, Geflügel, Fisch oder Tofu mit Gemüse oder Salat besitzen einen sehr geringen und zudem »guten« Kohlenhydratanteil.

Einschätzung: Die Umstellung fällt leicht und sie wird auch am besten durchgehalten. LOGI wurde in Deutschland durch Dr. Nicolai Worm bekannt und entspricht einer mediterranen Ernährung.

KETOGENE DIÄT

Die wichtigsten Vorteile gleich vorweg: Da Krebszellen sich vorwiegend von Zucker ernähren, zeigt sich in vielen Untersuchungen, dass sie im Rahmen einer Keto-Diät quasi ausgehungert werden. Auch Patienten mit multipler Sklerose, Alzheimer, Epilepsie und Parkinson berichten von deutlichen Verbesserungen ihres Befindens. Bei der Keto-Diät, die ich einmal im Jahr zum Abnehmen oder um dem Körper etwas Gutes zu tun empfehle, nimmt man bei streng ketogener Kost nur 30 g Kohlenhydrate zu sich, bei der moderaten Form 50 g. Der Körper sucht sich dann andere Energiequellen, hauptsächlich gute Fette, und wirft den Fettstoffwechsel an. Bei diesem Vorgang, der sogenannten Ketose, bei der statt Zucker vor allem Fett verbrannt wird, werden Ketonkörper gebildet, welche die Zellen mit Energie versorgen. Praktisch entspricht die Keto- der Atkins-Diät, nur dass hier viel Wert auf natürliche Vitalstoffe gelegt wird.

INTERVALLFASTEN

Eine Möglichkeit, sich über seine Beweggründe, übermäßig oder falsch zu essen, klar zu werden, besteht darin, eine Zeit lang bewusst auf Nahrung zu verzichten. Neben dem Heilfasten, das bei chronischen Krankheiten einen Heileffekt hat, ist das Intervallfasten seit einigen Jahren in aller Munde. Durch Intervallfasten verbessern sich Zucker- und Fettstoffwechsel, der Stoffwechsel wird aber nicht gedrosselt, die Muskelmasse wird nicht abgebaut. Dadurch verhindert man einen Jo-Jo-Effekt.

Achtung: Nicht im Intervall fasten bei niedrigem Blutdruck, während Schwangerschaft und Stillzeit, bei Essstörungen wie Anorexie und Bulimie, bei Untergewicht. Sprechen Sie bei bestehender Stoffwechselerkrankung oder chronischer Erkrankung mit Ihrem Arzt, ob Sie im Intervall fasten können.

Es gibt mehrere mögliche Varianten:

16:8 Formel: Eine gängige Methode ist es, die nächtliche Nahrungskarenz zu verlängern, indem man mindestens 16 Stunden (Frauen 14 Stunden) nichts isst. Das gelingt durch ein frühes Abendessen (18 Uhr) und ein spätes Frühstück (10 Uhr). Intervallfasten ist eine Lebenseinstellung, d. h. man hält auf diese Weise sein Gewicht, wenn man zu diesen beiden Mahlzeiten des Tages normal isst. Menschen, die Intervallfasten schlafen in der Regel besser, weil ihr Körper nachts nichts verdauen muss.

5:2 Formel: An fünf Tagen in der Woche kann wie gewohnt gegessen werden, an zwei Tagen wird gefastet. Frauen dürfen 500 kcal, Männer 600 kcal zu sich nehmen. Wichtig ist an diesen Tagen mindestens drei Liter kalorienfreie Flüssigkeit (Wasser, ungesüßter Tee) zu trinken. Auf Kohlenhydrate (Pasta, Brot, Zucker, Kartoffeln etc.) wird an den Fastentagen ebenfalls komplett verzichtet.

Tipps zum Intervallfasten:

> Wählen Sie bei der 5:2-Formel Tage, an denen Sie wenig Stress haben und die Sie weitgehend frei gestalten können, als Fastentage aus.

> Vermeiden Sie in den Fastenphasen große körperliche Belastung wie Bergsteigen, Marathonlaufen und Ähnliches.
> Essen Sie zwischen den Fastenphasen bewusst und in Maßen.
> Verzichten Sie grundsätzlich auf Zwischenmahlzeiten und Snacks
> Trinken Sie pro Tag rund 3 Liter Wasser oder ungesüßten Tee.

HEILFASTEN MIT DER 5-TAGE-KUR NACH BUCHINGER

Die nach dem deutschen Arzt Otto Buchinger benannte Heilfastenmethode ist die bekannteste. Verdauung und Stoffwechsel werden entlastet, der Körper gereinigt, der Start in eine gesündere Lebensweise wird erleichtert, dasselbe gilt für die Gewichtsabnahme. Sie nehmen während der Heilfastenkur täglich zwei bis drei Liter Gemüsebrühe und Säfte zu sich, sonst nichts. Diese versorgen während des Fastens den Körper ausreichend mit Vitaminen und Mineralstoffen.

Die Kur beginnt mit einem Entlastungstag, an dem Sie 500 bis 600 Kalorien zu sich nehmen dürfen, 1,5 bis 2 Kilogramm frisches Obst oder Gemüse eignen sich dafür gut. Verteilen Sie dieses im Tagesverlauf auf 4 bis 5 Mahlzeiten. Der Tag danach ist der 1. Fastentag. Entleeren Sie morgens Ihren Darm, zum Beispiel mit einem Einlauf, mit Flohsamenschalen (Packungsangabe beachten) oder Glaubersalz aus der Apotheke. Das nimmt den Hunger!

An allen Fastentagen gibt es morgens und nachmittags je ¼ Liter Tee mit etwas Honig, mittags trinken Sie ¼ Liter frisch gepressten Saft, abends ¼ Liter heiße Gemüsebrühe. Trinken Sie unbedingt zusätzlich 2 Liter kalorienfreie Flüssigkeit in Form von stillem Mineralwasser oder Tee.

Gegen ein Absinken des Blutzuckers, zum Beispiel, wenn Sie in dieser Zeit Sport treiben oder sich für einige Stunden in eine geistige Arbeit vertiefen, helfen 2 bis 3 TL Honig. Kauen Sie am letzten Fastentag mittags einen Apfel bewusst und langsam, abends genießen Sie eine pürierte Kartoffel-Gemüse-Suppe. Essen Sie am 1. Tag nach dem Fasten nicht mehr als 800 kcal, am 2. Tag 1000 kcal.

Rezept für Gemüsebrühe: Geben Sie 600 Gramm gewaschenes und grob zerkleinertes Gemüse (Möhren, Sellerie, Porree, Pastinaken, Petersilienwurzeln, Blattpetersilie, Zwiebeln) zusammen mit Kümmel, Lorbeerblatt, Nelken, Wacholderbeeren in einen Topf mit 3 Liter kaltem, ungesalzenem Wasser. Aufkochen und bei geschlossenem Deckel 45 Minuten köcheln. Dann gießen Sie die Suppe über einem Sieb ab und fangen die Flüssigkeit auf, drücken Sie die Gemüseschnitze noch etwas aus. Über den Tag verteilt getrunken, versorgt diese Brühe Sie mit Flüssigkeit, Wärme und wichtigen Mineralstoffen.

Wenn Sie Medikamente einnehmen, sprechen Sie vor einer geplanten Fastenkur mit Ihrem Arzt. Durch eine Darmreinigung kann die Wirkung der Medikamente herab- oder heraufgesetzt werden. Im Anschluss an eine Darmreinigung kann eine Dosisanpassung notwendig sein. Nehmen Sie Medikamente immer 1 bis 2 Stunden nach der Einnahme der abführenden Mittel ein.

MEINE WIRKSAMSTEN TIPPS FÜR DIE SCHLANKE LINIE

Diese Tipps haben sich nach meiner Erfahrung besonders gut bewährt beziehungsweise sind besonders wichtig.

ACHTSAM ESSEN UND SICH ZEIT NEHMEN

Nicht wahllos essen nach dem Motto »Hauptsache, ich werde satt«. Essen Sie langsam und kauen Sie gut, das sättigt besser, weil die Verdauung schon im Mund beginnt und der Sättigungsreiz 10 bis 20 Minuten benötigt, um im Gehirn anzukommen. Wer schnell isst, der »überholt« den Reiz und isst deswegen mehr, als er benötigt.

KEINE ABLENKUNG BEIM ESSEN!

Wir sind nicht multitaskingfähig bei bewusst ablaufenden Prozessen. Beim Autofahren und gleichzeitigen Telefonieren steigt die Unfallrate mindestens um das Vierfache! Genauso »verunfallen« wir, wenn wir parallel zum Essen fernsehen oder lesen oder aufs Smartphone schauen. Wir bekommen nicht alles mit, auch den Genuss nicht, und wollen den dann nachholen durch noch mehr Essen.

NEGATIVE ENERGIEBILANZ

Wer sein Gewicht reduzieren möchte, sollte rund 500 bis 1000 Kalorien weniger zu sich nehmen, als er eigentlich benötigt. Diese Tatsache lässt sich einfach nicht austricksen.

GUTE KOHLENHYDRATE TAGSÜBER, ABENDS PROTEINE

Bevorzugen Sie tagsüber Ballaststoffe und ungesättigte Fettsäuren (siehe Seite 70) und genießen Sie abends lieber eine Eiweißmahlzeit, zum Beispiel Fischfilet mit Salat. Diese macht satt, spart Kalorien und Sie schlafen besser.

NICHTS ZWISCHENDURCH

Verzichten Sie möglichst ganz auf Zwischenmahlzeiten oder wählen Sie, wenn Sie wirklich Hunger haben, eine leichte, kalorienarme Snack-Variante wie ein Stück Knabbergemüse, ein Glas Buttermilch mit Zimt oder eine Handvoll frische Beeren.

WASSER ZUERST

Trinken Sie vor jeder Mahlzeit ein Glas Wasser oder essen Sie als Vorspeise eine Suppe (Brühe, keine cremigen Suppen auf Sahne- oder Kokosmilchbasis), das füllt den Magen und besänftigt schon mal den ersten Hunger.

GEMÜSE, GEMÜSE!

Füllen Sie Ihren Magen auch mit kalorienarmem Gemüse und Salat. Essen Sie über den Tag verteilt ruhig bis zu 1 Kilogramm (Rohgewicht) davon.

GUT FRÜHSTÜCKEN

Ohne Frühstück leidet die Leistungsfähigkeit und die Gefahr für kalorienreiche Zwischenmahlzeiten nimmt zu. Im Rahmen des Intervallfastens (siehe Seite 111) kann der Verzicht sinnvoll sein. Aber wenn Sie frühstücken, dann gesund mit Vollkorn, Milchprodukten und Früchten!

OPTIMALE SÄTTIGUNG WÄHLEN

Lebensmittel wie zum Beispiel Hühnerfleisch (eiweißreich, wenig Volumen) mit Brokkoli und Salat (wenig Kalorien, aber ausgezeichnete Magenfüller) bewirken einen milden Blutzuckeranstieg, fördern den Magendehnungsreiz und sättigen dadurch perfekt.

NICHT HUNGRIG EINKAUFEN

Gesunde Ernährung fängt mit dem Einkaufen an. Hunger ist kein guter Berater, man kauft zu viel, zu fett, zu falsch ein.

NULL PROMILLE

Alkohol wirkt appetitanregend, das ist der Sinn des Aperitifs. Verzichten Sie darauf. Grundsätzlich hat Alkohol viele Kalorien (siehe auch Seite 99).

MEINE DOC-SMOOTHIES FÜR JEDEN TAG

Meine zur Ernährungsumstellung, aber auch zum Dauergenuss entwickelten Doc-Smoothies enthalten im Gegensatz zu herkömmlichen Smoothies alles, was der Körper benötigt: hochwertiges Eiweiß, komplexe Kohlenhydrate, Ballaststoffe, wenig und gesundes Fett. Die Smoothies dienen in erster Linie der Gewichtsregulation, können aber auch je nach Zusatz (Nüsse, Leinsamen, Ballaststoffe) bei bestimmten chronischen Erkrankungen und Risikofaktoren wie Übergewicht, Bluthochdruck, erhöhte Cholesterinwerte, Diabetes und koronarer Herzerkrankung hilfreich sein.
Sie unterstützen mit den Doc-Smoothies Ihren Stoffwechsel auf ganz natürliche Weise, die Zutaten kosten nicht viel und so ein Smoothie kann auch abends noch eine Vitamin- und Nährstoffunterversorgung ausgleichen, wenn Sie sich tagsüber nicht gesund genug ernährt haben. Die Smoothies schmecken schön fruchtig beziehungsweise herzhaft und fördern die Verdauung.
Wichtig: Falls sich Ihr Gewicht durch die Doc-Smoothies und andere Maßnahmen reduziert, kann es gut sein, dass Sie die Dosierung Ihrer Medikamente (zum Beispiel gegen Bluthochdruck) reduzieren können. Besprechen Sie das aber auf jeden Fall mit Ihrem behandelnden Arzt. Bitte niemals auf eigene Faust die Dosierung ändern.
So geht's: Die Mengenangaben sind jeweils für zwei Personen, die Zubereitungszeit beträgt nur ein paar Minuten.
Sie können auch die zweite Portion für den nächsten Tag im Kühlschrank aufbewahren. Waschen und putzen Sie das Obst und Gemüse und schneiden Sie es gegebenenfalls in grobe Stücke. Mixen Sie anschließend alle Zutaten in einem Mixer in 30 bis 60 Sekunden, je nach gewünschter Cremigkeit, zu einem nahrhaften Drink.

ALLES-WAS-MAN-BRAUCHT-SMOOTHIE

> Fruchtfleisch und etwas abgeriebene Schale von 1 Bio-Orange
> 1 Apfel
> 1 kleine Banane
> Saft von ½ Zitrone oder Limette
> 1 Möhre
> 6 Walnüsse oder 2 EL Walnussöl beziehungsweise Leinöl
> 500 g Magerquark
> 1 Prise Zimt
> 1 Handvoll kernige Haferflocken oder Sojaflocken
> 0,33 l Kuh- oder Sojamilch, Naturjoghurt oder Kefir

Pro Glas ca. 210 Kalorien.
Ca. 2,20 Euro pro Trinkmahlzeit.

BEEREN- POWER-SMOOTHIE

> 2 Handvoll Erdbeeren (frisch oder tiefgefroren)
> 2 Handvoll Himbeeren (frisch oder tiefgefroren)
> 1 Handvoll Johannisbeeren (frisch oder tiefgefroren)
> 10 Esslöffel (150 ml) Cranberrysaft
> 200 ml Sojamilch, Milch oder Naturjoghurt
> 500 g Magerquark
> 3 Paranüsse oder 1 Schuss Walnussöl
> frische Minze nach Belieben

Pro Glas ca. 200 Kalorien.
Ca. 2,60 Euro pro Trinkmahlzeit.

GEMÜSIGER-GESUND-SMOOTHIE

> 1 Möhre
> ½ Dose Mais
> 100 g tiefgefrorene Erbsen
> 4 Tomaten
> 1 Becher Joghurt (250 g, 1,5 Prozent Fett)
> 2 El Olivenöl
> 1 Spritzer Zitronensaft
> etwas Schnittlauch
> etwas Bärlauch oder Zitronengras
> Salz und Pfeffer
> ein Stückchen frischer Ingwer

Pro Glas ca. 200 Kalorien.
Ca. 1,40 Euro pro Trinkmahlzeit.

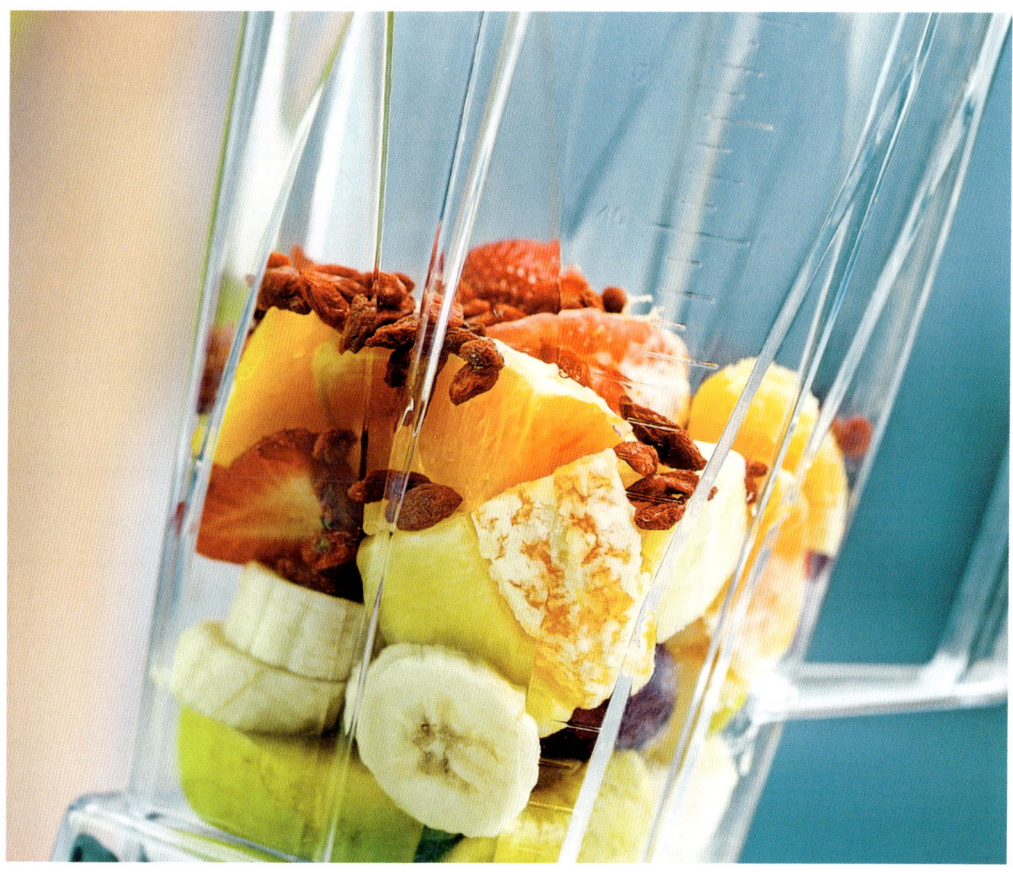

Die Anschaffung eines guten Mixers lohnt sich, denn er zerkleinert die Zutaten im Handumdrehen schön cremig, ohne sie zu erwärmen.

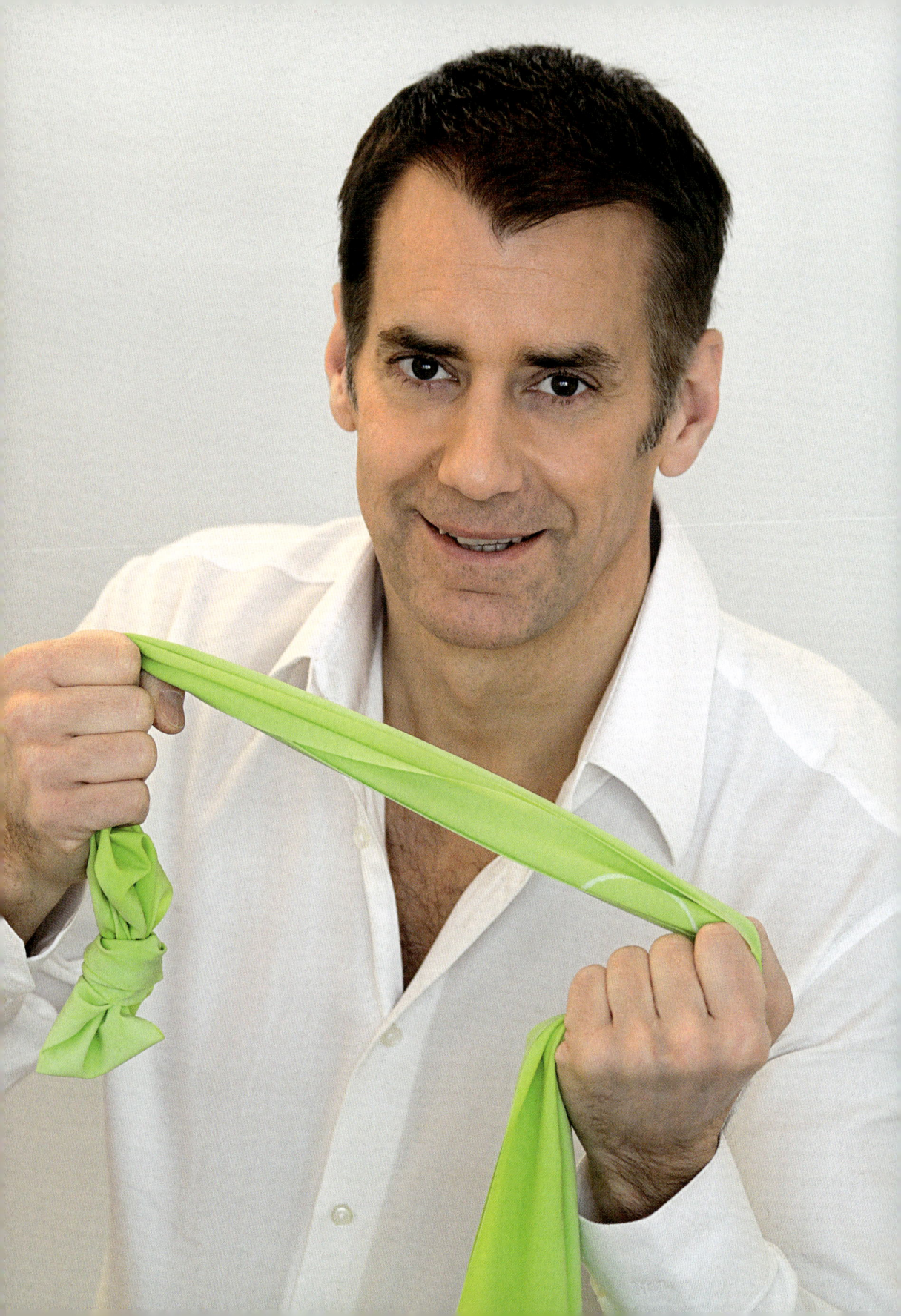

3
BEWEGUNG
HOPP ... UND TOP!

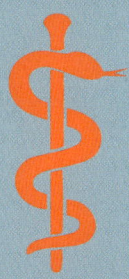

Bewegung ist der Schlüssel für ein gesundes, langes und schlankes Leben. Jedes moderne Gesundheits- und Präventionsprogramm, das auf gute und langfristige Erfolge abzielt, stellt heute die Bewegung in den Mittelpunkt.

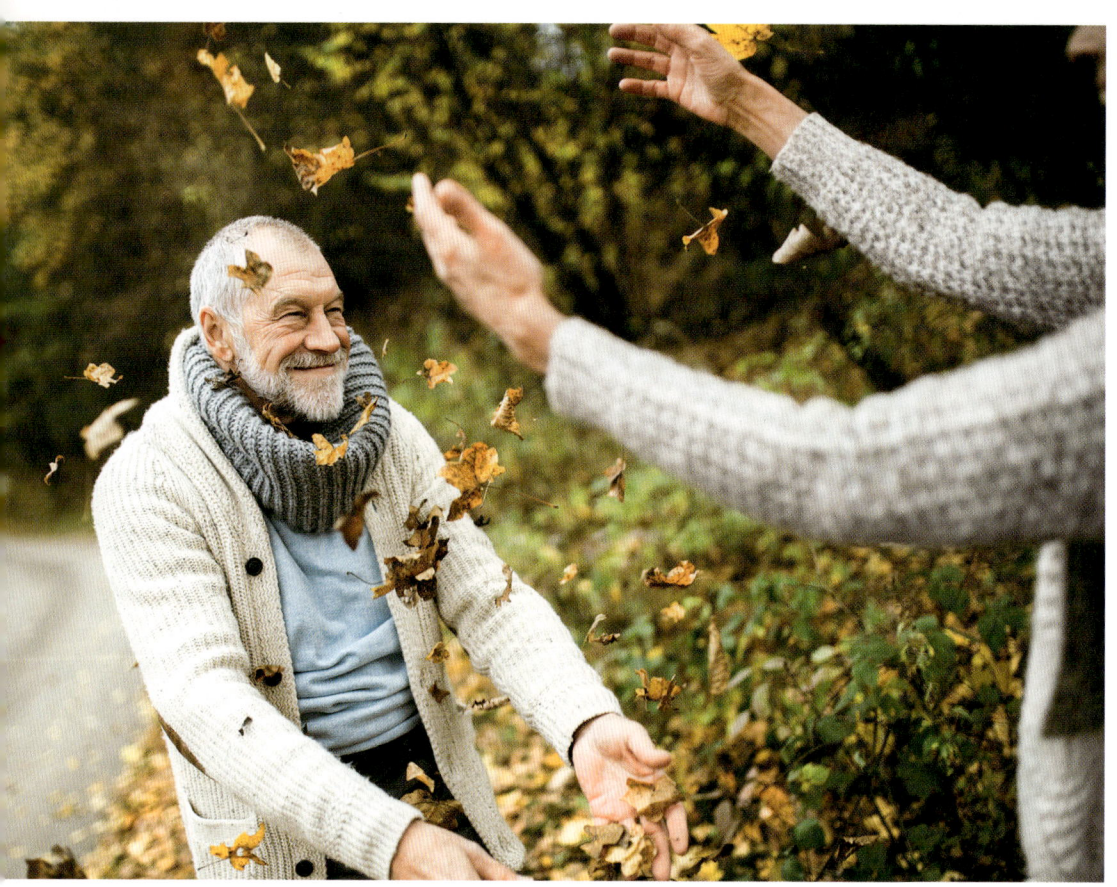

DER WEG ZUR GESUNDHEIT FÜHRT ZURÜCK ZU DEN WURZELN

In diesem Abschnitt lesen Sie, wie wichtig regelmäßige Bewegung gerade in unseren modernen Zeiten ist. Denn sie ist nicht mehr automatisch im Alltagsgeschehen inbegriffen. Schließlich müssen wir heute nicht mehr weite Strecken zurücklegen, um Beeren und Wurzeln zu sammeln oder einem Beutetier aufzulauern, und wir machen zu wenig Gebrauch von unseren Muskeln. Bewegung ist also heutzutage Mangelware, einfach weil sie oft nicht mehr erforderlich ist. Dabei ist sie ebenso wichtig wie eine gesunde Ernährung, und Bewegungsmangel ist ähnlich gefährlich wie Dauerstress oder Zigarettenrauch.
Zu Beginn dieses Kapitels haben Sie die Gelegenheit, einen kleinen Test zu machen, mit dem Sie Ihren Fitnesszustand realistisch einschätzen können. Das Ergebnis macht Ihnen bewusst, wo Sie stehen und welches Ihre nächsten Schritte sein könnten. Let's move it!

SEIT URZEITEN MOBIL

Einzeller besitzen nur eine einzige Zelle und sind doch mobil. Das unterschied sie bereits vor Milliarden von Jahren von den Pflanzen, die nicht vom Fleck kamen. Die Beweglichkeit des Einzellers aber war offenbar ein so immenser Überlebensvorteil, dass er bis heute alle komplexeren tierischen Lebensformen auszeichnet.

Von dem Einzeller wurde diese Eigenschaft vererbt und in Jahrmillionen weiterentwickelt. Zu Lande, zu Wasser und in der Luft: Von der Maus bis zum Elefanten, von der Qualle bis zum Wal und von der Meise bis zum Adler – alle heute lebenden Tiere bewegen sich, jedes auf seine Art. Das ist der Beweis dafür, dass Bewegung ein Überlebensprinzip ist.

Der Mensch geht sogar auf zwei Beinen, eine in der Evolutionsgeschichte noch nicht alte Variante. Dadurch konnten auch die Hände als Werkzeug benutzt werden.

LAUF UM DEIN LEBEN …

Tausende von Jahren musste der Mensch auf seiner Suche nach Nahrung täglich viele Kilometer zurücklegen. Nur wer durchhielt, bis er etwas Essbares fand, überlebte, ebenso wie derjenige, dem nicht die Puste ausging, wenn er vor dem Wolf davonrennen musste oder es schaffte, diesem zu entkommen, indem er hoch genug auf einen Baum kletterte. Nur dann waren die Überlebenschancen realistisch. Das ist noch heute so, wenn auch aus anderen Gründen: Trainierte, fitte Menschen haut so schnell nichts um. Das gilt sowohl für die körperliche Gesundheit als auch für die psychische Stabilität.

Mit dem Test auf den folgenden Seiten können Sie überprüfen, wie fit Sie sind und ob Sie sich noch steigern sollten. Eine gute körperliche Leistungsfähigkeit bildet die Grundlage für ein langes, gesundes Leben. Sie verschafft uns daneben aber auch klare Vorteile für den Großstadtdschungel, das Haifischbecken Geschäftswelt und andere Jagd- und Kampfschauplätze. Denn auch hier sind Widerstandskraft und Durchhaltevermögen gefragt. Nicht zuletzt wird ein trainierter Körper auch seltener krank, weil sein Immunsystem in Schuss ist.

EIN ÜBERLEBENSPRINZP

Häufig wird das Darwinsche Prinzip »Survival of the fittest« als »Der Stärkere überlebt« missverstanden. Dabei hat es der berühmte Evolutionsforscher so gemeint: Nicht die stärkste Spezies im Sinne von brutal und durchsetzungsfähig gegenüber anderen überlebt, sondern diejenige, der es gelingt, sich am besten an die jeweiligen Umweltbedingungen anzupassen. Das englische to fit bedeutet genau das: (an)passen. Wissenschaftliche Untersuchungen zeigen, dass fit zu sein im Sinne von flexibel, beweglich und körperlich gut trainiert sein schon immer einen deutlichen Überlebensvorteil bedeutete. Dieser gilt bis heute. Früher war Fitness für ein Leben in der Natur die Grundvoraussetzung, forderte dieses doch tagtäglich körperliche Höchstleistungen. Heute ist sie in einem anderen Sinne wichtig für das Überleben.

IHR PERSÖNLICHER FITNESSCHECK

Bei den folgenden Fragen kommen Sie wahrscheinlich erst einmal ins Nachdenken: Welchen Stellenwert hat Bewegung eigentlich in Ihrem Leben?

☐ **WIE OFT BEWEGEN SIE SICH IN DER WOCHE AUSGIEBIG/WIE OFT MACHEN SIE SPORT?**

0   Höchstens gelegentlich.
3   2- bis 3 -mal.
6   Fast täglich.

☐ **WIE SCHNELL KOMMEN SIE AUSSER ATEM?**

Gehen Sie die Treppe in einen dritten Stock zügig hinauf, nehmen Sie nur jede zweite Stufe (im Wohnhaus, Büro, Kaufhaus) – wie ist das?

0   Zu anstrengend, ich musste unterwegs stehen bleiben.
3   Ich bin leicht außer Atem, meine Beine brennen ein wenig.
6   War das schon alles? Mir geht es gut.

☐ **TRAINIEREN SIE GEZIELT IHRE MUSKELN?**

0   Nein.
3   Ja, ungefähr 1-mal pro Woche.
6   Na klar, mindestens 3-mal pro Woche.

☐ **WIE LANGE KÖNNEN SIE AUF EINEM BEIN STEHEN?**

… und auf Ihren Zehen (Arme neben dem Körper hängen lassen), zuerst mit geöffneten, dann mit geschlossenen Augen.

2   Auf einem Bein mehr als 10 Sekunden mit geöffneten Augen.
3   Auf den Zehen mehr als 10 Sekunden mit geöffneten Augen.
4   Auf einem Bein mit geschlossenen Augen mehr als 10 Sekunden.
0   Nichts davon.

☐ **KÖNNEN SIE LÄNGER ALS 30 MINUTEN JOGGEN?**

0   Nein.
3   Ja, aber dann bin ich auch außer Puste und brauche eine Pause.
5   Ja, locker (für gewöhnlich laufe ich 40 bis 50 Minuten).

AUSWERTUNG

23 BIS 26 PUNKTE: TOPFIT!

Gratulation, Sie sind topfit in jeder Hinsicht: Ausdauer, Muskelkraft und Geschicklichkeit, alles scheint bei Ihnen »erstligareif« zu sein. Machen Sie weiter so, bloß nicht nachlassen!

10 BIS 22 PUNKTE: GANZ OKAY …

Werden Sie noch aktiver, die Anregungen in diesem Kapitel zu Bewegung und Sport kommen Ihrer Gesundheit zugute. Sie bewegen sich ja bereits regelmäßig und sind nicht unfit. Es dürfte allerdings ein bisschen mehr sein. Ruhen Sie sich nicht auf dem Erreichten aus: Muskeln bauen sich schneller ab, als man denkt. Ein wenig mehr grundlegende Fitness kann Ihnen nicht schaden.

0 BIS 9 PUNKTE: RUNTER VON DER COUCH!

Bei Ihnen ist viel Potenzial – und Bedarf. Ein Anfang wäre es, wenn Sie die Treppe statt des Aufzugs nehmen und einmal in der Woche aufs Rad steigen. Aber wie gesagt, das wäre nur der Anfang. Lesen Sie dieses Kapitel aufmerksam und lassen Sie sich inspirieren.

IMMER MIT DER RUHE

Mithilfe des Fitnesstests konnten Sie Ihre Fitness einordnen. Wer bereits Sport treibt oder früher intensiv Sport getrieben hat, wird zudem vielleicht Erfahrung darin haben, wie man den Einstieg in eine Trainingsperiode gestaltet: vorsichtig und ohne es zu übertreiben. Gerade die Herren zwischen 40 und 50 glauben häufig, immer noch die Superkicker zu sein, die sie vor 25 Jahren vielleicht einmal waren. Dementsprechend häufig kommen sie dann mit Sportverletzungen zu mir. Denn nach einer solchen Sportpause machen Bänder, Muskeln und Gelenke, aber auch das Herz nicht mehr ohne Weiteres mit. Nicht nur, weil sie gealtert sind, sondern weil der Körper einfach nicht mehr an Belastungen dieser Art gewöhnt ist. Die bei sportlicher Betätigung beanspruchten Strukturen sind nun geschwächt, weil sie teilweise abgebaut wurden. Wer rastet, der rostet. Wer also zu heftig einsteigt und zu schnell zu viel will, wird schnell die Frustration, seine gesetzten Ziele nicht erreicht zu haben, erleben und vielleicht daran scheitern – wenn er richtig Pech hat, auch noch mit einer Verletzung! Gehen Sie es also bitte langsam an und steigern Sie sich allmählich.

MODERNE MANGELWARE

In unserer modernen Welt müssen sich in den Industriestaaten die Menschen nicht mehr ihr Abendessen erlegen oder Beeren im Wald sammeln für das Frühstück. Das Leben ist in dieser Hinsicht einfacher geworden: Kühlschranktür auf und wieder zu. Das ist einer der Gründe, warum hierzulande mittlerweile im Alltag durchschnittlich täglich nicht mehr als 450 Meter zu Fuß zurückgelegt werden. Das sind gerade einmal 500 Schritte, gut für die Gesundheit wären jedoch 10 000!

NUR BEAMEN IST BEQUEMER

Viele Menschen steigen zu Hause in den Aufzug, fahren in die Tiefgarage, setzen sich dort in ihr Auto und fahren zur Arbeit. Vom firmeneigenen Parkplatz sind es ein paar Meter zu Fuß bis in das Bürogebäude, oder von der firmeneigenen Tiefgarage bringt sie der Aufzug gleich in ihr Büro. Das ist superbequem, keine Frage. Aber eben auch Gift für den Körper. Die Weltgesundheitsorganisation empfiehlt 10 000 Schritte pro Tag. Von den 30- bis 59-Jährigen treiben jedoch weit mehr als die Hälfte überhaupt keinen Sport. Mehr als 65 Prozent der über 40-jährigen Männer gelten als inaktiv. Bei den Frauen derselben Altersgruppe sind es sogar mehr als 70 Prozent. Darum sind es nur noch 10 bis 20 Prozent der erwachsenen Bevölkerung in Deutschland, die sich täglich mindestens 30 Minuten moderat bewegen, zum Beispiel walken, joggen oder schwimmen. 30 Minuten sind das Minimum dessen, was nach wissenschaftlichen Erkenntnissen zum Gesunderhalt empfohlen wird. Das Problem ist, dass unser Körper die Signale der Neuzeit nicht versteht. Die Industrialisierung ist, gemessen an der Menschheitsgeschichte, nämlich ultrakurz, der Körper ist aber immer noch für Ausdauer, Kraft und Beweglichkeit konzipiert.

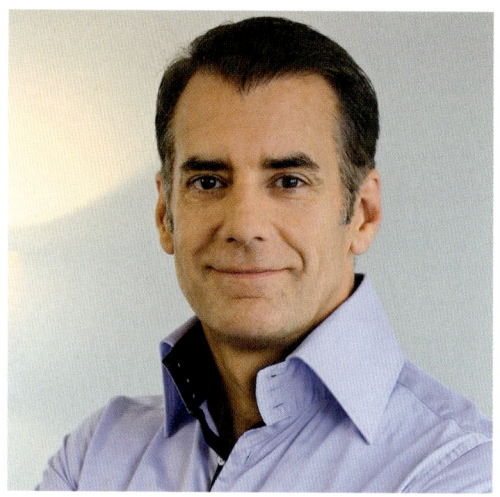

Wer sich genug bewegt, fühlt sich auch im Alltag wohl in seinem Körper!

Ausdauer, um Beute zu machen oder eine sichere Höhle zu finden, Kraft, um Tiere zu erlegen und sie in die Unterkunft zu schaffen – wer braucht das heute noch? Später, in den Zeiten des Ackerbaus, brauchte man beides, um seine Felder zu bestellen und diese gegen Feinde zu verteidigen. Wer aufgrund seiner körperlichen Ausstattung diese tägliche Höchstleistung nicht abrufen konnte, starb meistens den Hungertod, noch bevor er seine Gene weitervererben konnte. Wir können heute davon ausgehen, dass durch die tägliche Bewegung früher sämtliche Stoffwechselprozesse optimal abliefen.

Mit der Industrialisierung und dem modernen Städtebau veränderte sich das Leben drastisch. Seit etwa 100 Jahren ist ein großer Teil der Menschheit mehr und mehr zu einer sitzenden Gesellschaft geworden. Unser Körper ist an eine derartige Bewegungsarmut aber nicht angepasst. Im Vergleich zu unseren Steinzeitvorfahren verbrennt jeder von uns heute durchschnittlich – bezogen auf das Körpergewicht – 60 Prozent weniger Energie als damals. Man könnte auch sagen, wir benötigen 60 Prozent weniger Kalorien, zumindest diejenigen unter uns, die nicht von morgens bis abends körperlich arbeiten. Der menschliche Körper hat sich an die neuen Verhältnisse noch nicht angepasst, Herz und Kreislauf verkümmern und Knochen baut sich bei Bewegungsmangel ab, nicht gebrauchte Energie landet auf den Hüften. Die uralte Überlebensstrategie wirkt immer noch nach: Vorräte horten – am Bauch – für die nächste Hungersnot.

WINTERSCHLAFMODUS

Phasen, in denen sich der Mensch nicht bewegte, hat es auch bei unseren Steinzeitvorfahren gegeben. Diese Zeiten waren geprägt von Nahrungsmittelknappheit, Hunger, Trockenheit oder Kälte. Vor allem in den langen, harten Wintermonaten musste der Körper mit wenig Nahrung auskommen und von seinen (Fett-)Reserven zehren. Zeitgleich baute der Körper in Hungerzeiten Muskelmasse ab. Erstens brauchte er sie nicht in bewegungsarmen Perioden, außerdem benötigen Muskeln die meiste Energie, die es aber einzusparen galt. Zusätzlich liefen Stoffwechsel, Organe und Immunsystem auf Sparflamme. Der gesamte Körper ging in eine Art Winterschlafmodus. Genau in diesen begeben wir uns heute ständig, wenn wir lange sitzen. Wir sind sozusagen dauerhaft im Winterschlafmodus. Für unseren Körper ist permanent Winter, zumindest bezüglich des Energieverbrauchs.

GEFÄHRLICHER LUXUS

Hingegen herrscht bezüglich der Energiezufuhr heutzutage in unseren Breitengraden Hochsommer. Das ganze Jahr über wird unser System mit Nahrung versorgt. Wie geht das zusammen? Das fragt sich in der Tat auch unser Körper, er versteht die Signale nicht mehr. Wie könnte er auch: Zeitgleich Nahrungsüberfluss und Bewegungsmangel verarbeiten zu müssen, ist genetisch nicht verankert.

Die Bewegungsgene sind uns also in die Wiege gelegt. Das kann man sehr gut an kleinen Kindern beobachten, die, sobald sie laufen können, dies auch den ganzen Tag tun. Bis zum Umfallen – und wir Erwachsenen fragen uns, woher sie die Energie nehmen. Dabei ist dieser Bewegungsdrang das Normalste der Welt. Wir verlernen ihn leider, je älter wir werden.

Den Zustand des Lebensmittelüberflusses zusammen mit Bewegungsmangel hat es in diesem Ausmaß noch nie gegeben. Wenn wir so weitermachen, wird sich der menschliche Körper in ein paar Millionen Jahren dieser Situation angepasst haben, aufgrund von menschlichen Eingriffen in unser Erbgut vielleicht auch etwas früher, vielleicht haben wir dann keine Beine mehr, weil wir sie nicht mehr brauchen, oder einen veränderten Stoffwechsel, der auf null Bewegung und Fastfood optimiert ist.

Bis dahin müssen wir uns die Frage stellen: Was sind die Folgen von Bewegungsmangel und wie können wir unseren Körper gesund halten in modernen Zeiten?

Die körperlichen Folgen von Bewegungsmangel sind Muskelabbau sowie Fett- und Gewichtszunahme. Damit beginnt oft der Teufelskreis, denn je mehr Gewicht und je weniger Muskeln, desto beschwerlicher wird es, sich zu bewegen. Jedes Kilo mehr mindert die Lust auf eine Joggingrunde. Sollten zusätzlich die Gelenke schmerzen, denkt man, sich noch mehr schonen zu müssen. Auch ein Trugschluss, wie Sie auf den folgenden Seiten lesen.

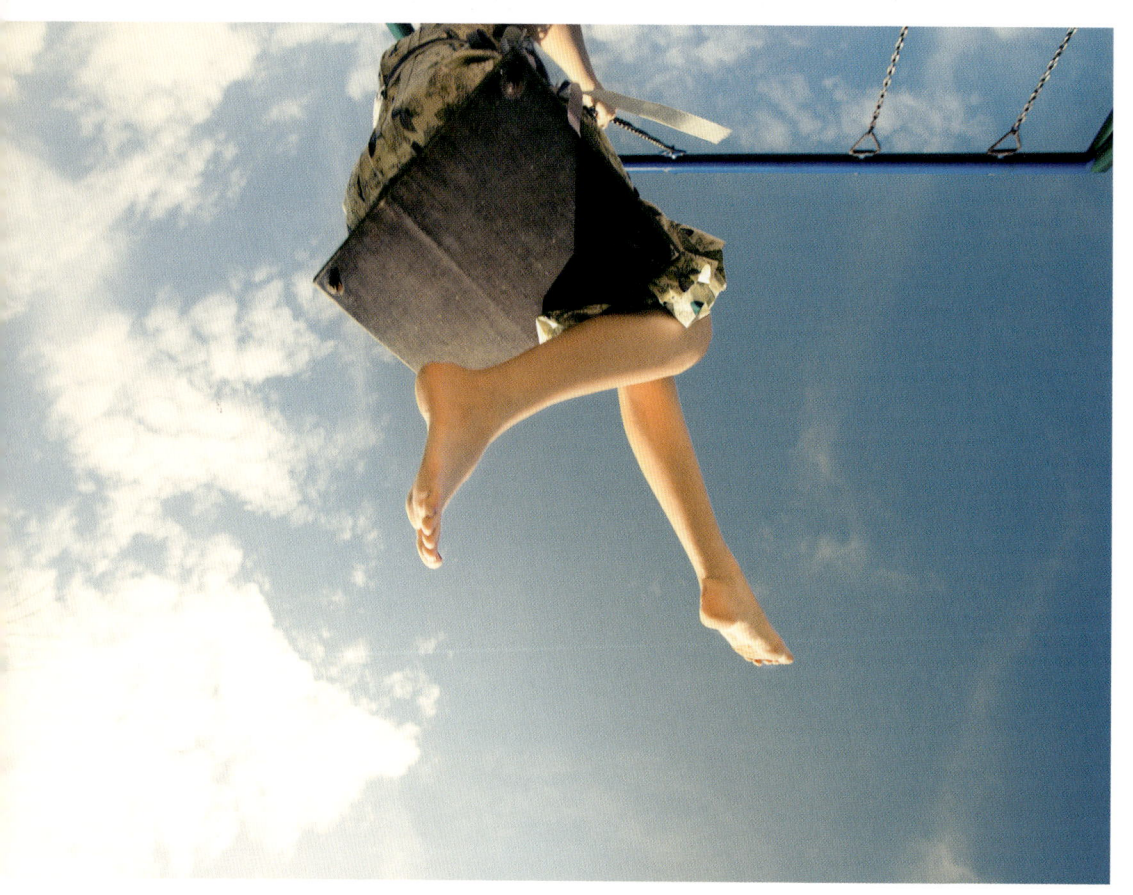

BEWEGUNG SCHÜTZT UNS GEGEN SO GUT WIE JEDE KRANKHEIT

Wir sollten unserem Körper die Signale geben, die er seit Jahrtausenden versteht. Als Schlüsselreiz ist Bewegung sozusagen der optimale Jagd-Ersatz. Missachten wir dieses natürliche Bedürfnis unseres Körpers, tun wir uns damit keinen Gefallen. Ganz im Gegenteil: Es ist heute erwiesen, dass rund 70 Prozent der typischen Zivilisationskrankheiten, zu denen Übergewicht, Diabetes, Herz-Kreislauf-Erkrankungen, Bluthochdruck und erhöhte Cholesterinwerte gehören, auf Bewegungsmangel zurückzuführen sind oder dadurch verschlechtert werden. Auch Osteoporose, Arthrose sowie Erkrankungen wie Alzheimer treten bei Bewegungsarmut verstärkt auf. Bewegung hat neben Zuckerreduktion den höchsten Stellenwert in der Krankheitsprophylaxe. Auch Bewegung und das Körpergewicht sind unmittelbar miteinander verknüpft.

SCHUTZ GEGEN HERZ-KREISLAUF-ERKRANKUNGEN UND BLUTHOCHDRUCK

Herz-Kreislauf-Erkrankungen mit Hypertonie (Bluthochdruck), KHK (koronare Herzkrankheit) und Herzinfarkt sind in Deutschland jedes Jahr die häufigsten Todesursachen. Noch um das Jahr 1900 waren hierzulande Infektionskrankheiten durch mangelnde Hygiene und fehlende Medikamente oder Impfungen am lebensgefährlichsten. Durch hygienische Maßnahmen, gesündere und regelmäßige Ernährung sowie die moderne Pharmakologie und den medizinischen Fortschritt inklusive Impfungen stellen Infektionskrankheiten in unseren Breitengraden in den meisten Fällen keine Bedrohung mehr dar. Die gute Versorgung hat uns darüber hinaus viele zusätzliche Lebensjahre beschert, die Menschen werden immer älter. Der sichere und auch bequeme Lebensstil hat aber die Wohlstandssymptome Bluthochdruck, hohe Cholesterinwerte und erhöhten Blutzuckerspiegel hervorgerufen. Die Folge: eine vorzeitige, krankhafte Verkalkung der Arterien (Arteriosklerose) als Ursache von Mangeldurchblutung wichtiger Organe wie Herz und Hirn. Regelmäßige Bewegung im Alltag, Kraft- und Ausdauertraining können Arteriosklerose-bedingte Erkrankungen wie Herzinfarkt und Schlaganfall verhindern.

SCHUTZ GEGEN DIABETES

Dauerhafte Bewegungsarmut macht zuckerkrank. Der Hintergrund ist folgender: Wenn wir Nahrung aufnehmen und Glukose im Blut zur Verfügung steht, kann der Blutzuckerspiegel auf zwei Möglichkeiten wieder gesenkt werden: Entweder wird Glukose in den Muskeln verbrannt, wenn diese bewegt werden, oder es wird vermehrt Insulin ausgeschüttet. Bei mangelnder Bewegung wird dies zum Dauerzustand, ständig wird zu viel Insulin ausgeschüttet, um Zucker aus dem Blut in die Zellen wegzuräumen beziehungsweise in ihnen zu speichern. Die Folge ist ein Diabetes, ein aus dem Ruder gelaufener Zuckerregelkreis, bei dem die Zellen irgendwann dicht machen, weil sie schlicht nicht mehr Zucker und Fett aufnehmen können. Man spricht dann von einer Insulinresistenz der Zellen (siehe auch Seite 23).

Umgekehrt schützt Bewegung vor der Zuckerkrankheit, indem der Insulinhaushalt wieder normalisiert wird und die Insulinresistenz der Zellen wieder aufgehoben wird, zumindest bei Typ-2-Diabetes. Durch regelmäßige Bewegung wird der Blutzucker wieder an die richtigen Stellen gebracht: in die Muskeln. Er kann von den Muskelzellen wieder aufgenommen und vor allem wieder verbrannt und in Energie statt Fett umgesetzt werden.

»Ich habe keine Sorge, als mich physisch im Gleichgewicht zu bewegen; alles andere gibt sich von selbst. Der Körper muß, der Geist will.«

Johann Wolfgang von Goethe

AKTIV GEGEN ÜBERGEWICHT

Durch Bewegung wird die zugeführte Energie aus der Nahrung verbrannt und bei noch mehr Bewegung auch die gespeicherte Energie in Form der Körperfettreserven. In der Folge schmelzen die Pfunde. Aber selbst wer über ein Bewegungstraining erst einmal nicht so merkbar abnimmt (weil die Bewegung länger oder intensiver sein müsste), profitiert dennoch. Jemand mit Übergewicht, der regelmäßig Sport treibt, lebt gesünder als jemand, der sehr schlank ist und ein Couch-Potato. Der Effekt ist bis auf Zellebene nachweisbar, auch wenn die Waage im Badezimmer nicht weniger anzeigt. Lassen Sie sich davon nicht irritieren, denn die Energie aus dem Körperfett wird für den Muskelaufbau verwendet. Muskeln wiederum sind schwerer als Fett und wiegen dementsprechend mehr. Kein Grund also, frustriert zu sein, ganz im Gegenteil. Es gibt Waagen, die Fett- und Muskelmasse getrennt anzeigen und auf ihnen wird der Erfolg dann ersichtlich: Das Fettgewebe ist zugunsten der Muskelmasse geschrumpft.

SCHUTZ FÜR KNOCHEN, GELENKE UND MUSKELN

Der ganze Bewegungsapparat atmet auf, wenn Sie sich (wieder) mehr bewegen. Muskeln stützen und schützen alle Strukturen, aber das ist nicht der einzige Vorteil.

OSTEOPOROSEVORBEUGUNG

Knochen baut sich ständig auf und ab. Damit der Knochen unter dem Strich stabil bleibt, also nicht mehr abgebaut als aufgebaut wird, braucht es den Bewegungsreiz und regelmäßige Belastung. Kraftsport in Verbindung mit Ausdauersport und Koordinationstraining bewirkt, dass die Knochendichte erhalten bleibt. Medikamente gegen Osteoporose kann man sich dann meist sparen – oder man kann ihren Effekt mit Bewegung bewusst verstärken. Frauen ab den Wechseljahren sind übrigens besonders stark von Osteoporose gefährdet.

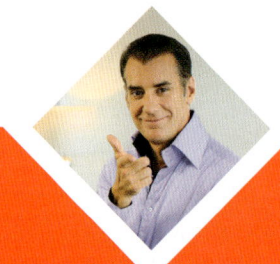

MEIN BESONDERER TIPP

Investieren Sie in eine BIA-Waage (Bio-Impedanz-Analyse-Waage) und wiegen Sie sich höchstens einmal pro Woche (für ein aussagekräftiges Ergebnis). Eine normale Waage zeigt nur das Gewicht, die BIA-Waage scannt den Körper mit einem Wechselstromsignal. Dadurch misst die BIA-Waage weitere Parameter des Körpers wie den Muskel- und Fettanteil. Ich empfehle Patienten in meinen Abnehmprogrammen sogar nur alle ein bis zwei Wochen auf meine Vierpunkt-BIA-Waage zu steigen. Das Ergebnis besprechen wir anschließend miteinander. Da gibt es dann keine Ausreden mehr, dass die Knochen so schwer sind, aber eben auch keinen Frust darüber, dass das Gewicht stagniert. Ich kann dann oft eindrucksvoll zeigen, dass Fett in Muskeln umgewandelt wurde, sich die Mühen also gelohnt haben.

ERLEICHTERUNG BEI CHRONISCHEN RÜCKENSCHMERZEN

Sport, vor allem ein gezieltes Training der Rumpfmuskulatur (Rücken und Bauch sowie Beckenboden) stärkt die Wirbelsäule intensiv. Eine britische Studie konnte zeigen, dass ein gezieltes Training sogar genauso effektvoll gegen Rückenschmerzen hilft wie eine (nicht ungefährliche und stark einschränkende) Versteifung der Wirbel mit Schrauben und Stahlplatten. Leider wird hier immer noch zu häufig zum Skalpell gegriffen, laut einer Studie der Bertelsmann-Stiftung stieg die Anzahl der Rückenoperationen in den Jahren zwischen 2007 und 2015 von 452 000 auf 772 000 an, das ist ein Anstieg von 71 Prozent! Meiner Meinung und Erfahrung nach geht es auch anders.

HILFE BEI KNIEPROBLEMEN

Unser Knie ist das größte Gelenk des Körpers und auch dasjenige, welches der größten Belastung ausgesetzt ist. Arthrose betrifft darum vor allem das Knie. Bei Arthrose baut sich der Knorpel ab, der zwischen zwei Gelenken den Stoßdämpfer bildet. Bei verschlissenem Knorpel ist sozusagen der Stoßdämpfer kaputt und die Gelenke reiben aufeinander. Das ist nicht nur schmerzhaft, sondern führt auch zu Steifigkeit. Die Knie hochzulegen verschlimmert die Symptome, da der Knorpel dann noch schlechter durchblutet und ernährt wird. Die Durchblutung geschieht über die Gelenkflüssigkeit. Durch Bewegung des Knies wird der Gelenkknorpel zusammengedrückt wie ein Schwamm, anschließend kann er sich wieder mit nährstoffhaltiger Gelenkflüssigkeit vollsaugen. Dadurch regeneriert er sich quasi selber, ein Abbau wird verhindert.

Besteht bei Ihnen schon eine Arthrose, dann erst recht runter vom Sofa! Bewegung und gezieltes Krafttraining der Beinmuskulatur fördern die Versorgung des Knorpels, lindern Schmerzen und verbessern auf diese Weise die Beweglichkeit. Die Freude an der Bewegung kommt zurück.

Vor allem »runde« Bewegungen wie beim Radfahren oder bei der Wassergymnastik sind für das vorgeschädigte Knie empfehlenswert. Sie werden feststellen, dass nach kurzer Zeit wieder Bewegungen möglich sind, die Sie jahrelang nicht durchführen konnten, und dass Sie auch weniger Medikamente brauchen. Ein künstlicher Kniegelenkersatz kann durch regelmäßigen, moderaten Sport ebenfalls vermieden oder zeitlich hinausgezögert werden. Nicht umsonst sagt der Volksmund: »Wer rastet, der rostet.«

Wurde bei Ihnen erst kürzlich die Diagnose Arthrose gestellt, dann schonen Sie sich nicht, sondern beginnen Sie noch heute mit dem Training. Ihre Lebensqualität wird sich immens verbessern.

Denken Sie auch daran: Übergewicht belastet die Gelenke noch zusätzlich. Der Abbau von überflüssigen Pfunden ist deshalb eine wichtige Säule der Arthrosebehandlung.

> *»Wahre Ruhe ist nicht Mangel an Bewegung, sie ist Gleichgewicht der Bewegungen.«*
>
> Ernst Freiherr von Feuchtersleben

STARK GEGEN KREBS

Bewegung ist auch extrem wichtig bei der Krebsvorsorge. Speziell das Risiko für Darmkrebs und Brustkrebs wird bei regelmäßiger Bewegung gesenkt. Studien belegen, dass auch bei bereits an Krebs erkrankten Patienten sowohl die Lebensqualität als auch die Überlebensrate durch regelmäßige Ausdauerbewegung erhöht wird (um bis zu 50 Prozent!). Die Kombination von Bewegung mit gesunder (obst- und gemüsereicher) Ernährung hat sich hier besonders bewährt.

BEWEGUNG GEGEN ENTZÜNDUNGEN

Bei sehr vielen Krankheiten wäre Bewegung die bessere Therapie im Vergleich zu einer medikamentösen Behandlung. Bewegung würde das Übel an der Wurzel packen, anstatt nur seine Symptome zu bekämpfen. Häufig kommen Patienten mit mehr als zehn verschiedenen Medikamenten zu mir und fühlen sich trotzdem nicht gesund oder wohl. Oft sind die Wechselwirkungen der Medikamente untereinander daran schuld.

Bei massivem Übergewicht sind fünfmal so viele Entzündungsstoffe im Blut messbar wie bei normalgewichtigen Menschen. Auch im Fettgewebe selber sowie in den Blutgefäßen können bei Übergewicht große Mengen an entzündungsfördernden Substanzen enthalten sein. Das geht soweit, dass bis zu 40 Prozent der Zellen im Fettgewebe Entzündungszellen sind – und keine Fettzellen.

Bewegung kann den Entzündungsprozess stoppen und in vielen Fällen sogar auch umkehren. Hier kommen Botenstoffe ins Spiel, deren Konzentration sich während des Trainings erhöht. Zunächst wird vermehrt der Botenstoff Interleukin 6 (IL6) ausgeschüttet, der – so paradox es erst einmal erscheinen mag – entzündungsfördernd ist. Der Sinn dahinter: Alte, geschwächte Körperzellen sollen beseitigt werden, um für neue, gesunde Zellen Platz zu machen. Hält die Bewegung an, dann wird ab einer gewissen Konzentration von IL6 die Produktion von einem anderen Botenstoff, IL 10, initiiert. Zusammen mit weiteren Proteinen regt es die Mitochondrienbildung an (Mitochondrien sind die Kraftwerke der Zellen, die unsere Energieversorgung sicherstellen) und die Bildung neuer Blutgefäße. Beides ist Voraussetzung für mehr Muskelmasse – und noch wichtiger: Beides hat eine entzündungshemmende Wirkung.

Die durch körperliche Bewegung freigesetzten Botenstoffe helfen somit auch gegen – häufig mit Übergewicht einhergehende – Erkrankungen der Herzkranzgefäße. In einem Experiment aus dem Jahre 2017 sanken bei den Probanden die Entzündungswerte im Herzmuskel durch die gezielte Bewegung im Rahmen eines Herz-Kreislauf-Trainings.

BEWEGUNG HÄLT JUNG

In diesem Sinne werden durch Bewegung als Schlüsselreiz zahlreiche Reparatur- und Wachstumsprozesse im Körper fortwährend aktiviert. Das verhindert beziehungsweise verlangsamt den Zellabbau.

Fälschlicherweise deutet man als Patient viele Gebrechen und Organfehlfunktionen, die mit zunehmendem Alter üblicherweise auftreten, als typische Zeichen des Alterungsprozesses. Stattdessen weiß man heute, dass viele sogenannte Vorboten des Alterns (die Haut wird faltiger, die Haare werden grau, man ist schneller außer Atem) oftmals mangelndem körperlichem Training sowie auch anhaltendem Stress und einer ungesunden Lebensweise geschuldet sind. Dadurch erhöhen sich Entzündungsparameter und beschleunigen den Zellabbau.

Wer sich wenig bewegt, altert also biologisch schneller, als er eigentlich müsste. Biologisch jung bleibt dagegen, wer die regenerativen Abläufe im Körper – Reparatur und Wachstum – wieder aktiviert.

Ich empfehle darum Sport als Kombination von Ausdauer- und Krafttraining. Lassen Sie Ihren Körper glauben, er müsse zur Jagd oder zumindest zum Beerensammeln – wie früher im Kreise unserer steinzeitlichen Vorfahren. Dann sorgen die ursprünglichen Regelmechanismen auch dafür, dass Ihr Körper sehr lange fit, schlank und kraftvoll bleibt. Denn das ist seine natürliche Bestimmung.

SCHUTZ VOR DEMENZERKRANKUNGEN

Auch das Gehirn ist sozusagen ein Muskel. Jedenfalls funktioniert es in mancher Hinsicht ähnlich und will deshalb auch trainiert werden. Durchblutung und Sauerstoffversorgung des Gehirns – und damit Ihre Denkfähigkeit – kurbeln Sie durch Sport an.

Eine Studie der Sporthochschule Köln aus dem Jahr 2008 konnte zeigen, dass sich Sport auszahlt. Die Gehirne von 70-Jährigen, die 20 Jahre lang 50 Kilometer pro Woche joggten, besaßen die gleiche Leistungsfähigkeit wie die von 30-Jährigen. Dieser Effekt konnte 2018 bestätigt werden.

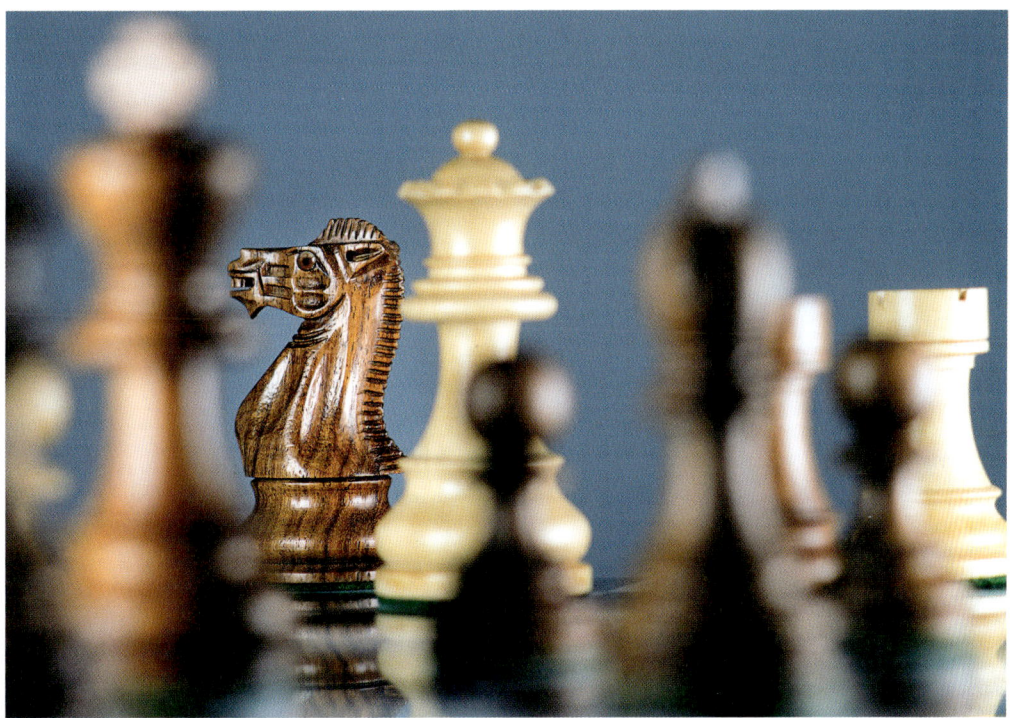

Wer seinen Körper genug bewegt und gezielt trainiert, der bleibt auch im Kopf länger stark, flexibel und leistungsfähig.

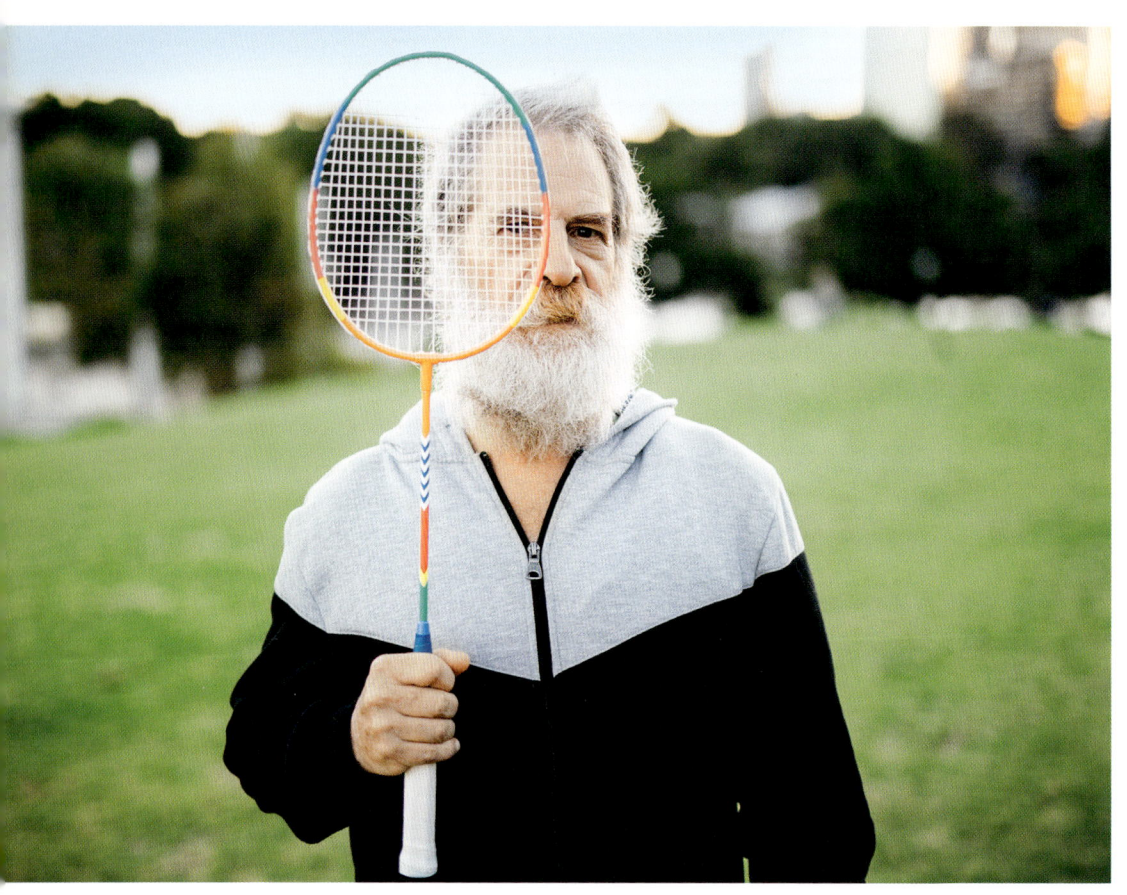

LOS GEHT'S: SO KOMMEN SIE (WIEDER) IN BEWEGUNG

Wir haben gesehen: Sport beugt nicht nur Krankheiten vor, sondern ist auch ein wichtiger Bestandteil der Behandlung vieler chronischer Krankheiten. Und natürlich hält regelmäßige Bewegung schlank. Ich empfehle, sich nicht nur auf Ausdauertraining zu konzentrieren, wie es in den letzten Jahrzehnten propagiert wurde, sondern dieses mit Krafttraining und Geschicklichkeitstraining zu kombinieren, zum Beispiel indem Sie mit drei Bällen jonglieren, Yogaübungen machen oder im Park auf Baumstämmen balancieren. Dieses Trio ist unschlagbar effizient, weil es dem Körper seit Urzeiten vertraut ist und er dementsprechend gut darauf reagiert.
Das Schöne ist, dass Sie auch mitten im Alltag immer wieder Bewegung einbauen können. Holen Sie sich auf den folgenden Seiten Anregungen und Motivation zum Loslegen!

ALLER ANFANG IST MOTIVATION

Nichtstun ist für den Körper leichter – und verlockender –, als sich bewegen zu müssen. Vor allem unser Gehirn liebt die Ruhe. »Hinter dem Ofen hervorlocken« lässt es sich nur, wenn es einerseits gefordert wird und andererseits keine Befürchtung haben muss, dass seine Versorgung mit Zucker zu kurz kommt. Körper und Geist sind also erst einmal nicht selbstverständlich auf Ihrer Seite, wenn Sie die Sportschuhe hervorholen. Darum ist Motivation das A und O.

Professor Steven Reiss, ein amerikanischer Psychologe, der mit sehr ausgefallenen Methoden die Menschen motivierte, kam zu dem Schluss, dass es immer einen Antrieb gibt, warum Menschen etwas machen – ansonsten lassen sie es eben bleiben. Motive sind zum Beispiel Macht, Unabhängigkeit, Anerkennung, Ehre, Familie, Status, Wettkampf oder Eros. Was ist Ihr Motiv?

Bei der Überwindung des inneren Schweinehunds helfen auch immer wieder neue Reize. Sind Sie ein Jogger, dann ändern Sie alle paar Wochen den Streckenverlauf. Bauen Sie Krafttraining mit dem elastischem Band ein oder eine Geschicklichkeitsübung. Verabreden Sie sich mit einem Laufpartner oder joggen Sie in der Gruppe. Dann wird es nicht langweilig. Haben Sie als Jugendlicher eine Sportart betrieben, die Ihnen viel Spaß gemacht hat? Erinnern Sie sich daran und knüpfen Sie an Ihre alten Vorlieben an. Oder probieren Sie eine neue Sportart aus, die Sie schon immer gereizt hat. Sie werden feststellen, dass die Selbstmotivation wesentlich leichter fällt, wenn man seinen Neigungen entsprechend sportelt. Trotzdem erfordern regelmäßige Trainingseinheiten, vor allem, wenn man lange pausiert hat oder überhaupt zum ersten Mal in seinem Leben richtig damit beginnt, natürlich auch ein gewisses Maß an Disziplin. Zumindest in den ersten Wochen.

Nach einer Gewöhnungsphase wird es dann leichter. Freude an der Bewegung und positive Erfahrungen wie ein paar gepurzelte Kilos auf den Hüften oder eine bessere Kondition tragen dazu bei. Das verwurzelt sich dann auch im Geist und das Gehirn ist bereit, die positiven Erfahrungen des Gesundheitsgewinns als neues Verhaltensmuster abzuspeichern.

WIE VIEL SPORT?

Die das Alter berücksichtigende Faustregel lautet: Mit 40 Jahren vier Stunden Bewegung pro Woche, mit 50 fünf Stunden, mit 60 sechs … Das ist jedoch meiner Erfahrung nach für die meisten Menschen nicht so leicht realisierbar. Bewährt hat sich dagegen ein Wochenpensum mit jeweils dreimal 20 bis 30 Minuten Krafttraining und 40 Minuten Ausdauertraining, direkt hintereinander (spart Zeit) oder zu verschiedenen Tageszeiten. So treibt man mindestens jeden zweiten Tag Sport, also dreimal eine Stunde in der Woche. Besondere Highlights sind Wanderungen und Fahrradausflüge. An den sportfreien Tagen kann 30 Minuten zu Fuß gegangen oder Rad gefahren werden, idealerweise am Stück.

Lassen Sie sich nicht von vermeintlichen Widrigkeiten wie schlechtem Wetter demotivieren. Ausreden gelten nicht, denn die gibt es theoretisch immer. Gewöhnen Sie sich an – als Spiel sozusagen –, auf Situationen vorbereitet zu sein. Es ist affenkalt? Sie holen die Thermolaufhose aus dem Schrank. Es regnet in Strömen? Sie nehmen die Regenhaut von der Garderobe. Ihr Laufpartner sagt ab? Sie borgen sich den Hund vom Nachbarn oder rufen einen Freund an, ob er ersatzweise mitlaufen möchte. Vielleicht ist er ganz begeistert – einen Versuch ist es wert. Geben Sie sich auf keinen Fall geschlagen und bleiben Sie nicht zu Hause, denn einmal ist keinmal und am Folgetag wieder in den Rhythmus zu kommen, wird dann schwieriger. Verlassen Sie Ihre Komfortzone. Sich selbst überwinden und trotz suboptimaler Umstände dennoch trainiert zu haben, macht stolz. Und: Bei Wind und Wetter draußen in Bewegung zu sein, macht den Kopf frei und den Körper schön warm!

SANFTER EINSTIEG

Steigen Sie sanft ein, wenn Sie aufgrund von Übergewicht bislang immer einen Bogen um jede sportliche Betätigung gemacht haben, weil Sport Ihnen nie Freude bereitet hat oder weil sie wissen, dass Sie bei Anstrengung sofort außer Puste sind und die Muskeln fürchterlich schmerzen. Gehen Sie in diesem Fall einfach spazieren. Das ist die einfachste und natürlichste Art, sich zu bewegen. Planen Sie 3000 Schritte am Tag für den Anfang, das entspricht zirka einer halben Stunde Spazierengehen. Schon 10 Minuten täglich zügiges Spazierengehen reduziert das Risiko für Diabetes und Herz-Kreislauf-Erkrankungen um 20 Prozent (Prof. Martin Halle, TU München, 2018). Wenn Sie 5000 Schritte schaffen, umso besser.

Mit 10 000 Schritten pro Tag senken Sie zum Beispiel Ihr Herzinfarktrisiko um 50 Prozent. Schaffen Sie keine halbe Stunde am Stück, dann gehen Sie morgens und abends je 15 Minuten oder dreimal zehn Minuten. So trainieren Sie langsam Muskeln, Sehnen und Knochen. Schauen Sie, dass Sie im Lauf der Zeit 30 Minuten am Stück schaffen. Die Weltgesundheitsorganisation empfiehlt als Minimum 10 000 Schritte am Tag.

MEHR BEWEGUNG IM ALLTAG

Eine große Studie aus dem Jahr 2011 mit 416 000 Menschen konnte zeigen, dass bereits durch 15 Minuten Bewegung täglich sich die Lebenszeit um drei gesunde Jahre verlängert. Wenn das keine Motivation ist!
> Statt Rolltreppen und Aufzügen die Treppe nehmen – immer!
> Das Auto 1 Kilometer vom Arbeitsplatz entfernt parken, den Rest zu Fuß gehen.
> Bus, U-Bahn: Steigen Sie ein oder zwei Stationen vor Ihrem Ziel aus oder eine Station später ein und gehen den Rest zu Fuß.
> Bus oder Straßenbahn verpasst? Statt zu warten, zur nächsten Haltestelle gehen.
> Als kostenloses Konditions- und Krafttraining: zu Fuß einkaufen gehen; tragen Sie die Einkaufstaschen gleichmäßig in der rechten und linken Hand.
> Am Wochenende das Auto stehen lassen und stattdessen mit dem Rad fahren oder zu Fuß gehen.
> Wenn Sie gehen, dann zügig, mindestens 100 Schritte pro Minute. Denn was ich auch von Patienten kenne, das aber nicht wirklich zählt: Sie schlendern eine halbe Stunde mit dem Hund, stehen aber meist, gerne auch mit Zigarette oder Smartphone, und werfen dem Hund ab und zu mal das Stöckchen …

SCHMERZFREIE GELENKE

Dr. med Stefan Preis, Orthopäde, wägt ab zwischen notwendigen Behandlungen und Eigeninitiative.

WELCHE DIAGNOSE STELLEN SIE AM HÄUFIGSTEN BEI GELENKSCHMERZEN?

Am häufigsten kommen Patienten zu uns mit Schmerzen. Arthrose ist eine der Ursachen. Anfällig sind Hüfte, Knie und Schulter, das heißt, die großen Gelenke. Hier ist auch die Einschränkung der Lebensqualität am größten. Arthrose ist eine Verschleißerkrankung der Gelenke, die mit dem Älterwerden auftritt, vermehrt ab dem 50. Lebensjahr. Werden die Gelenke über einen langen Zeitraum durch exzessiven Sport zu sehr belastet oder chronisch überlastet, dann beobachten wir auch Arthrose in jüngeren Jahren.

HABEN SCHULTERBESCHWERDEN IN DEN LETZTEN JAHREN ZUGENOMMEN?

An der Schulter sind anatomisch bedingt durch den komplexen Muskel- und Sehnenapparat in diesem Bereich meistens Weichteilbeschwerden für die Schmerzen verantwortlich.
Immer mehr Patienten kommen in den letzten Jahren mit Schulterbeschwerden zum Orthopäden, da sich herumgesprochen hat, dass die Behandlungsoptionen immer besser geworden sind. Differenziertere Therapien führen dazu, dass mehr Patienten sich behandeln lassen bei Sehnenreizung, Impingement-Syndrom (durch Einklemmung der Supraspinatussehne kann der Arm nicht oder nur unter Schmerzen gehoben werden) oder auch Verletzungen der Rotatorenmanschette (Muskelgruppe der Schulter). Die Therapie richtet sich nach der klinischen Symptomatik und dem Anspruch und Alter des Patienten. Für einen 30-jährigen Gerüstbauer zum Beispiel ist eine intakte Schulter unverzichtbar, aber auch für einen 60-jährigen Freizeitsportler oder Gartenbesitzer.

WIE BEHANDELN SIE SCHULTERSCHMERZEN?

Grundsätzlich setzen wir in der Orthopädie auf die sogenannte Stufentherapie. Ist zum Beispiel die Schulter nach dem Wochenende einmalig gereizt von intensivem Tennisspiel, so empfehlen wir Pausieren, Kühlung mit Eiselementen, ein entzündungshemmendes Gel und Tabletten. Bessern sich die Beschwerden, kann die Schulter moderat wieder bewegt und es kann langsam wieder Tennis gespielt werden.
Kommt ein Patient mit chronischen Schmerzen, so verordnen wir zusätzlich Physiotherapie, um muskuläre Dysbalancen auszugleichen. Im Vordergrund stehen hier die Kräftigung der Muskeln und damit die Stabilisierung des Gelenks. Das hilft oft sehr.

Ist das aber nicht ausreichend und die Beschwerden halten an, wird man im nächsten Schritt Injektionen mit einem Schmerzdepot oder/und mit regenerativ wirkenden Substanzen vornehmen.

Wird die Schulter danach immer noch nicht gut, dann empfehlen wir eine Arthroskopie. Bei diesem operativen Eingriff kann Platz geschaffen werden im Schulterdachbereich. Eventuell muss eine Sehne geglättet werden oder Kalk entfernt. Ist der Leidensdruck zu groß, dann kann unter Umständen eine Arthroskopie sofort notwendig sein.

WANN SOLLTE ICH MEIN KNIE OPERIEREN LASSEN?

Nicht jeder Knieschmerz und Meniskusriss muss direkt operiert werden, auch bei Arthrose steht die Knieoperation ganz am Ende der Behandlungsmöglichkeiten.

Ist mittels MRT (Magnetresonanztomografie) ein Meniskusriss diagnostiziert, dann sollte zunächst konservativ behandelt werden mit Eis, Salbe sowie entzündungshemmenden Präparaten. Eine physiotherapeutische Behandlung kann helfen, die Spannung im Gelenk wieder zu erhöhen.

Sind die Muskeln um das Kniegelenk herum untrainiert, dann wird das Gelenk nicht genügend stabilisiert. Aber auch umgekehrt gilt: Ein zu straff geführtes Gelenk kann Beschwerden machen. Hyaluronsäure, die direkt ins Gelenk gespritzt wird, kann die Schmierung verbessern, das Gelenk wird sozusagen geölt. Hyaluronsäure ist das einzige Medikament, mit dem wir langfristig gute Erfolge haben. Bei weiter fortgeschrittenem Knorpelschaden (drittgradig) hilft Hyaluronsäure, um das Fortschreiten der Arthrose abzumildern.

Bessern sich die Beschwerden unter dieser konservativen Therapie, dann muss nicht operiert werden. Bestehen die Schmerzen aber fort, ist das Knie geschwollen oder diagnostizieren wir eine Einklemmsymptomatik – das Knie kann nur unter Schmerzen oder gar nicht mehr bewegt werden – dann wird arthroskopiert und die Ursache mittels einer solchen Operation therapiert. Oft hören wir von Patienten den Satz: »Wenn ich gewusst hätte, wie gut es mir damit geht, dann hätte ich die Operation früher machen lassen.«

WAS HALTEN SIE VON KÜNSTLICHEM GELENKERSATZ?

Grundsätzlich gilt: Das Verfahren beziehungsweise die Therapie muss zu den Beschwerden passen, die der Patient hat. Dazu gehört auch der Gelenkersatz, den ich für den größten Fortschritt in der Medizin in den letzten 50 Jahren halte. Der Gewinn an Lebensqualität, die auch im fortgeschrittenen Alter durch ein künstliches Gelenk wieder ermöglich wird, ist ein Segen. Ist ein Patient mit einer Kniearthrose wenig mobil, sodass er nicht mehr schmerzfrei gehen geschweige denn Sport treiben kann, so ermöglicht die Prothese genau das wieder. Er kann spazieren gehen und zum Beispiel auch schmerzfrei Rad fahren.

Zunehmend werden bioresorbierbare Implantate eingesetzt. Diese resorbierbaren Materialien benutzen wir vor allem, wenn temporär Strukturen gekittet werden müssen: bei gerissenen Sehnen, Verletzungen der Rotatorenmanschette oder als Kreuzbandersatz.

KANN GELENKKNORPEL ERSETZT WERDEN?

Neu ist die Chondrozytentransplantation, die bei Knorpelschaden zum Einsatz kommt. Abgeriebener Knorpel wird durch körpereigenes Material ersetzt. Dafür werden Knorpelzellen aus einer Stelle am Körper entnommen, im Labor angezüchtet und dann an die Stelle, wo Knorpelmasse fehlt, retransplantiert. Das funktioniert gut bei überschaubarem Knorpelschaden, aber weniger gut, wenn der Knorpel großflächig beschädigt ist. Das ist leider meistens der Fall, darum setzen wir die Knorpeltransplantation eher selten ein, zwei- bis dreimal im Jahr bei 4500 Eingriffen, davon 2000 am Knie.

WAS BRINGT DIE ARTHROSEBEHANDLUNG?

Eine Arthrosebehandlung ist nicht nur von Bedeutung, um Schmerzen im Gelenk zu behandeln, sondern vor allem, um die Beweglichkeit wiederherzustellen und durch einen Bewegungsmangel auftretende Folgeerkrankungen zu vermeiden.

GIBT ES WEITERE RISIKOFAKTOREN FÜR ARTHROSE?

Auch Verletzungen sind eine Disposition für Arthrose, vor allem bei Kontaktsportarten wie Fußball ist die Verletzungsgefahr groß. Aber auch durch Unfälle beim Skifahren oder Rennradfahren sind Gelenkverletzungen bei jungen Patienten mit anschließender Entwicklung einer Arthrose möglich.

WELCHE SPORTARTEN EMPFEHLEN SIE, UM EINEN GELENKVERSCHLEISS ZU VERMEIDEN?

Sportarten, die mit runden, sanften und kontinuierlichen Bewegungen einhergehen, wie moderates Radfahren, Nordic Walking (Walking mit Stockeinsatz), Langlauf oder Schwimmen schmieren die Gelenke und sind zu empfehlen. Hingegen sollten bei bekannter Arthrose Sportarten, die mit einer großen Druck- und Stoßbelastung für die Gelenke einhergehen, wie Skifahren und Fußball, vermieden werden.

WELCHE ROLLE SPIELT DAS RICHTIGE SCHUHWERK?

Eine sehr wichtige! So kann zum Beispiel auch eine Achsenfehlstellung der Beine wie X- oder O-Beine Arthrose hervorrufen. Hier ist das richtige Schuhwerk vom Orthopädieschuhmacher zum Ausgleich unverzichtbar.

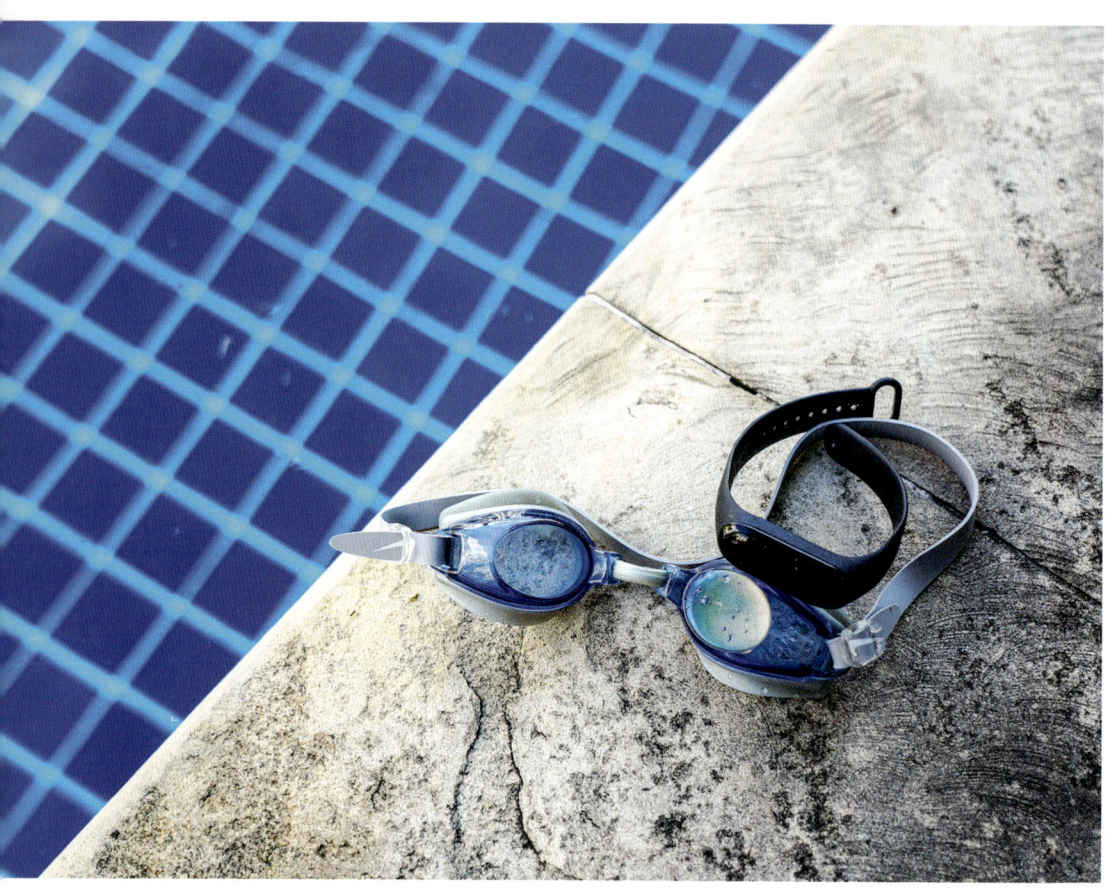

AUSDAUERSPORT: SO SCHAFFEN SIE SICH GUTE GRUNDLAGEN

Ausdauersport macht nicht nur gesund, sondern auch glücklich. Viele Ausdauersportler beschreiben ein wunderbares Gefühl der Unabhängigkeit. Sie kennen nichts Schöneres, als zum Beispiel im eigenen Tempo einen Waldweg entlangzutraben, mit dem Kanu auf dem Fluss unterwegs zu sein oder mit dem Fahrrad über schneeglitzerndes, sonniges Terrain zu schweben. Mit jedem Meter tun sie dabei etwas für Körper und Seele: stärken das Herz, kurbeln die Fettverbrennung an, schmieren die Gelenke, bringen den Hormonhaushalt ins Gleichgewicht, bauen Stress ab und gewinnen an mentaler Stärke für fordernde Zeiten im Alltag. Und wie klingt all das in Ihren Ohren? Wichtig ist, dass Sie sich eine Sportart aussuchen, die Sie regelmäßig ohne allzu großen Aufwand in Ihren Alltag einbauen können. Das erhöht Ihre Chance, dranzubleiben.

AUSDAUERSPORTARTEN, DIE ICH EMPFEHLE

Sollten Sie keine Spiroergometrie mit entsprechenden Trainingsempfehlungen (siehe Kasten) in Anspruch nehmen, dann lege ich Ihnen folgende Ratschläge ans Herz, wenn Sie eigenständig mit einem Sportprogramm beginnen. Suchen Sie sich eine Betätigung aus, die Ihnen Spaß macht, denn dann kostet es viel weniger Überwindung und Sie bleiben langfristig dabei. Bezüglich der Intensität sollten Sie sich anfangs zügeln. Bei allen Sportarten sollten Sie noch in der Lage sein, sich zu unterhalten.

SPAZIEREN GEHEN

Die einfachste Art der körperlichen Betätigung und bei jedem Wind und Wetter durchführbar. Schuhe an und los. Für jeden geeignet und in der heutigen Zeit allen »Sitzarbeitern« dringend empfohlen. Ideal bei Übergewicht, für Einsteiger und Sportmuffel.

Es werden weniger Kalorien verbraucht als zum Beispiel beim Joggen. Wenn Sie es ambitioniert machen, langsam die Geschwindigkeit steigern und auch die Arme aktiv mitschwingen (statt in den Manteltaschen zu vergraben), sind Sie schon fast beim …

NORDIC WALKING

Zügiges Gehen mit Stöcken ist effektiver als reines Spazierengehen. Nordic Walking aktiviert die meisten Muskelgruppen und löst Verspannungen. Diese Art der Bewegung ist leicht durchführbar und besonders gelenkfreundlich, außerdem ideal für Einsteiger und bei Übergewicht. Auch wer untrainiert ist, kann rasch gute Trainingserfolge (Blutdrucksenkung, Senkung der Herzfrequenz, bessere Ausdauer) erreichen.

Sie benötigen Sportschuhe und Stöcke. Lassen Sie sich im Fachgeschäft oder bei einem Kurs auch die richtige Stocktechnik zeigen: die Stöcke sollten locker am Körper geführt werden. Einführungskurse bieten zum Beispiel Krankenkassen, Fitnesscenter und Familienbildungsstätten an.

Sportneulingen über 35 Jahren sowie Sportwiedereinsteigern empfehle ich einen Gesundheitscheck – idealerweise bei einem Sportmediziner – vor dem ersten Training. Ein Check auf Herz und Nieren gibt Sicherheit, dass Ihr Körper ausreichend belastbar ist.

SPIROERGOMETRIE

Der Arzt misst mithilfe dieser Methode, wie viel Sauerstoff Sie einatmen und wie viel verbrauchte Luft (Kohlendioxid) Sie ausatmen. Zusätzlich kann ein Laktattest, also eine Messung der Milchsäurekonzentration im Blut durchgeführt werden. Gleichzeitig wird ein EKG abgeleitet und der Blutdruck gemessen. Die Spiroergometrie dauert zirka 20 Minuten. Sie erhalten eine Aussage darüber, ob Sie sportgesund sind und was bei voller Belastung in Ihrem Körper geschieht. Zweitens erhalten Sie einen Trainingsplan, der Ihnen den Weg vorzeichnet für Ihr Training: Wie häufig sollten Sie mit welcher Intensität trainieren, um sich sportlich zu verbessern oder um optimal Kalorien und Fett zu verbrennen.

RADFAHREN/ERGOMETERTRAINING

Radfahren im Grünen oder auf dem Ergometer zu Hause kräftigt die Oberschenkelmuskulatur. Außerdem ist Radfahren relativ gelenkschonend, also auch ideal für Übergewichtige. Der Kalorienverbrauch ist abhängig von den zurückgelegten Kilometern, der Geschwindigkeit, mit der man fährt, sowie dem Schwierigkeitsgrad der Strecke (flach, hügelig, bergig). Radfahren lässt sich auch gut in den Alltag integrieren, wenn man, statt das Auto oder den Bus zu nehmen, den Weg zur Arbeit mit dem Rad zurücklegt.

Wenn die Sitzhaltung nicht stimmt, kann es zu Nacken- und Rückenproblemen kommen. Lassen Sie sich deshalb im Fachhandel gut beraten. Achten Sie vor allem darauf, dass der Sitz nicht zu hoch eingestellt ist, denn sonst rutschen Sie auf dem Sattel hin und her, unter anderem können Beschwerden der Harnröhre die Folge sein.

Der Oberkörper kommt beim Radfahren weniger zum Einsatz. Daher empfehle ich zusätzlich 3 Minuten täglich mit dem Muskelband zu trainieren (siehe Übungen ab Seite 153 und Buchtipps ab Seite 196). Vor allem die Übungen »Rudern« und »Butterfly« aus meinem Übungsprogramm sind wichtig.

SCHWIMMEN

Man benötigt nur eine Badehose oder einen Badeanzug. Außerdem werden beim Schwimmen alle Muskelgruppen trainiert. Die Gelenke werden optimal entlastet.

Ideal bei Übergewicht (auch starkem Übergewicht), für Einsteiger und Profis. Relativ hoher Kalorienverbrauch. Auch empfehlenswert, wenn Sie Wassereinlagerungen in den Beinen haben: Dank Wasserdruck werden Ihre Beine wieder schlank.

Schwimmen ist zeitaufwendiger, da man erst einmal zum Schwimmbad oder See fahren muss. Sich umzukleiden und gegebenenfalls die Haare zu föhnen braucht auch seine Zeit. Wenn Ihnen diese Zeit oft fehlt, bieten sich eher Radfahren oder Walking an, die auch ohne große Vorbereitungen möglich sind.

JOGGEN

Laufen ist ideal für Menschen mit Normalgewicht oder leichtem Übergewicht. Perfekt ist es auch für sportliche Menschen und ehemalige Leistungssportler. Man verbraucht ordentlich Kalorien und es ist ein perfekter Ausdauersport für den Alltag.

Jogging ist nicht für Menschen mit großem Übergewicht (Adipositas) geeignet, Überlastung der Beine und der Lendenwirbelsäule sind möglich. Bei nicht allzu starkem Übergewicht können spezielle Laufschuhe für Ausgleich sorgen.

Achten Sie beim Joggen generell auf qualitativ hochwertiges Schuhwerk. Nur mit den richtigen Schuhen schonen Sie Ihre Gelenke und beugen Fehlhaltungen an Hüfte, Knie und Wirbelsäule vor. Lassen Sie sich im Fachgeschäft beraten. Viele Geschäfte bieten beim Kauf von Joggingschuhen die Kontrolle über ein Laufbandvideo an. So lässt sich gleich beurteilen, ob der Schuh für Ihre individuelle Lauftechnik geeignet ist.

Lassen Sie sich auch zu Sportbekleidung im Fachgeschäft beraten. Moderne Hightech-Materialien sind optimal, da sie Feuchtigkeit nach außen leiten und so beim Schwitzen Staunässe am Körper mit anschließender Unterkühlung der Muskeln verhindern. Die Investition lohnt sich und macht dank der heutzutage verwendeten angenehmen Materialien, frischen Farben und schicken Schnitte auch Spaß.

KALORIENVERBRAUCH IN BEWEGUNG

Abhängig von der Intensität der Bewegung verbraucht eine Stunde der folgenden Betätigungen die angegebene Kalorienmenge, die sich zu Ihrem Grundumsatz (siehe Seite 94) hinzuaddiert.

BEWEGUNGSFORM	FRAUEN	MÄNNER
Gartenarbeit/Hausarbeit/Tanzen (Standardtänze)	160–360	200–400
Gehen (3 km/h)	170	200
Volleyball	250–600	300–600
Basketball/Fußball/Handball	350–600	400–700
Golf	170–400	200–400
Tischtennis	170–400	170–400
Squash	400–700	500–800
Schlittschuhlaufen	250–400	300–500
Skiabfahrt	350–500	400–600
Skilanglauf (7/9 km/h)	400/700	500/800
Windsurfen	250–500	300–600
Radfahren (15 km/h)	350	400
Joggen (8/10/12 km/h)	350/500/700	400/600/800
Schwimmen	350–700	400–800

Männer verbrauchen im Schnitt mehr Kalorien, weil sie meist mehr Muskelmasse haben.

(NEU)START NACH MASS

Der häufigste Fehler beim (Wieder-)Einstieg in ein sportliches Leben besteht darin, es zu übertreiben. Haben Sie lange keinen Sport getrieben oder waren noch nie sportlich aktiv, dann beginnen Sie gemäßigt. Vor allem Männer neigen dazu, sich selbst grandios zu überschätzen, besonders wenn sie in jungen Jahren sehr aktiv waren. Da wird oft gleich am ersten Trainingstag hoffnungslos zugeschlagen: 60 Kilometer auf dem Rad gefahren, 10 Kilometer um den See gelaufen, 40 Kilo Gewicht auf die Langhantel gelegt.

Als Folge kommt es zu Sportverletzungen, denn mit 50 plus sind Sie nicht mehr so leistungsfähig und widerstandsfähig wie der 25-Jährige, der Sie einmal waren. Muskeln, Bänder und Gelenke, aber auch das Herz und die Lunge sind an dieses Pensum nicht (mehr) gewöhnt und diese Strukturen sind auch mitgealtert, das heißt, sie sind teilweise abgebaut. Ein 50-Jähriger verfügt im Durchschnitt über 30 Prozent weniger Muskelmasse als ein 25-Jähriger, wenn er gleich gut trainiert ist. Schonen Sie also gerade zu Beginn Herz und Kreislauf, Gelenke, Muskeln und Sehnen. Maßvoll (wieder) einsteigen lautet darum mein dringender Rat, auch um Frustration vorzubeugen.

Denn nichts dämpft die Motivation so sehr, wie wenn man seine (zu) hoch gesteckten Ziele nicht erreicht. Insbesondere Anfänger sollten und dürfen das Ganze deshalb sehr gemächlich angehen lassen.

Beginnen Sie mit kurzen Trainingseinheiten, deren Dauer und Intensität kontinuierlich (über Wochen und Monate) gesteigert werden. Wählen Sie vor allem die passende Sportart, Kriterium Nummer eins ist dabei, dass sie Ihnen Spaß macht. Aber wer stark übergewichtig ist oder sich noch nie sportlich betätigt hat, sollte am Anfang schwimmen oder spazieren gehen und nicht gleich losjoggen. Ist Joggen dennoch Ihre bevorzugte Sportart, dann beginnen Sie, indem Sie im Wechsel fünf Minuten walken und fünf Minuten joggen. Lassen Sie sich Zeit: Es reicht, wenn Sie nach vier Wochen fünf Kilometer in diesem Wechsel zurücklegen können, ohne außer Puste zu geraten. Das gelingt spielend, wenn Sie von Tag zu Tag und von Woche zu Woche zunächst die Streckenlänge und allmählich dann die Geschwindigkeit steigern. Kontrollieren Sie beim Laufen Ihren Puls, dann trainieren Sie effektiver und vor allem gesünder.

Wer durch Joggen abnehmen möchte, sollte in die Trainingsherzfrequenz zum Abnehmen kommen, den sogenannten Fettverbrennungspuls, siehe rechte Seite.

PULSFREQUENZEN

Die Sportwissenschaft unterteilt das Ausdauertraining in vier Intensitäten (siehe auch Überblick Seite 142). Die Herzfrequenz, am

»Man fang das Lied zu hoch nicht an, dass man's zu Ende singen kann.«

Alte Volksweisheit

Handgelenk und am Hals spürbar als Puls, ist der maßgebliche Anhaltspunkt für den perfekten Trainingsbereich.

RUHEPULS

Messen Sie als Erstes Ihren Ruhepuls mit zwei Fingern am Handgelenk oder an der Halsschlagader. Sitzen Sie entspannt, kommen Sie zur Ruhe. Wie oft schlägt Ihr Herz? Junge und trainierte Menschen haben in der Regel einen niedrigeren Ruhepuls (um die 60 Schläge pro Minute). Ein normaler Ruhepuls liegt zwischen 60 und 80 Schlägen pro Minute. Weniger ist hier also mehr: Je niedriger Ihr Ruhepuls, desto höher ist Ihre körperliche Leistungsfähigkeit in Sachen Ausdauer. Ein niedriger Ruhepuls schont übrigens das Herz.

MAXIMALE HERZFREQUENZ (HF MAX)

Dies ist der Puls (Herzschläge pro Minute), den Sie bei größtmöglicher Anstrengung erreichen können. Er hängt von Alter, Geschlecht und Trainingszustand ab. Frauen haben in der Regel eine höhere maximale Herzfrequenz als Männer. Optimal ist es, wenn Sie den Wert unter ärztlicher Kontrolle ermitteln lassen, zum Beispiel mittels der Spiroergometrie (siehe Seite 137) oder einem Belastungs-EKG. Ein grober Anhaltspunkt für die individuelle maximale Herzfrequenz ist diese Formel:
> Männer: 223 minus (Lebensalter mal 0,9).
> Frauen: 226 minus Lebensalter.

TRAININGSPULS

Beim moderaten, ruhigen Joggen sollte der Puls bei 70 bis 80 Prozent der maximalen Herzfrequenz liegen. Bei dieser Intensität kommt man nicht außer Atem und kann sich noch gut unterhalten.

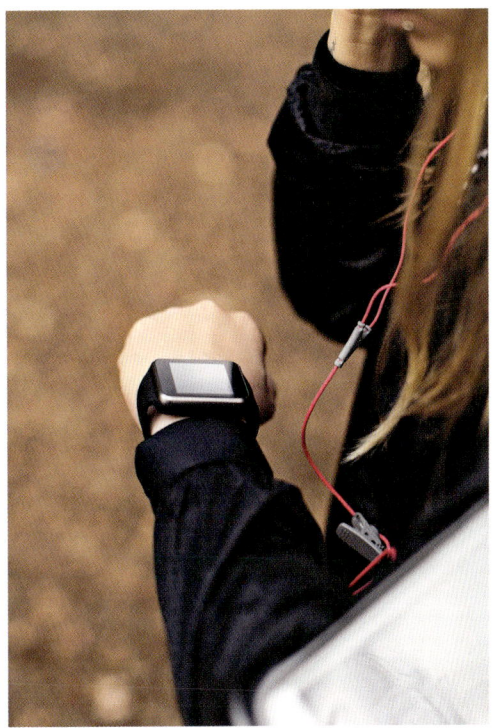

Pulscheck: Mit dem kleinen Gerät am Arm können Sie die Belastung prüfen und Trainingsfortschritte erkennen.

Sind Sie Anfänger oder übergewichtig, dann reduzieren Sie hier noch mal um 15 Prozent. Beim lockeren, flotteren Joggen ist das Tempo schon intensiver, aber immer noch im angenehmen grünen Bereich. Der Puls sollte bei 80 bis 85 Prozent der HF max liegen. Bei einem 50-Jährigen wären das ungefähr 139 Schläge pro Minute. Verlassen Sie trotzdem diesen »Wohlfühl-Trainingsbereich« hin und wieder, indem Sie beschleunigen, da Sie sonst Ihre Leistung nicht nachhaltig steigern können.

FETTVERBRENNUNGSPULS

Darunter versteht man die Pulsfrequenz, bei welcher der Fettstoffwechsel angeregt wird. Optimales Fettstoffwechseltraining liegt bei 60 bis 70 Prozent der maximalen Herzfrequenz.

PULSTABELLEN

Hier sehen Sie im Überblick, was Ihr Ruhepuls über Ihre Fitness aussagt, und finden die für Sie geeigneten Trainingsbereiche.

WAS SAGT IHR RUHEPULS ÜBER IHRE AUSDAUER?

BIS 40 JAHRE	40–60 JAHRE	AB 60 JAHRE	AUSDAUER
< 50	< 55	< 60	Sehr gut
50–59	55–64	60–69	Gut
60–69	65–74	70–79	Durchschnittlich
70–80	75–85	80–90	Nicht gut
> 80	> 85	> 90	Untrainiert

RICHTWERTE FÜR DIE TRAININGSFREQUENZ (MÄSSIG TRAINIERTE)

ALTER	RUHEPULS, HERZSCHLÄGE PRO MINUTE						
	55–60	61–66	67–72	73–78	79–84	85–90	91–96
19–29	153	156	157	159	161	163	165
30–39	148	150	152	154	156	158	160
40–49	143	146	148	150	152	154	156
50–59	139	141	143	145	147	149	151
60–69	135	138	140	142	144	146	148
70–79	130	132	134	136	138	141	143

RICHTWERTE FÜR MÄSSIG TRAINIERTE (HERZFREQUENZ)

	REGENERATION	EXTENSIV	INTENSIV	INTERVALLTRAINING
Beschreibung	Aktive Regeneration.	Bildung der Ausdauergrundlage und Erhöhung der Toleranz gegenüber langer Belastungsdauer.	Verschiebung der Dauerleistungsgrenze in einen höheren Bereich.	Verbesserung der Kraftausdauer und Laktat-Toleranz.
Training	Regenerierendes Ausdauertraining im niedrigen Intensitätsbereich.	Ausdauertraining mit mittlerer Intensität, Dauer einer Trainingseinheit 45 Minuten oder mehr.	Ausdauertraining knapp unterhalb der Dauerleistungsgrenze (hohe Intensität), Dauer einer typischen Trainingseinheit 20–40 Minuten.	Kurze Intervalle mit sehr hoher Intensität.
Herzfrequenz	66–100	100–119	119–154	154–164
Energiequellen	24% Fett, 76% Kohlenhydrate	8% Fett, 92% Kohlenhydrate	3% Fett, 97% Kohlenhydrate	100% Kohlenhydrate

SO KOMMEN SIE »IN DIE GÄNGE«

Ein gutes Gefühl ist in Sachen Trainingsintensität das eine, eine gute Berechnung das andere. Am besten ist, wenn beides stimmt!

HIIT – SO GEHT'S

Mit dem sogenannten Long-Slow-Distance-Training (LSD) lassen sich Ausdauerfähigkeit und positive Gesundheitsimpulse sehr effektiv steigern. Bei diesem High-Intensity-Intervall-Training (HIIT) wechseln sich kurze, intensive Trainingseinheiten mit entspannten Phasen ab. Dadurch verbrennt der Körper noch über Stunden weiter Energie (sogenannter Nachbrenneffekt).
Folgende zwei Trainingseinheiten wechseln sich ab:
1 Hochintensive Phase: Vollgas geben und für 30 Sekunden bis 1 Minute an die Belastungsgrenze gehen.
2 Erholungsphase: 5 Minuten lang die Trainingseinheit gemütlich durchführen (leichtes Tempo).
Wiederholung: Zyklen 1 und 2 über 30 Minuten abwechseln, 3-mal in der Woche.
Wichtig: Bei Herz-Kreislauf-Problemen oder dem Verdacht darauf sollten Sie Ihr Vorhaben unbedingt vorher mit dem Arzt absprechen.

IM RICHTIGEN BEREICH TRAINIEREN

Ohne Muskeln, die die Fähigkeit haben, sich zu kontrahieren, könnten wir uns keinen Meter bewegen und noch nicht mal einen Finger krümmen. Unter Anwesenheit von Sauerstoff verbrennen kleine Energiekraftwerke in unseren Zellen, die Mitochondrien, Fett und Glukose und erzeugen so Energie, damit sich der Muskel zusammenziehen kann. Ähnlich wie bei einem Motor wird durch eine gleichmäßige Umwandlung des Ausgangsstoffes Energie erzeugt. Steigt der Puls, werden mehr Nährstoffe verbrannt. Bei maximaler Herzfrequenz, also bei »Vollgas«, wird allerdings bevorzugt Glukose und kaum Fett verbrannt. Wenn man durch Sport Gewicht verlieren möchte, dann ist deshalb ein Training, bei dem der Puls bei 65 Prozent der maximalen Herzfrequenz liegt, optimal. Man spricht hier vom Fettverbrennungspuls (siehe auch Seite 141).

Ich empfehle zur Kontrolle eine Pulsuhr. Mit einer Pulsuhr können Sie während des Trainings leicht kontrollieren, ob Sie im moderaten ersten Gang, also im Fettverbrennungsbereich, trainieren.

Der moderate Trainingsbereich ist Gold wert: Er ist der Schlüssel nicht nur zum Wunschgewicht, sondern auch zur Leistungssteigerung. »Seit ich langsamer laufe, laufe ich schneller«, ist die Erkenntnis von Herbert Steffny, einem der bekanntesten deutschen Langstreckenläufer. Eine langsame Laufgeschwindigkeit ökonomisiert die Energiebereitstellung im Körper durch Umstellung auf Fettverbrennung unter Verwendung von Sauerstoff (aerobe Energiegewinnung). Dadurch entsteht kaum Laktat (Milchsäure) in den Muskeln, das uns bremsen würde. Ein moderater Trainingsbereich macht darum im Endeffekt schneller, denn er sorgt für fitte Muskeln.

Prof. Ingo Froböse von der Sporthochschule Köln stellte schon im Jahr 2011 fest, dass vier von fünf Freizeitsportlern zu schnell unterwegs sind und nicht genau wissen, was sie sich zumuten können.

DIE 3 GÄNGE DES KÖRPERS

Der Körper kennt drei Geschwindigkeitsbereiche oder, vergleichbar mit einem Auto: drei

Gänge. Diese Geschwindigkeitsabstufungen beziehungsweise -steigerungen waren jahrtausendelang wichtig für den täglichen Überlebenskampf. Noch heute nutzen wir sie beim Sport. Gelegentlich lässt sich das entsprechende Verhalten auch noch in Diskotheken und Bars beobachten …

Der 1. Gang: Unsere Vorfahren gingen oder liefen gemächlich, wenn sie auf Nahrungssuche waren. Diese Geschwindigkeit ermöglichte es ihnen, theoretisch den ganzen Tag lang durchzuhalten. Bei diesem Tempo verbrennt der Körper fast ausschließlich Fette. Für Körper und Geist ist das ideal. Das Gehirn ist klar, aber nicht gestresst.

Übertragen in die heutige Zeit ist dies ein moderates Tempo, etwa auf dem Hometrainer oder ein rascher Spaziergang oder langsames Joggen. Dabei wird die Ausschüttung vieler Hormone, wie zum Beispiel Testosteron und Insulin, gefördert. Auch die Menge an Tumorkillerzellen und Gefäßwachstumsfaktoren erhöht sich, das Langzeitgedächtnis verbessert sich, das Risiko für Alzheimer sinkt.

Der 2. Gang: Im 1. Gang war der Urmensch auf Nahrungssuche, im 2. Gang hat er das Wild gesichtet. Aufmerksamkeit, Muskelspannung, Gehirnreaktion und Reflexe werden schneller. Die Atmung vertieft sich, die Herzfrequenz steigt auf bis zu 80 Prozent der maximalen Herzfrequenz an. Zusätzlich zu den Fetten wird zunehmend Glukose verbrannt. Dieser Zustand kann bis zu zwei Stunden durchgehalten werden – genug Zeit für unsere Vorfahren, um zu beobachten, welches Tier in der Herde am leichtesten zu erlegen war.

3. Gang: Jetzt heißt es Angriff oder Flucht, aber in jedem Fall ist ein Sprint angebracht. Große Mengen zusätzlicher Energie werden kurzfristig benötigt. In den Muskelzellen wird Glukose vergoren, der Laktatspiegel im Blut steigt, die Muskeln werden sauer. Dieser 3. Gang kann nicht lange durchgehalten werden. Dem Jäger in der Steinzeit war zu wünschen, dass sein Angriff erfolgreich war oder er es schnell in eine sichere Höhle geschafft hat. Auch wenn der menschliche Körper in diesem Sinne sehr leistungsfähig ist, so sollte man (gerade auch beim Sport) darauf achten, dass man nicht zu lange hochtourig läuft. Der 3. Gang ist wirklich nur kurzfristig und begrenzt zu benutzen, sonst betreibt man Raubbau an seinem Körper. Umgekehrt sollte man durchaus häufiger im 2. Gang unterwegs sein, um seine Fitness zu steigern.

»UMSCHALTPROTOKOLL«

Mithilfe des technischen Verfahrens der Spiroergometrie, siehe auch Seite 137, lassen sich die Trainingsbereiche der oben beschriebenen drei Gänge genau bestimmen. Durch eine Atemgasanalyse und ein Elektrokardiogramm (EKG) bei steigender Belastung wird gemessen, wann Sie von einem Gang in den nächsten schalten. So erfahren Sie, bis wann der Körper Fett und Zucker (Glukose) noch in einem gesunden Maße verbrennt und wann es in die Laktatherstellung umschlägt. Der Test ist für den Probanden sehr interessant. Oft stellt man fest, dass das eigene Gefühl für die individuelle Belastung gar nicht mal so unzuverlässig ist.

DIE TRAININGSBEREICHE

Hier sehen Sie das Drei-Gänge-Modell von Seite 144 noch mal detailliert im Überblick.

BEZEICH-NUNG	INTENSITÄT	ENERGIE-BEREIT-STELLUNG	METHODE	ZIEL
Regeneration (RE) 1. Gang	niedrig, 70% HF max	aerob	Dauerlauf	Unterstützung der Regeneration/Stabilisierung der Gesundheit
Grundlagenausdauer 1 (GA1) 2. Gang	niedrig bis mittel, locker und leicht, 65%–80% HF max	aerob	Dauerlauf	Stabilisierung und Entwicklung der Grundlagenausdauer/Training des Fettstoffwechsels/Ökonomisierung des Herz-Kreislauf-Systems/Anpassung an große Distanzen
Grundlagenausdauer 1–2 (GA1/GA2) 2. Gang	mittel, 75%–85% HF max	aerob	Wechsel zwischen Dauerlauf und leichtem Intervalltraining	Ökonomisieren und Entwicklung der Grundlagenausdauer/Verbesserung der Fitness
Grundlagenausdauer 2 (GA2) 3. Gang	mittel bis hoch, 80%–90% HF max	anaerob	Dauerlauf/intensives Intervalltraining	Erhöhung und Entwicklung der Grundlagenausdauer/längere Strecken in höherer Geschwindigkeit leisten können

POPULÄRE SPORTIRRTÜMER

In Sachen Fettverbrennung und Co. beim Sport sind ja die unterschiedlichsten Gerüchte im Umlauf, mit denen ich hier gerne einmal aufräumen möchte.

100 PROZENT FETT …
Gerücht: Immer wieder wird behauptet, dass der Fettverbrennungspuls angibt, dass bei der entsprechenden Intensität zu 100 Prozent Fett verbrannt wird. Das stimmt aber nicht.
Tatsache: Bei schlichtweg allem, was wir tun, gewinnen wir unsere Energie immer aus der Verbrennung von Fett und Glukose, wenn auch je nach Intensität der Bewegung zu unterschiedlichen Anteilen.

30 MINUTEN »VORGLÜHEN«
Gerücht: Mit dem ersten ist auch schon der zweite Mythos widerlegt, der behauptet, die Fettverbrennung beginne erst nach 30 Minuten sportlicher Bewegung.
Tatsache: Sie beginnt zusammen mit der Glukoseverbrennung unmittelbar – zum Beispiel, wenn Sie eine Treppe hinauflaufen.

IM SCHLAF TUT SICH GAR NICHTS
Gerücht: Während des Schlafens verbrennen wir keine Kalorien?
Tatsache: Die höchste Fettverbrennung im Verhältnis zur Glukoseverbrennung, also relativ gesehen, erzielt man, während man schläft. Absolut gemessen ist es aber so wenig Fett, dass wir uns nicht im buchstäblichen Sinne schlank schlafen können. Wichtig sind aber zwei Dinge:
> Guter Schlaf hilft uns bei der Gewichtsabnahme, schlechter Schlaf dagegen macht dick (siehe ab Seite 37).

> Je mehr Muskeln wir haben, desto mehr Kalorien verbrennen wir auch im Ruhezustand (siehe auch Seite 149).

GLÜCKSGEFÜHLE
Gerücht: Viele denken, dass die Hochgefühle beim Training, von denen Ausdauersportler schwärmen, nur ein rasch vorübergehender Kick sind und im Alltag schnell wieder verloren gehen.
Tatsache: Man weiß, dass bei Ausdauersportarten Glückshormone (unter anderem Endorphine) freigesetzt werden, die für das Glücksgefühl (auch »Runner's high«) beim Laufen verantwortlich sind. Diese Glücksbotenstoffe sind bis zu einer Woche nach dem Training nachweisbar.

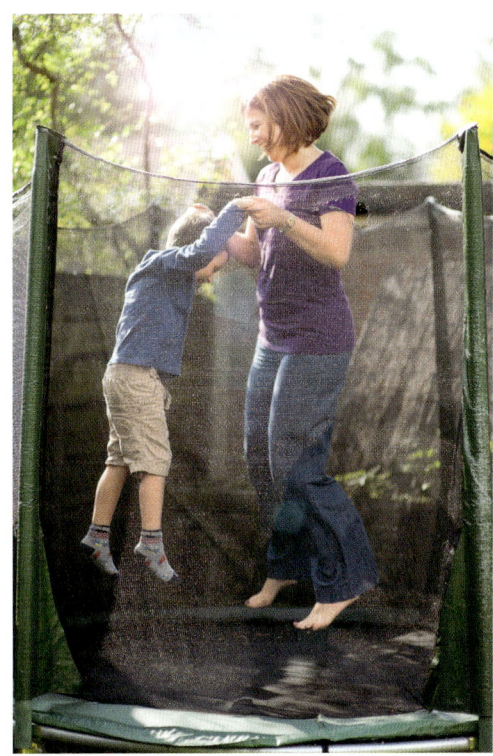

Bewegung ist auch dann wirkungsvoll, wenn sie uns entspannt und Spaß macht …

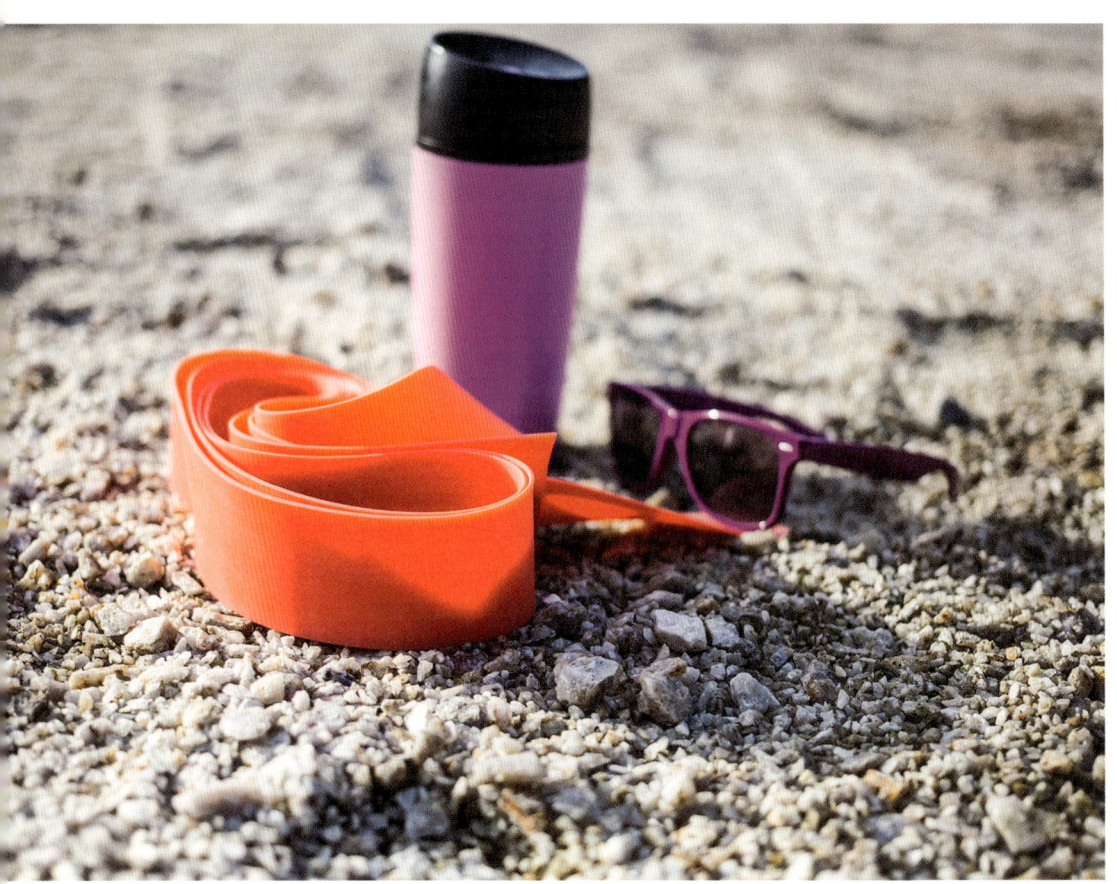

KRAFTTRAINING FÜR DIE MUSKELN UND DEN STOFFWECHSEL

Ausdauer ist die eine Seite der Medaille, Krafttraining die andere, um den Stoffwechsel in Gang zu bringen und Muskeln aufzubauen. Muskeln geben nicht nur Kraft, sondern sie verbrauchen auch mehr Kalorien als schlabbriges Bindegewebe, selbst in Ruhe. Wenn das keine Motivation ist! In meiner Praxis höre ich oft neidvolle Sätze wie diesen: »Mein Nachbar hat's gut, der hat einen schnellen Stoffwechsel und kann essen, was er will, ohne dick zu werden.« Seien Sie beruhigt, das ist kein Privileg Ihres Nachbarn, das können Sie auch, indem Sie Ihren Stoffwechsel durch gezieltes Krafttraining beschleunigen. Fakt ist, Muskeln verbrauchen im Körper am meisten Energie. Der Körper ist schlau und darum greift er die Muskelmasse auch als Erstes an, wenn gehungert wird, bei einer Diät oder auch bei Bewegungsarmut. So benötigt er insgesamt weniger Energie.

Bei Krafttraining denken viele gleich an Arnold Schwarzenegger und wundern sich, denn schlank und rank sieht er mit seinen Muskelpaketen ja wirklich nicht aus.

Dass man mit Kraftsport sein Gewicht reduzieren kann, sorgt immer wieder für Verwunderung. Lange Zeit galt die Vorstellung, dass nur Ausdauersportarten wie Joggen, Radfahren oder Schwimmen Pfunde schmelzen lassen und der Gesundheit zugutekommen. Krafttraining setzte man mit Bodybuilding gleich und womöglich noch mit dem Missbrauch muskelaufbauender Substanzen (Anabolika). Bodybuilding heißt aber einfach nur, seinen Körper aufzubauen, und muss ja nicht gleich übertrieben werden.

Heute weiß man, welche wichtige Rolle die Muskeln in unserem Körper spielen und welche positiven Auswirkungen das Krafttraining auf Gewicht und Gesundheit hat.

6 GRÜNDE FÜR REGELMÄSSIGES KRAFTTRAINING

Lassen Sie diese sechs guten Gründe einmal auf sich wirken. Dann kommt die Motivation wie von selbst.

KRAFTTRAINING KURBELT DEN STOFFWECHSEL AN

Ab dem 30. Lebensjahr verliert der Mensch jedes Jahr zirka ein Prozent seiner Muskelmasse. Ein 50-Jähriger hat also fast zehn Kilo weniger Muskeln, als er mit 20 Jahren hatte. Einfach deswegen, weil wir in den 30 Jahren dazwischen anderes zu tun hatten und inaktiver geworden sind. Vielleicht haben Sie selbst schon mal am eigenen Leib erlebt, wie schnell sich die Muskeln nach einer Woche Bettlägerigkeit, zum Beispiel aufgrund eines grippalen Infekts, abgebaut haben. Durch nur eine Woche Inaktivität kann nämlich die Muskelkraft um bis zu 50 Prozent schwinden. Neben der nachlassenden Kraft hat der Verlust der Muskelmasse im Alter noch eine andere Auswirkung, derer sich viele nicht bewusst sind, mit schwerwiegenden Folgen. Weil Muskeln so viel Energie in Form von Kalorien verbrauchen, benötigen wir im Alter, wenn wir dann weniger Muskelmasse haben, grundsätzlich weniger Kalorien.

Die Kalorienaufnahme müsste man also eigentlich an die abnehmende Muskelmasse anpassen. Das tun aber die wenigsten und das Ergebnis sieht man dann ganz deutlich am Bauch, an den Hüften und auf der Waage. Durch gezieltes Krafttraining hingegen kann man den Umfang der Muskeln (wieder) erhöhen und damit die Mitochondrienzahl in den Muskelzellen. Dadurch werden mehr Kalorien verbrannt.

Der Effekt hält genialerweise auch nach dem Krafttraining an. Mehr Muskeln verbrauchen mehr Energie, und das sogar in Ruhe, also auch beim Schlafen oder beim Fernsehschauen auf dem Sofa. Vier Kilogramm Muskelmasse verbrennen täglich 200 bis 250 Kalorien zusätzlich, auch an trainingsfreien Tagen. Im Jahr kommt man so auf mehr als 90 000 Kilokalorien, die zusätzlich verbrannt werden und nicht auf den Hüften landen. Ohne diese vier Kilogramm mehr Muskelmasse würden bei gleicher Energiezufuhr zirka 13 Kilogramm Fettgewebe gebildet werden.

Schlanke Menschen, die in diesem Sinne ihre Muskeln aufgebaut haben, können mehr essen, ohne zuzunehmen (nach obigem Beispiel täglich eine halbe Tafel Schokolade oder einen großen Obstsalat zusätzlich). Um 1 Kilo Fettgewebe zu verbrennen (zirka 7000 kcal), müsste man 14 Stunden lang joggen.

Ein gezieltes Krafttraining kann man in einem seriösen Fitness-Studio durchführen, in dem man sich vor Trainingsbeginn von einem professionellen Trainer anleiten lässt. Als Alternative können Sie auch meine Übungen mit dem Band zu Hause oder im Freien ausführen.

KRAFTTRAINING LÄSST FETTGEWEBE SCHMELZEN

Beim Krafttraining werden im Muskel Botenstoffe ausgeschüttet, die möglicherweise am Abschmelzen der unmittelbar über dem Muskel liegenden Fettschicht beteiligt sind. In der Folge schmilzt das Unterhautfettgewebe und zwar umso mehr, je größer der darunterliegende Muskel trainiert wird. Auf diese Weise lässt sich gegen Cellulite am Oberschenkel vorgehen oder aus dem Bierbauch mit entsprechendem Training ein Sixpack modellieren.

KRAFTTRAINING SENKT DEN BLUTDRUCK

Was noch vor einigen Jahren als unvorstellbar galt, wird heute in vielen Arztpraxen Patienten mit koronarer Herzerkrankung und Bluthochdruck empfohlen: Gewichte heben, also Krafttraining. Die Wirkung von Krafttraining bei leichtem Bluthochdruck ist vergleichbar mit einem der üblichen Bluthochdruckmedikamente. Wichtig ist, dass die Gewichte nicht zu schwer sind und dass beim Üben darauf geachtet wird, die Pressatmung (Luftanhalten und Pressen ohne auszuatmen) zu vermeiden. Krafttraining ist darum sinnvoll bei KHK und Bluthochdruck, weil sich durch den Trainingsreiz neue Blutgefäße bilden sowie bestehende Blutgefäße sich weiten. In der Folge sinkt der Gefäßwiderstand und das Blut kann wieder leichter durch die Gefäße fließen. Das entlastet das Herz, der Blutdruck sinkt. Krafttraining schützt auch genauso wie Ausdauertraining präventiv gegen Bluthochdruck.

Achtung: Bevor Sie als Bluthochdruckpatient oder Herzkranker mit Krafttraining beginnen, besprechen Sie bitte Ihr Vorhaben mit Ihrem behandelnden Arzt, Sportmediziner oder Herz-Kreislauf-Spezialisten und lassen Sie sich von diesem in der Folgezeit begleiten.

MUSKELN HALTEN DEN REPARATURBETRIEB AM LAUFEN

Im aktiven Muskel werden zirka 50 Substanzen zur Regeneration des Körpers produziert: Reparatur- und Wachstumsstoffe, die als Gegenspieler verschiedener Entzündungsgeschehen im Körper fungieren. Muskelaktivität wirkt darum einem vorzeitigen Abbau von Körperzellen entgegen und stärkt das Immunsystem. Auch erhöht sich die Zahl der Stammzellen, der wichtigsten Zellen für Reparaturvorgänge im Körper. Des Weiteren hat man beobachtet, dass sich das biologische Alter der Mitochondrien (der Zellorganellen, die für die Energiegewinnung zuständig sind) durch regelmäßiges Training verjüngt.

KRAFTTRAINING STRAFFT DIE HAUT

Krafttraining ist wirksamer als jede Schönheits-OP. Bei der Muskelkontraktion (vor allem bei der Zugbelastung) wird ein Signalstoff frei, der die Bildung des Strukturproteins Kollagen anregt. Dadurch werden Sehnen und Haut erneuert und gestrafft. Durch mehr Muskelmasse strafft sich außerdem die Haut über dem größeren Muskel und wirkt glatter.

KRAFTTRAINING GIBT STABILITÄT

Kräftigere Muskeln stabilisieren Gelenke und Bänder. Der Halteapparat des Körpers bekommt (wieder) mehr Stabilität und kann seiner Aufgabe besser nachkommen. Menschen, die regelmäßig Krafttraining ausüben, leiden weniger unter Rücken- und Nackenschmerzen und benötigen darum auch seltener ein Schmerzmittel. Die Körperhaltung verändert sich ebenfalls: Der Gang wird aufrechter, das Auftreten selbstbewusster. Trainierte Muskeln sorgen auch für eine gute Körperspannung. Darum treten Knochenbrüche bei krafttrainierten Menschen seltener auf, dank ihrer Muskeln sind sie besser und schneller in der Lage, sich bei einem Sturz rechtzeitig abzufangen und zu stabilisieren.

SO TRAINIEREN SIE IHRE KRAFT EFFIZIENT

Was beim Ausdauertraining verhindert werden sollte, setzt beim Krafttraining einen erwünschten Reiz: bis an seine Grenzen zu gehen. Denn der Muskel muss an seine Belastungsgrenze gebracht werden, um wachsen zu können. Dafür sollten Sie den Muskel so trainieren, dass er sauer wird. Also brennt. Im Fitnessstudio lässt sich dies gut praktizieren: Stellen Sie das Gewicht oder die Übungsmaschine so ein, dass Sie eine Trainingseinheit höchstens zwölf Mal am Stück durchführen können. Für ein dreizehntes Mal sollte Ihre Kraft nicht mehr reichen. Warten Sie eine Minute und machen Sie anschließend bis zu vier Durchgänge mit jeweils einer einminütigen Pause dazwischen. Eventuell reduzieren Sie die Anzahl der Trainingsreize von zwölf auf zehn Mal. Wenn Sie die Effizienz noch weiter steigern wollen, dann verringern Sie nach vier Durchgängen das Gewicht um 20 Prozent und trainieren noch einmal so lange, bis Sie nicht mehr können. Haben Sie in diesem Durchgang den Bizeps trainiert, dann ist jetzt der muskuläre Gegenspieler, der Trizeps, an der Reihe oder umgekehrt. Sie können auch, um Zeit zu sparen, den Gegenspieler in den einminütigen Pausen trainieren, sodass Sie durchgehend in Aktion sind. Dieses Vorgehen empfehle ich auch bei den ab Seite 153 gezeigten Übungen. Wichtig für den Trainingserfolg ist, dass nach jeder Übung die trainierte Muskelpartie wirklich etwas »brennt«.

Auch wenn Sie das Gefühl haben, dass der Muskel direkt nach der Übung schon voluminöser erscheint, ganz so schnell geht es dann doch nicht. Der Muskel kann dicker wirken und intensiver zu spüren sein, weil er während des Trainings stark durchblutet wird.

Der wirkliche Muskelaufbau, die sogenannte Superkompensation, setzt in den darauffolgenden 48 Stunden ein. Dazu ist es wichtig, dem Muskel in dieser Zeit Ruhe zu gönnen. Eventuell spüren Sie einen leichten Muskelkater am nächsten Tag, dieser spricht dafür, dass Sie sich ausreichend belastet haben. Bitte ausdrücklich keine entzündungshemmenden oder schmerzstillenden Medikamente einnehmen, diese bremsen den Muskelaufbau aus. Zwei Tage Pause nach einem Krafttraining machen also Sinn. Ausdauertraining wie Joggen oder Radfahren hingegen sind in dieser Zeit durchaus vorteilhaft.

FUTTER FÜR DIE MUSKELN

Damit sich Ihre Muskeln nach dem Training regenerieren können und im Anschluss wachsen, empfehle ich in den ersten zwei Stunden nach dem Training zehn Gramm Eiweiß (etwa in 300 ml Milch, 100 g Magerquark oder in einem Doc-Smoothie (siehe Seite 114). Alkohol dagegen ist nach dem Krafttraining tabu, er verzögert den Erholungseffekt der Muskeln und mindert den Trainingserfolg.

TRAINING OHNE GERÄTE UND FÜR EILIGE

Viele scheuen eine Mitgliedschaft in einem Fitnessstudio, sei es aus finanziellen oder organisatorischen Gründen. Oft fehlt schlicht die Zeit, wenn sich das Studio weit entfernt von der Arbeitsstätte oder zu Hause befindet. Trainingsgeräte für zu Hause sind auch oftmals aus Platzgründen oder aus finanziellen Erwägungen heraus keine Alternative. Sollte dies der Fall sein oder Sie täglich nur fünf Minuten Zeit erübrigen können, dann empfehle ich Ihnen die Übungen auf den folgenden Seiten. Alle Übungen trainieren nicht nur einen bestimmten Muskel, sondern immer die gesamte Muskelgruppe. Dadurch erhöht sich die Stabilität des gesamten Körpers. Die Ruderübung beispielsweise trainiert Rücken, Arme, Gesäß und Oberschenkelmuskulatur in einem. Bei den Übungsbeschreibungen wird nicht jeder Muskel einer Muskelgruppe explizit genannt, sondern nur der Muskel, der im Fokus des Trainings steht und durch den Bewegungsablauf besonders angesprochen wird. Sinnvoll ist es, nicht zwei Übungen für die gleichen Muskelgruppen nacheinander zu machen. Trainieren Sie möglichst abwechslungsreich, damit unterstützen Sie den Muskelaufbau

DAS RICHTIGE BAND

Für die Trainingsband-Übungen eignen sich mein Muskelband, das Thera-Band® oder Deuserband®. Es gibt sie in verschiedenen Stärken, die durch unterschiedliche Farben gekennzeichnet werden. Ich empfehle für die Kraftübungen für Frauen eines von meinen grünen Muskelbändern, für Männer zwei. Das entspricht dem Thera-Band® der Farbe Rot (mittelschwer) für Frauen und der Farbe Blau (schwer) für Männer.

DIE RICHTIGE SPANNUNG

Anfänger sollten über zwei Wochen bei den Übungen darauf achten, nicht mit großer Bandspannung zu arbeiten. Das bedeutet: Machen Sie lieber mehr Wiederholungen von der leichten Variante (12 bis 24 Einheiten), als mehr Kraft einzusetzen.

Fortgeschrittene können mit der schwersten Variante zwölf Wiederholungen durchführen oder bis an ihre Grenze trainieren, das gilt zum Beispiel für Situps und Liegestütze. Der Effekt lässt sich steigern, indem Sie im Anschluss an die Übung mit großer Kraft noch eine Einheit der leichteren Variante oder beim Band mit weniger Bandspannung anhängen. Der Zyklus sollte dreimal wiederholt werden (also 3 Serien).

LOCKER BLEIBEN IM ALLTAG

Ich zeige Ihnen auf den folgenden Seiten Übungen für die Muskeln und für die Faszien (siehe Seite 164), die Sie leicht zu Hause durchführen können. Bewegung sollte außerdem nicht nur in der Freizeit nach Feierabend, sondern auch in den (Büro-)Alltag eingebaut werden. Tägliches stundenlanges Sitzen – vor allem vor dem Computerbildschirm – belastet Schultern und Rücken, Nacken, Arme, Hände, Gelenke und Augen. Darum finden Sie auch viele Übungen, die Sie problemlos in den Arbeitsalltag integrieren können.

Gehen Sie in diesem Sinne auch zwischendurch (Frühstücks-/Mittagspause, am späten Nachmittag, wenn der Arbeitstag doch länger wird als geplant) für einige Minuten beiseite. Vielleicht gibt es ein Zimmer, dessen Türe Sie schließen können, oder einen Flur, der nicht so frequentiert wird. Optimal ist es, wenn Sie die Übungen an der frischen Luft oder bei geöffnetem Fenster durchführen.

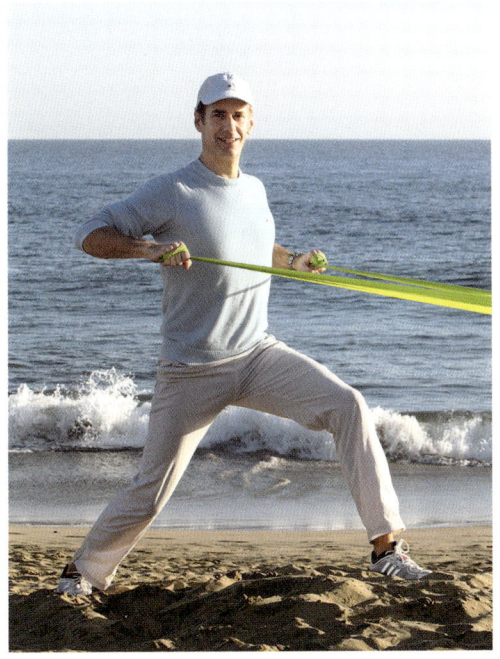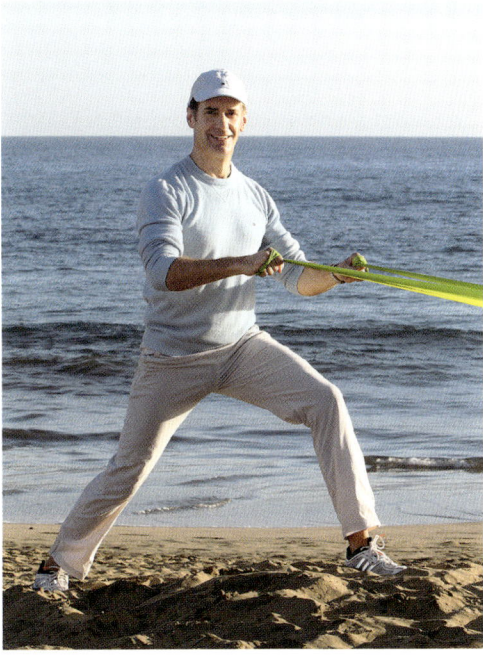

RUDERN

Diese Kombinationsübung kräftigt Arme, Beine, Rumpf, Schultern und Rücken.

> Befestigen Sie das Trainingsband an Heizung, abgeschlossener Tür, an einem Baum (dann bitte ein Tuch unterlegen, sonst kann das Band reißen), an einem Geländer oder einer Parkbank.

> Greifen Sie die beiden Bandenden, gehen Sie in Schrittstellung (ein Bein weiter nach vorne stellen) und dann ein wenig in die Hocke (bis zu 90 Grad angewinkelte Knie). Das trainiert in einem die Oberschenkel und den Po.

> Heben Sie die Ellenbogen und ziehen Sie das Band mit beiden Händen langsam nach hinten.

> Zwei Sekunden halten, dann die Arme wieder strecken, aber so, dass immer noch Spannung auf dem Band ist.

> Intensivieren Sie die Übung, indem Sie ein paar Schritte von der Befestigung weg gehen, sodass eine höhere Zugspannung entsteht. Führen Sie den Bewegungsablauf bis zu zwölfmal durch.

> Dann Beine wechseln (jetzt das andere Bein nach vorne stellen).

Tipp: Achten Sie zusätzlich darauf, beim Ziehen auszuatmen und beim Nachgeben einzuatmen. Wenn das alles gut klappt, dann noch den Bauch bei der Übung anspannen – so haben Sie wirklich eine Ganzkörperübung.

BUTTERFLY

Diese Übung kräftigt Brust-, Bauch- und Beinmuskulatur.

> Befestigen Sie das Trainingsband wieder an Heizung, abgeschlossener Türe, an einem Baum (dann bitte ein Tuch unterlegen, sonst kann das Band reißen), Geländer oder einer Parkbank.
> Drehen Sie sich dann um, sodass sich das Band hinter Ihrem Körper befindet.
> Greifen Sie die beiden Bandenden, gehen Sie in Schrittstellung (ein Bein weiter nach vorne stellen) und dann ein wenig in die Hocke (angewinkelte Knie bis zu 90 Grad).
> Ziehen Sie nun das Band mit angewinkelten Armen langsam nach vorne, zählen Sie dabei »ein-und-zwanzig, zwei-und-zwanzig«.
> Die Hände sollen vor dem Körper noch schulterbreit voneinander entfernt sein.
> Atmen Sie aus, während Sie das Band nach vorne ziehen, und ein, wenn Sie die Arme wieder hinter den Körper nehmen. Ihre Bauchmuskulatur sollte während der Übung fest angespannt sein.

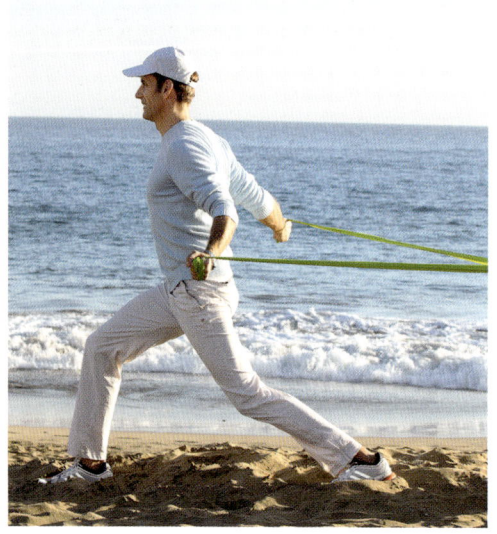
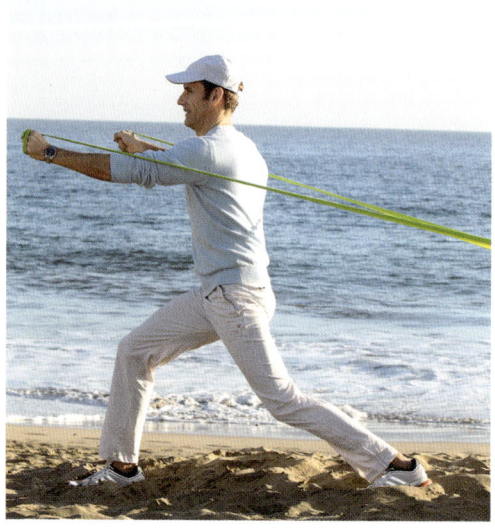

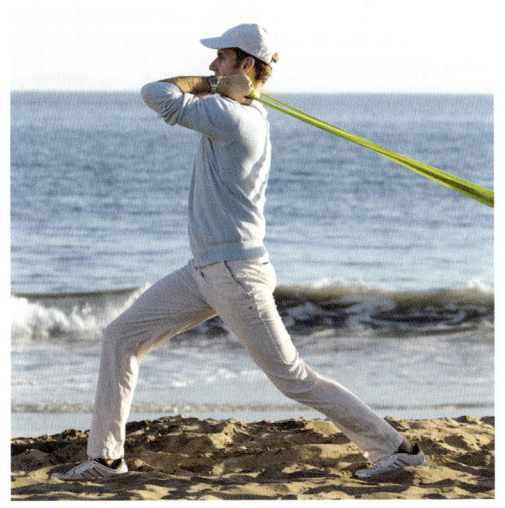
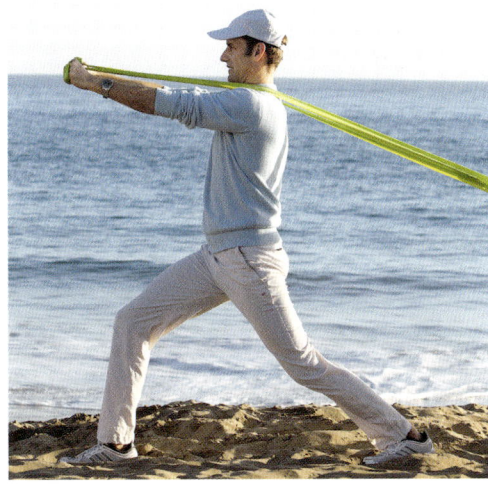

WINKEARM

Diese Übung trainiert den Trizeps (Muskel an der Oberarmrückseite).

> Befestigen Sie das Trainingsband an Heizung, abgeschlossener Türe, an einem Baum (dann bitte ein Tuch unterlegen, sonst kann das Band reißen), an einem Geländer oder einer Parkbank.
> Drehen Sie sich dann um, sodass sich das Band hinter Ihrem Körper befindet.
> Greifen Sie die beiden Bandenden, gehen Sie in Schrittstellung (ein Bein weiter nach vorne stellen) und dann ein wenig in die Hocke (angewinkelte Knie bis zu 90 Grad).
> Strecken Sie beide Unterarme nach vorne, sodass die Oberarme parallel sind.
> Dann winkeln Sie die Unterarme langsam wieder nach hinten ab.
> Achten Sie darauf, Ihre Bauchmuskulatur schön mit anzuspannen!

WASSER UND KÄLTE

Neben Sport und gutem Essen gibt es noch weitere Methoden aus der Naturheilkunde, die Erkrankungen bessern und Erkältungen vorbeugen können. Dazu gehören allen voran die Kneippschen Methoden mit kalten (Wasser-)Anwendungen. Als Steigerung hat sich in den letzten Jahren die Kältekammer mit -110 °C etabliert. Quasi Kneipp 4.0. Wir sehen in unserer Praxis, dass Erkrankungen wie Rheuma, Fibromyalgie und die Leistungsfähigkeit bei Sportlern sich bessern und die Infektanfälligkeit geringer wird.

SCHRÄGE BAUCHMUSKULATUR

Diese Übung festigt den Rumpf und trainiert gezielt die schräge Bauchmuskulatur.
> Stellen Sie sich gerade hin, die Füße mehr als schulterbreit auseinander, gehen Sie leicht in die Hocke. Mit dem linken Fuß stehen Sie auf der Mitte eines Muskelbandes, das sich vor dem Körper befindet. Spannen Sie die Bauchmuskeln an.
> Halten Sie die beiden Enden des Bandes auf Höhe des linken Knies. Führen Sie Ihre Arme dann nach rechts oben. Drehen Sie den ganzen Körper mit.
> Anschließend die Seite wechseln.

SCHULTERN

Diese Übung trainiert Schulter- und Nackenmuskulatur.
> Stellen Sie sich gerade hin, die Füße mehr als schulterbreit auseinander, gehen Sie leicht in die Hocke. Mit dem linken Fuß stehen Sie auf der Mitte eines Muskelbandes. Spannen Sie die Bauchmuskeln an.
> Ein Bein ist vorne, das andere hinten. Ziehen Sie das Band mit beiden Armen langsam nach oben, bis die Unterarme auf Schulterhöhe sind. Beim Nach-oben-Ziehen gleichzeitig

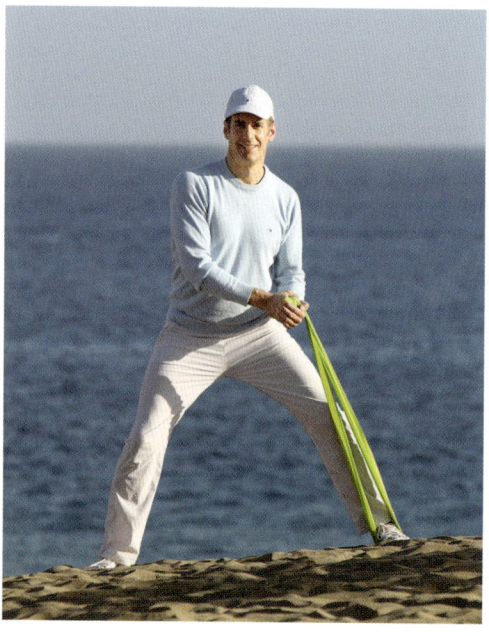

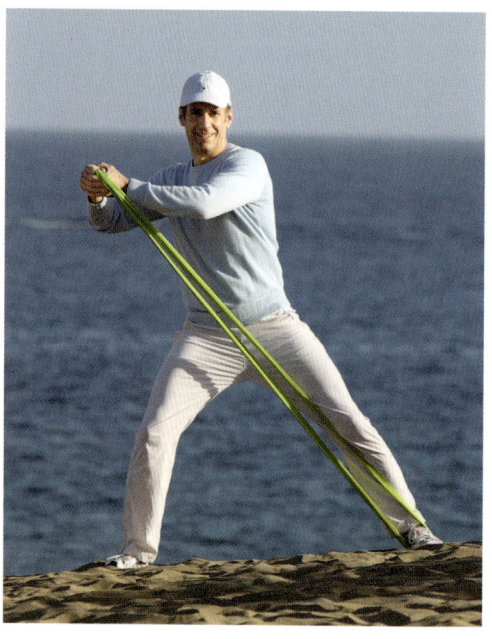

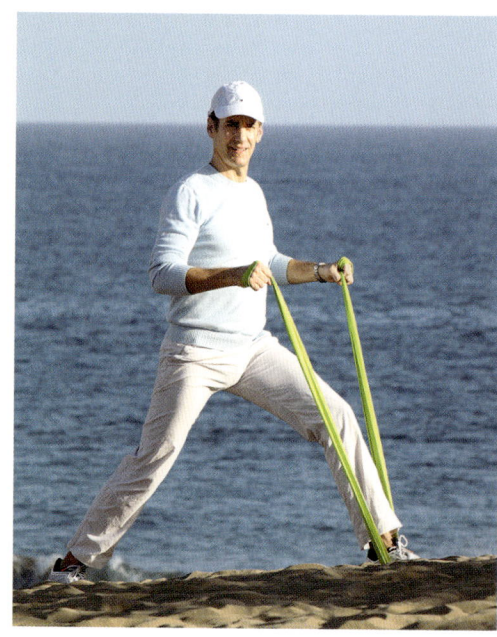

KRAFTTRAINING FÜR DIE MUSKELN UND DEN STOFFWECHSEL 157

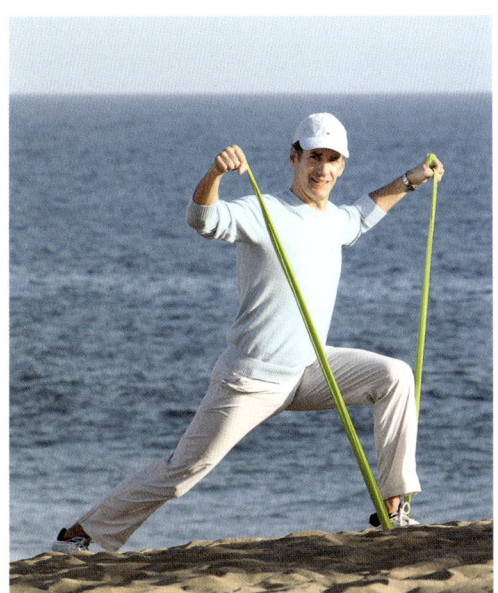

> Die Bewegung geht nach unten und wieder nach oben.
> Dann die Seite wechseln.

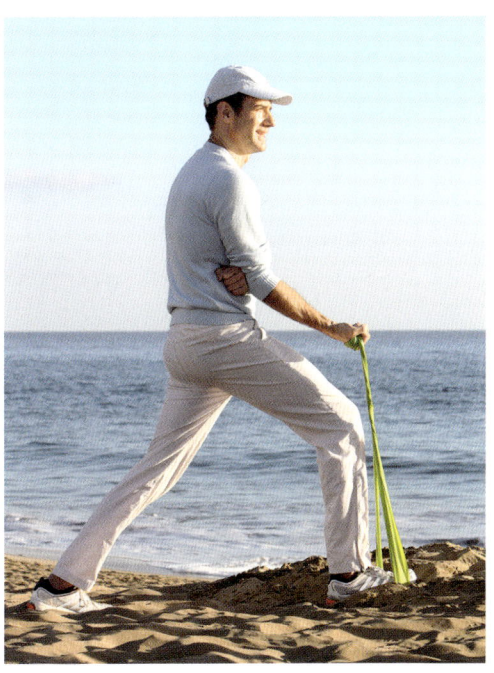

ein wenig die Knie beugen – das festigt zusätzlich Beine und Po.
> Senken Sie dann Ihre Unterarme langsam wieder ab, aber nur so weit, dass Ihr Schultermuskel noch etwas angespannt bleibt.

BIZEPS

Diese Übung festigt die Oberarme, bei Männern und Frauen!
> Stellen Sie sich gerade hin, die Füße mehr als schulterbreit auseinander, gehen Sie leicht in die Hocke. Mit dem rechten Fuß stehen Sie auf der Mitte eines Muskelbandes, das sich vor dem Körper befindet. Spannen Sie die Bauchmuskeln an.
> Machen Sie mit dem rechten Fuß einen Ausfallschritt nach vorne. Die linke Hand klemmen Sie unter den rechten Ellenbogen, um diesen abzustützen, in der rechten Hand halten Sie das Band.
> Der rechte Arm ist anfangs fast gestreckt und wird dann nach oben Richtung Brust angewinkelt.

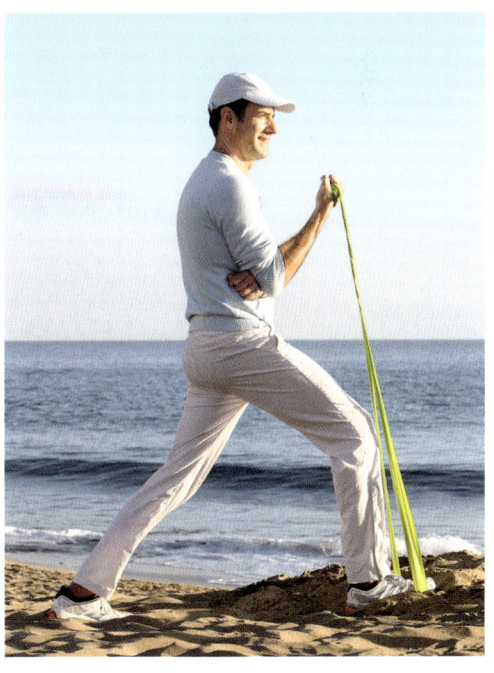

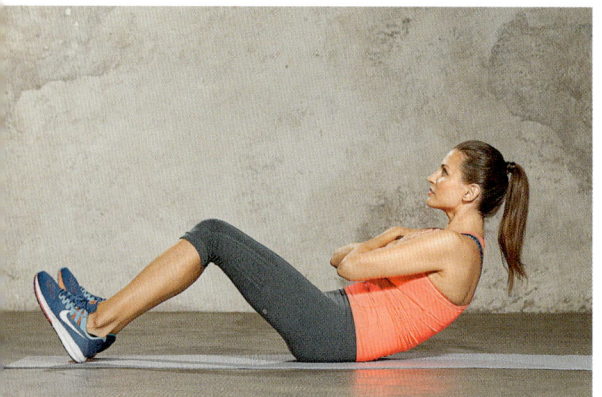 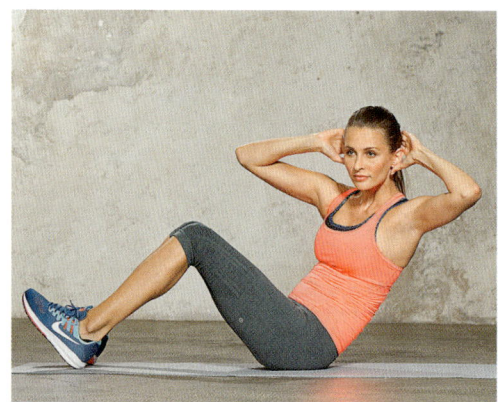

GERADE BAUCHMUSKELN

Diese Übung kräftigt zusammen mit der nächsten die Bauchmuskulatur und ist sinnvoll als Ergänzung zur Rückenübung, gerade wenn Sie unter Rückenschmerzen leiden.

> Legen Sie sich auf den Rücken. Stellen Sie die Beine angewinkelt auf, die Füße sind dabei schulterbreit auseinander.

> Nehmen Sie die Arme vor die Brust. Heben Sie dann den Oberkörper leicht an, die Lendenwirbelsäule bleibt dabei flach auf dem Boden. Hals und Kinn bleiben gestreckt.

> Senken Sie anschließend die Schulterblätter wieder ab, aber ohne dass sie den Boden berühren. Heben und senken Sie den Oberkörper 20-mal.

Steigern Sie sich pro Woche, die Anzahl der Wiederholungen ist nach oben offen, bis zur Ermüdung.

SCHRÄGE BAUCHMUSKELN

> Setzen Sie sich auf den Boden. Stellen Sie die Beine angewinkelt auf, die Füße sind dabei schulterbreit auseinander.

> Nehmen Sie die Arme seitlich am Kopf hoch bis auf Höhe der Ohren.

> Führen Sie den rechten Ellbogen in Richtung linkes Knie, dann umgekehrt. Der Oberkörper bleibt dabei aufrecht, die Bewegung ist langsam und kontrolliert.

> Wiederholen Sie die Bewegung so oft sie können, Steigerungen erwünscht, dann die Seite wechseln.

KRAFTTRAINING FÜR DIE MUSKELN UND DEN STOFFWECHSEL

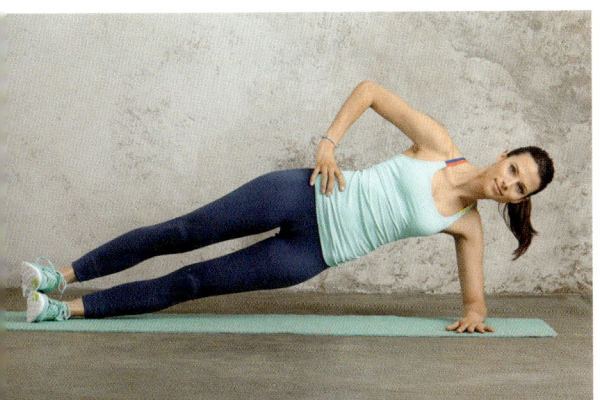

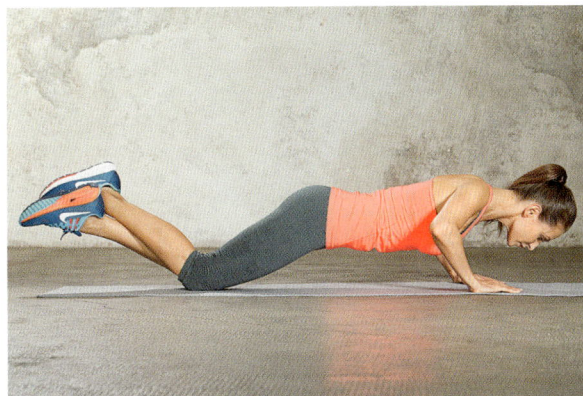

UNTERARMSTÜTZ

Er kräftigt die seitliche Rumpfmuskulatur sowie die seitliche Po- und Beinmuskulatur.
> Legen Sie sich auf die linke Seite und stützen Sie sich auf den linken Unterarm. Nur die Füße berühren ebenfalls den Boden.
> Heben Sie nun das Becken an, sodass Ihr ganzer Körper auf den Unterarm gestützt eine gerade Linie bildet.
> Dann das Becken langsam absenken, aber nicht ablegen – 12-mal wiederholen.
> Jetzt ist die andere Seite dran.

LIEGESTÜTZ

Diese bewährte Übung kräftigt Brustmuskulatur, Trizeps und Rumpfmuskulatur. Es gibt eine leichte, die klassische mittlere und eine schwere Variante.

Leichte Variante:
> Knien Sie sich auf eine Matte und stützen Sie den Oberkörper mit gestreckten Armen auf Ihren Händen ab.
> Dann senken Sie den Oberkörper ab, bis das Kinn fast den Boden berührt.
> Drücken Sie sich dann wieder mit den Armen hoch, bis diese fast gestreckt sind.
> Wiederholen Sie die Bewegung anfangs so oft es geht, das Ziel sind 20 Liegestütze.

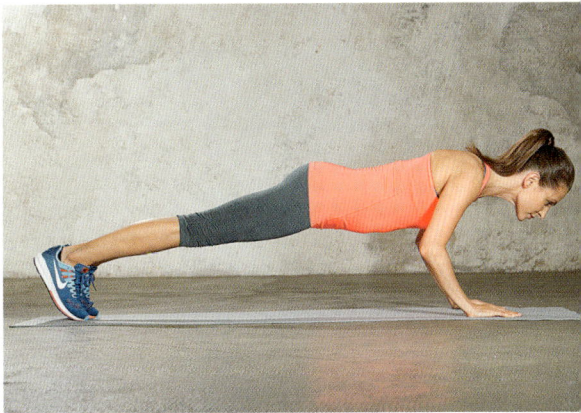

Mittelschwer: der klassische Liegestütz:
> Der Körper bildet eine gerade Linie von den aufgesetzten Zehen bis zu den Händen, die Arme sind gestreckt.
> Die Arme abwinkeln bis das Kinn fast den Boden berührt.
> Dann den Körper wieder hochdrücken, sodass die Arme gestreckt sind.
> Das Ziel: bis zur Ermüdung zu trainieren. Danach eventuell noch ein paar mit aufgesetzten Knien nachlegen.

Schwere Variante:
Der klassische Liegestütz mit weiter auseinandergestellten Händen (mehr als schulterbreit), das trainiert die Brustmuskeln intensiver. Absolute Profis machen einhändig Liegestütz.

DEHNÜBUNGEN

Sie erhöhen die Beweglichkeit, halten die Muskeln geschmeidig und verhindern schmerzhafte Verspannungen oder lösen sie ein wenig.

NACKEN- UND SCHULTERMUSKULATUR

> Greifen Sie mit der linken Hand Ihre rechte Schläfe und ziehen Sie den Kopf nach links. Gleichzeitig ziehen Sie Ihre rechte Schulter nach unten.
> Halten Sie die Dehnung mindestens 15 Sekunden, wechseln Sie dann die Seite.

RÜCKEN UND BEINRÜCKSEITEN

> Beugen Sie sich im Stehen mit durchgedrückten Beinen langsam nach vorn, als wollten Sie Ihre Schuhe zubinden.
> Versuchen Sie, mit den Händen den Boden zu berühren. Wenn Sie es zunächst nur bis zu den Knien oder Unterschenkeln schaffen, ist das auch in Ordnung.
> Bleiben Sie in der Endposition mindestens 15 Sekunden lang.

Sie werden sehen, dass Sie sich bei täglicher Übung immer weiter dehnen können. Vielleicht gelingt es Ihnen eines Tages, die Hände flach auf den Boden aufzulegen.

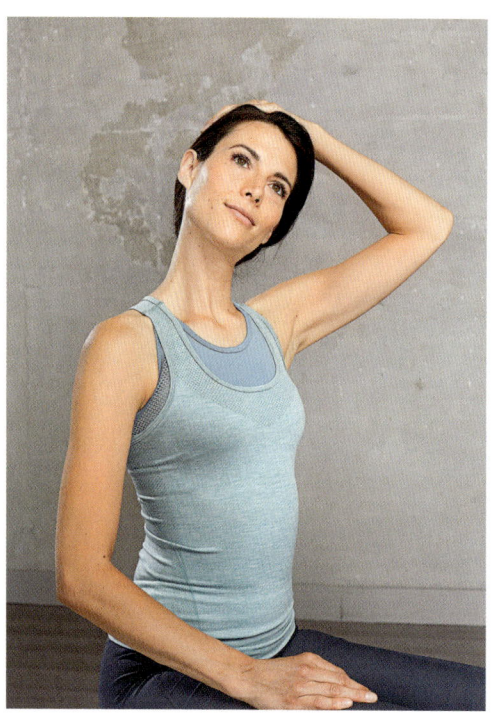
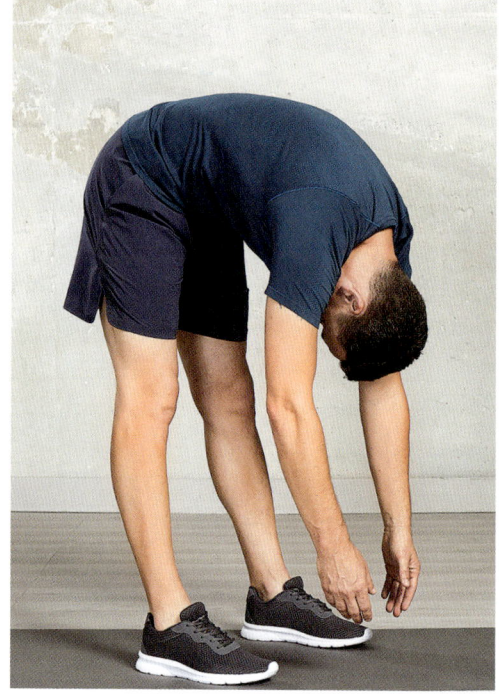

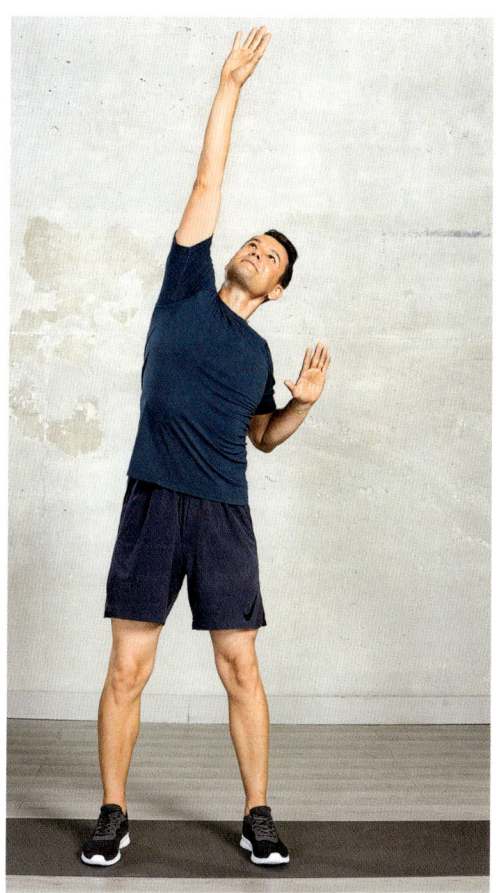

ARME UND WIRBELSÄULE

> Sie stehen mit weit gegrätschten Beinen.
> Bringen Sie Ihren ausgestreckten linken Arm so weit wie möglich zum linken Fuß. Gleichzeitig geht der rechte Arm nach oben, Ihr Blick folgt der Hand.
> Spüren Sie die Dehnung im Rücken und in den Schultern. Atmen nicht vergessen!
> Nun richten Sie sich langsam wieder auf und wiederholen das Ganze zur anderen Seite.
> Pro Seite 3-mal dehnen.

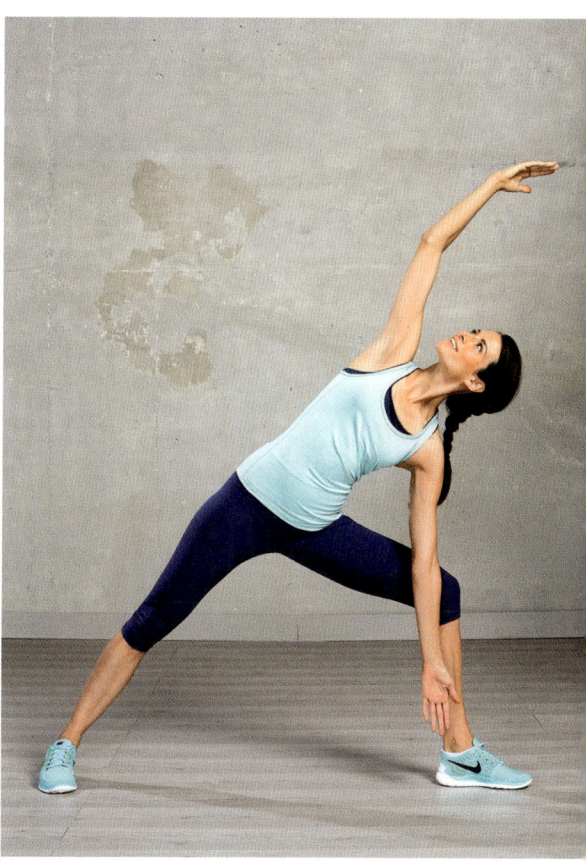

APFELERNTE

> Im stabilen hüftbreiten Stand greifen Sie im Wechsel der Hände über sich in die Luft, als würden Sie Äpfel von einem Baum pflücken und sich dafür mächtig strecken.
> Das Becken bleibt stabil, der Blick ist nach oben oder geradeaus gerichtet.
> Spüren Sie die Verlängerung des seitlichen Rumpfes und der Arme.
> Pflücken Sie 3-mal 20–30 Äpfel.

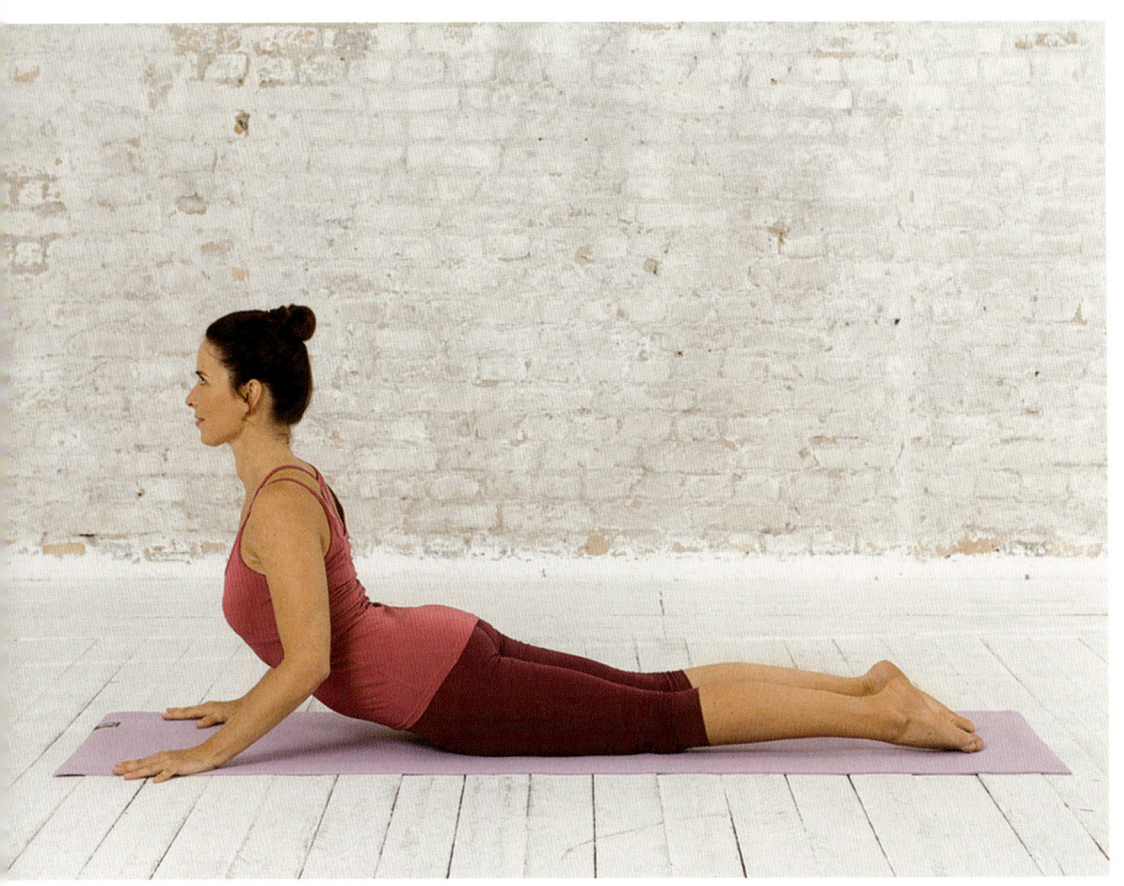

WELLNESS-MOVES: ENTSPANNTER KÖRPER, AUSGEGLICHENER GEIST

Hier finden Sie ein kleines Programm mit wohltuenden Bewegungsanreizen, die weder viel Platz noch viel Vorbereitung brauchen. Alle Übungen lassen sich wunderbar in den Alltag einbauen, wo Sie auch gerade sind. Yoga-Asanas, Faszienübungen, kleine Lockerungs- und Augenübungen halten Körper und Geist beweglich – und schenken garantiert mehr frische Energie als ein Schokoriegel oder die x-te Tasse Kaffee!

YOGA-ASANAS

Das indische Hatha-Yoga ist ein Training, das den ganzen Körper dehnt, kräftigt und entspannt und zugleich die Psyche in Balance bringt. Von allen Yogastilen ist Hatha-Yoga hierzulande am üblichsten. Erwiesen ist die positive Bedeutung für die körperliche und geistige Gesundheit. So stärkt Yoga unter anderem Herz-Kreislauf- und Immunsystem und die Konzentrationsfähigkeit.

Im Yoga werden Körperhaltungen (Asanas) mit Atemübungen (Pranayama) verknüpft. Konzentrations-, Entspannungs- und Regenerationsübungen wechseln sich in einer Yogastunde miteinander ab.
Zwischen zwei Übungen entspannen Sie sich für ein paar Minuten tief. Legen Sie sich dafür auf den Rücken, strecken Sie die Beine gerade aus, weit gespreizt, die Zehenspitzen schauen nach außen. Legen Sie die gestreckten Arme neben dem Körper ab, die Handflächen sind geöffnet und zeigen nach oben. Schließen Sie die Augen und atmen Sie tief in den Bauch mehrmals ein und aus. Lassen Sie sich so »in den Boden sinken«.

KOBRA (BHUJANGASANA)

Diese Übung wirkt unter anderem verdauungsfördernd und rumpfstärkend.
Siehe großes Bild auf der linken Seite.
> Legen Sie sich auf den Bauch, die Beine sind gestreckt und liegen eng aneinander.
> Stellen Sie die Handflächen auf der Matte neben den Schultern auf.
> Ziehen Sie beim Ausatmen den Bauch Richtung Wirbelsäule und heben Sie den Kopf nach oben hinten. 5 Atemzüge halten.
Für Fortgeschrittene: Versuchen Sie, die Hände neben den Schultern einige Zentimeter anzuheben und zu halten.

KRIEGER (VIRABHADRASANA)

Diese Übung sorgt für Standfestigkeit, sowohl körperlich als auch geistig. Sie stärkt das Selbstbewusstsein und die Widerstandskräfte.
> Stehen Sie mit schulterbreit geöffneten Beinen. Die Arme seitlich ausstrecken, die Handflächen zeigen zum Boden.
> Drehen Sie den rechten Fuß 90 Grad, den linken 45 Grad nach rechts. Hüften, Brust und Schulter drehen ebenfalls nach rechts, der Oberkörper zeigt zum rechten Fuß.
> Atmen Sie ein und nehmen Sie die Arme über den Kopf, die Handflächen berühren sich und bilden ein »Schwert«.
> Atmen Sie aus und machen Sie mit dem rechten Bein einen Ausfallschritt nach vorne. Richten Sie den Blick nach oben auf ihr Schwert. 5 Atemzüge halten.
> Strecken Sie das rechte Bein und senken Sie die Arme. Nun die Seite wechseln.

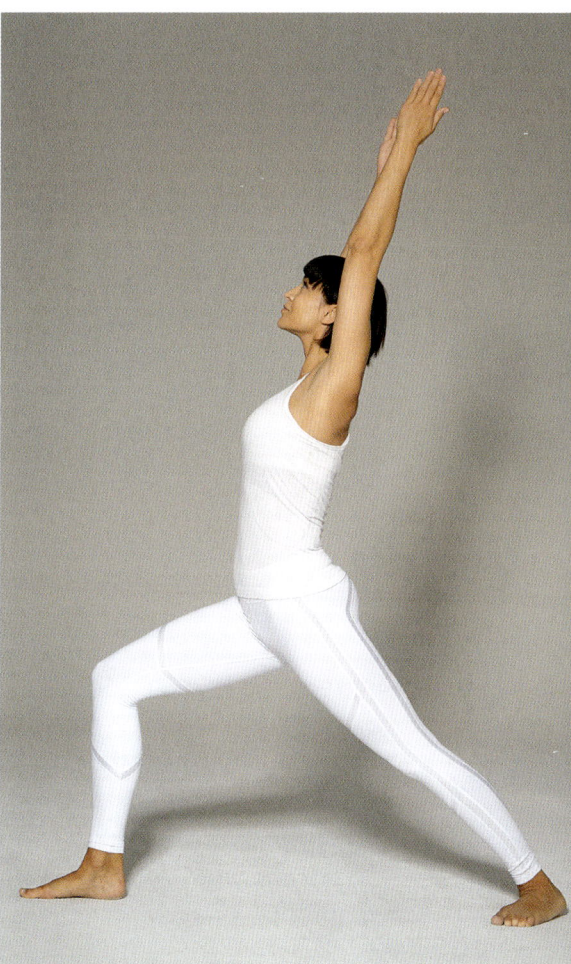

Die klassische Asana »Krieger« stärkt den Körper und die gesamte Persönlichkeit.

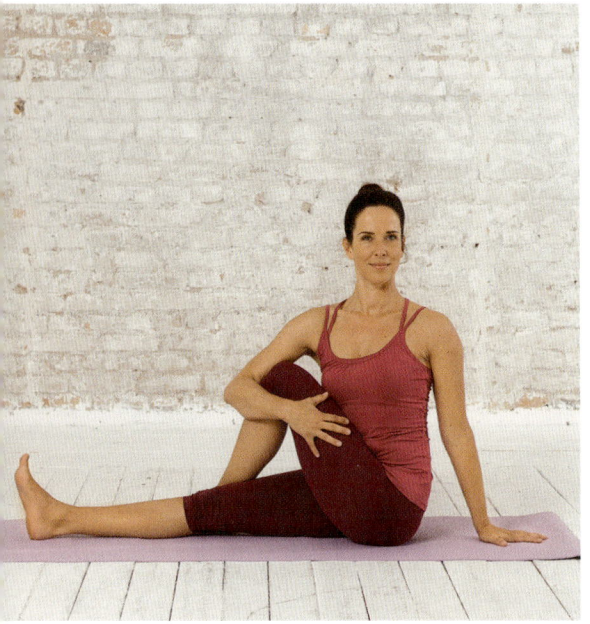

nach vorne beugen und die Hände auf den Beinen oder Füßen ablegen – je nachdem, wie weit Sie die Wirbelsäule dehnen können.
> Atmen Sie tief in den Bauch ein und gehen Sie mit jedem Atemzug tiefer in die Dehnung
> Nach 5 Atemzügen zurück in die Ausgangsposition kommen, nach Belieben wiederholen.

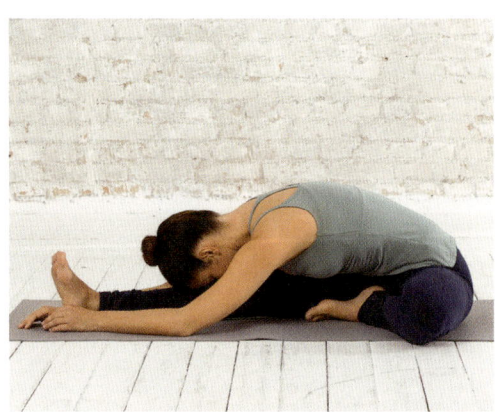

HALBER DREHSITZ (ARDHA MATSYENDRASANA)

Diese Übung hält die Wirbelsäule flexibel.
> Winkeln Sie im Sitzen auf der Matte das linke Bein so an, dass der linke Fuß neben der rechten Gesäßhälfte zum Liegen kommt.
> Heben Sie das rechte Bein über das linke und stellen Sie den Fuß neben das linke Knie.
> Umfassen Sie mit dem linken Unterarm das rechte Knie und stellen die rechte Hand hinter dem Rücken auf die Matte. Der Blick geht nach rechts.
> 5 Atemzüge halten, dann die Seite wechseln.

SITZENDE VORWÄRTSBEUGE (PASCHIMOTTANASANA)

Diese Übung ist gut für Beine und Rücken.
> Sie sitzen mit geradem Rücken auf Ihren Sitzbeinhöckern. Ziehen Sie ein Bein heran, wenn Sie möchten. Atmen Sie ein.
> Drücken Sie Beine und Knie in die Matte. Dann den Oberkörper aus der Hüfte heraus

DIE FASZIEN PFLEGEN

Faszien sind sehr feine Bindegewebsstrukturen, die den ganzen Körper wie ein Netz durchziehen. Sie umhüllen Muskeln, Muskelfasern, Knochen und Organe. Durch Stress, Unterforderung und Entzündungen können Faszien, die normalerweise glatt und geschmeidig sind, in ihrer Struktur angegriffen werden, reißen, verkleben und übereinanderrutschen. Diese Verklebungen lassen sich wieder lösen, indem man zweimal in der Woche für jeweils zehn Minuten die Faszien durch gezielte Übungen stimuliert. Durch diese Impulse bildet sich an den Tagen nach dem Üben neues elastisches Kollagen. Bis die Strukturen sich vollständig erholt haben, dauert es zwar ein paar Monate, die Schmerzen bessern sich aber oft schon nach ein paar Tagen bis Wochen. Muskeln und Sehnen werden beweglicher, das Körpergefühl verbessert sich und die Verletzungsgefahr, die vorher durch Steifigkeit und Unflexibilität des Körpers gegeben war, wird verringert. Hier finden Sie zum Ausprobieren einige Faszien-Übungen. Mehr davon gibt es zum Beispiel in den ab Seite 196 empfohlenen Büchern.

ELASTISCHE SPRÜNGE

> Auf einem oder auf beiden Beinen einen halben Meter in die Höhe springen und den Sprung sanft abfedern, wenn Sie wieder auf dem Boden aufkommen.

MIT DEN ARMEN RUDERN

> Machen Sie ausschweifende Ruderbewegungen mit den Armen, vor und zurück.

DIE FASZIEN DEHNEN

> Stellen Sie den rechten Fuß auf einer Stuhlfläche ab. Beugen Sie den Oberkörper nach vorne Richtung Stuhllehne, Sie können sich dabei an der Lehne festhalten und sich sanft nach vorne ziehen.

> Vertiefen Sie die Dehnung sanft, von den Fingerspitzen bis zu den Zehen. Variieren Sie dabei immer mal wieder die Achse ein wenig, das heißt, den Oberkörper um zirka 15 Grad mehr nach links oder rechts dehnen.

DIE FASZIEN LOCKERN

Verklebungen und kleine Ödeme (Wasseransammlungen im Gewebe) lassen sich sanft lösen, wenn man über einen Tennisball oder eine Faszienrolle (Sporthandel) rollt.

> Legen Sie sich dazu auf die rechte Seite. Legen Sie die Faszienrolle unter die Hüfte und stützen Sie sich mit dem rechten Unterarm auf dem Boden ab.

> Rollen Sie von der Hüfte bis zur Mitte des Oberschenkels über die Rolle. Der Oberschenkelmuskel bleibt dabei ganz entspannt.

> Sie können Ihr Gewicht auf den Unterarm verlagern, sodass Sie damit spielen können, wie viel Druck auf den Oberschenkel wirkt.

> Bei sehr verhärteten Stellen langsam rollen. Schmerzhafte Stellen sanft ausrollen.

> Dann die Seite wechseln.

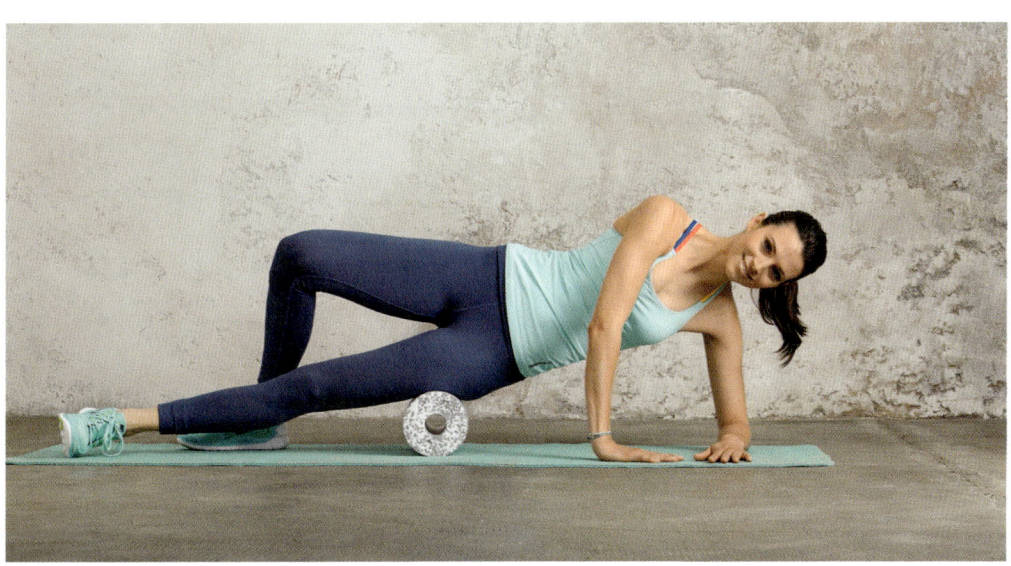

BEWEGUNG AM ARBEITSPLATZ

Die heutige sitzende Gesellschaft – 17 Millionen Deutsche verbringen den Arbeitsalltag vorwiegend sitzend, und das mehrheitlich vor dem Computerbildschirm – schadet ihrer Gesundheit. Vor allem für Büroarbeitsplätze gilt: Nirgendwo bewegen wir uns weniger. Stundenlanges Sitzen ist aber Gift für den Körper und von der Natur für die menschliche Anatomie auch nicht vorgesehen.

Beim Sitzen ist der Oberkörper aufgerichtet, der überwiegende Teil des Körpergewichtes lastet auf Becken, Gesäß und/oder den angewinkelten Oberschenkeln. Vor allem Sitzen in einer vorgebeugten Haltung erzeugt einen unphysiologisch hohen Druck auf die Bandscheiben – fast das Doppelte von dem im Stehen. Fakt ist: Je gekrümmter der Rücken und je statischer die Haltung, desto höher die Belastung. Rumpf, Wirbelsäule, Bandscheiben und Muskeln müssen erhebliche Haltearbeit leisten, gleichzeitig schwächt das viele Sitzen die Muskeln und der Rücken wird müde.

Die folgenden Anregungen bieten Befreiung aus diesen starren Haltungen.

DYNAMISCHES SITZEN

Gesundheitsförderlich ist das dynamische Sitzen, bei dem alle 15 bis 30 Minuten die Sitzhaltung auf dem Bürostuhl aktiv verändert wird: Sitzen Sie abwechselnd nach vorne geneigt, aufrecht, zurückgelehnt, stehen Sie auf, arbeiten Sie eine Zeit lang im Stehen. Wippen Sie mit den Füßen, heben Sie abwechselnd die Zehen und die Fersen. Auch Herumfläzen ist ausdrücklich erlaubt! So beugen Sie Rückenschmerzen und auch Venenleiden bei sitzenden Tätigkeiten vor. Weitere Tipps:

> Fördern Sie die Durchblutung der Unterschenkelmuskulatur, indem Sie im Sitzen abwechselnd die Zehen und die Fersen anheben und wieder senken.
> Mobilisieren Sie die Wirbelsäule: Sitzen Sie aufrecht und verschränken Sie im Sitzen die Hände im Nacken, bewegen Sie den Oberkörper nach links und rechts
> Lockern Sie den Schultergürtel: Lassen Sie die Schultern abwechselnd nach vorne und hinten kreisen. Strecken Sie die Arme abwechselnd nach oben zur Zimmerdecke

ENTLASTUNG FÜR GESTRESSTE AUGEN

Bildschirmarbeit stellt höchste Anforderungen an Ihre Augen. Auch wenn Sie nicht aktiv etwas ansehen, sind Ihre Augen trotzdem im Dauereinsatz, zumindest solange Sie sie nicht schließen. Beim Sehen werden Informationen aus der Umwelt gesammelt und an das Gehirn zur Verarbeitung weitergegeben. Hornhaut und Linse fokussieren das Bild und bilden es auf der Netzhaut scharf ab.

Beim normalen Schauen werden laufend wechselnde Entfernungen scharf gestellt. Das fördert den Tränenfluss, der die Augen feucht hält, und der ständige Wechsel zwischen Anspannung und Entspannung trainiert die Augenmuskeln.

Bei der Arbeit am Computer müssen die Augen hingegen dauerhaft denselben Punkt aus immer derselben Entfernung fixieren. Dabei werden die Linsen stark gekrümmt und die Augenmuskeln den ganzen Tag unter Spannung gehalten. Das überlastet die Augenmuskeln, sie ermüden, der Blick wird unscharf. Zusätzlich verringert sich die Blinzelaktivität durch das Starren auf den Bildschirm, die Augen werden trocken, sie brennen oder man sieht verschwommen. Bindehautreizung, Nackenverspannungen und Kopfschmerzen können außerdem die Folgen sein. Für zirka 80 Prozent der Menschen ist die Arbeit am Bildschirm nach drei oder mehr Stunden in diesem Sinne extrem belastend. Hier drei Übungen gegen müde und trockene Augen.

PALMIEREN

Die Augen werden durch diese Übung feucht gehalten und können sich tief entspannen.
> Reiben Sie Ihre Handballen aneinander und bedecken Sie dann mit ihnen Ihre Augen. Kreuzen Sie die Finger beider Hände über Ihrer Stirn.
> Schließen Sie die Augen und entspannen diese in der Dunkelheit Ihrer Handflächen, zählen Sie dabei langsam bis zwölf.

NAH-FERN-SCHWUNG

Diese Übung verbessert die Akkomodationsfähigkeit Ihrer Augen (also die Einstellung auf Nah- und Fernsicht). Dabei darf sich Ihr Sehmuskel auch endlich mal wie ein Muskel bewegen, nämlich nicht nur Daueranspannung im Nahbereich, sondern auch mal entspannen, weil Sie in die Ferne schauen.
> Fixieren Sie abwechselnd einen nahen und einen fernen Gegenstand in Ihrer Umgebung, zum Beispiel den Stift auf Ihrem Schreibtisch und ein Bild an der Wand.
> Schauen Sie 10-mal vom Stift zum Bild und zurück.

AKTIVES GÄHNEN

Gähnen entspannt Ihre Augen. Viele Menschen müssen gähnen, sobald sie auch nur ans Gähnen denken. Es geht auch so:
> Reiben Sie sich mit geöffnetem Mund die Nase oder massieren Sie Ihre Kiefergelenke, öffnen und schließen Sie dabei mehrmals den Mund. Wetten, Sie müssen gähnen?
> Ihre Nase läuft und die Augen tränen, während Sie gähnen. Prima, denn das sind Zeichen der Entspannung.

DIE AUGEN ERFRISCHEN UND BEFEUCHTEN

Durch stündliches »Schmetterlingsblinzeln« werden Ihre Augen angefeuchtet und erholen sich: Blinzeln Sie mehrmals nacheinander wie beim Flügelschlag eines Schmetterlings.
Hilfe bei müden und trockenen Augen: Stehen Sie öfter auf, räkeln und strecken Sie sich, legen Sie sich ein Hirsekissen auf die Augen, lassen Sie Wasser über Ihre Augen laufen (morgens kalt, abends lauwarm), tränken Sie Wattebäusche in abgekühltem Kamillentee und legen diese auf Ihre geschlossenen Lider.

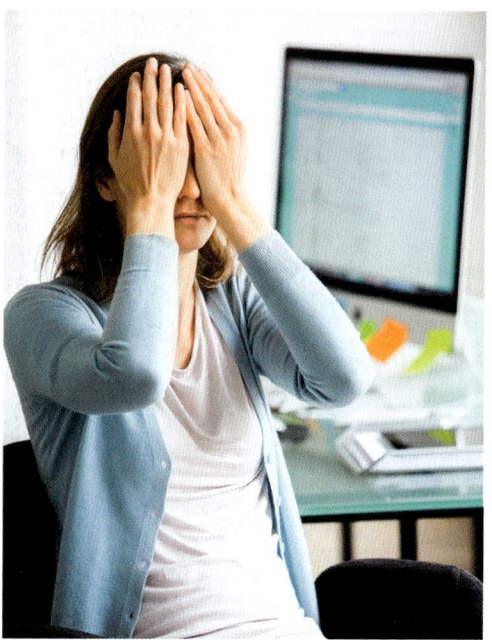

Beim Palmieren liegen Ihre Handflächen wie schützende Muschelschalen über Ihren Augen.

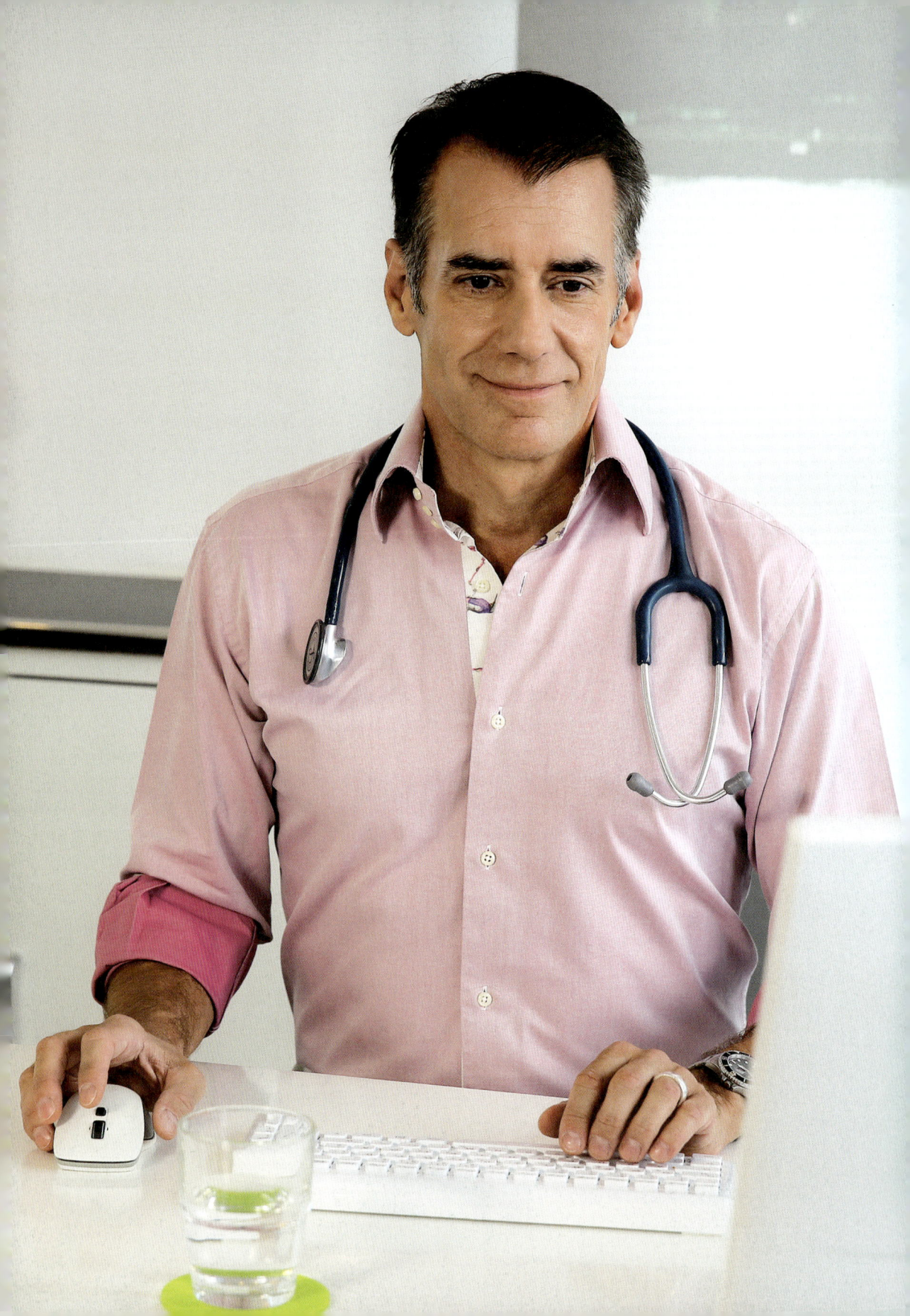

4
WAS SAGT DER ARZT? GESUNDHEITS-CHECK

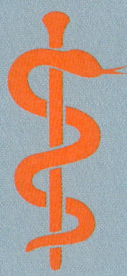

In diesem Kapitel möchte ich Ihnen einen Überblick über sinnvolle Vorsorgeuntersuchungen geben.

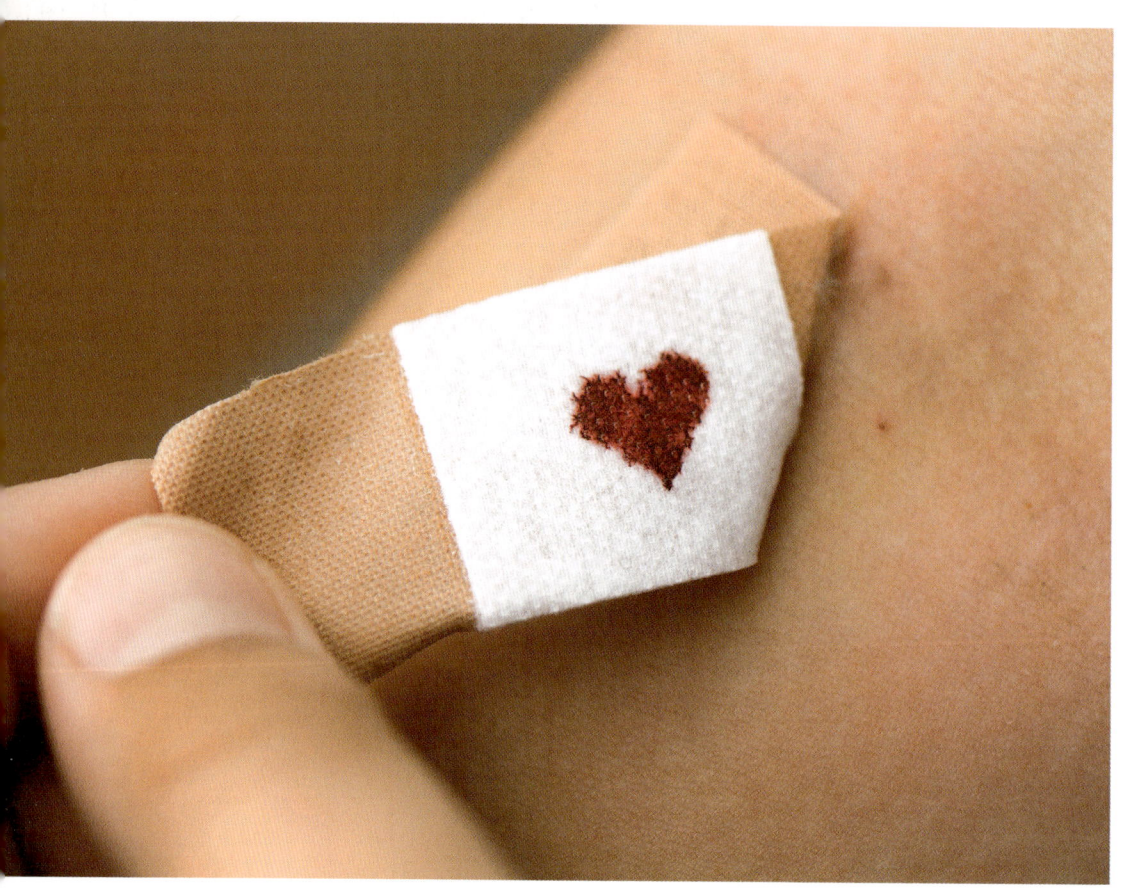

LIEBER VORSORGEN ALS SICH SORGEN MACHEN

Sie wissen ja bereits, dass fast jede Erkrankung von einer gesunden Ernährung, regelmäßiger Bewegung und Stressreduktion verhindert oder gelindert werden kann. Keine Pille der Welt ist so umfassend gesundheitsförderlich. Mit Ihrem Verhalten haben Sie Ihre Gesundheit zu rund 70 Prozent in der Hand.

Neben der Behandlung von Krankheiten ist es die wichtigste Aufgabe des Arztes, den Patienten darüber zu informieren, wie er gar nicht erst krank wird. Vorsorgeuntersuchungen zählen darum zu den wichtigsten Maßnahmen, sie dienen dazu, Krankheiten bei allen infrage kommenden Personengruppen im Frühstadium zu erkennen und ein Fortschreiten möglichst zu verhindern. Deshalb werden auch viele dieser Untersuchungen von den Krankenkassen übernommen.

Dazu zählen etwa die Darmkrebsfrüherkennung oder das Hautkrebsscreening. Auf den folgenden Seiten erhalten Sie einen Überblick über die wichtigsten ärztlichen Vorsorgeuntersuchungen. Was ist sinnvoll und wie läuft eine bestimmte Untersuchung ab? Sie erfahren auch, wie Ihr Arbeitgeber Sie in der Gesundheitsvorsorge unterstützen kann.

WAS IST WIRKLICH SINNVOLL?

Nicht alle machbaren Untersuchungen sind in großem Stil sinnvoll oder bezahlbar. So könnte man mittels Ganzkörper-CT (Computertomografie) oder MRT (Magnetresonanztomografie) zwar je nach Alter einige Krankheiten im frühen Stadium entdecken. Es würde aber bedeuten, die Mehrzahl der Menschen, die sich als gesund erweisen, unnötig einer Röntgenstrahlenbelastung durch das CT auszusetzen. Außerdem entstünden dem Gesundheitswesen hohe Kosten, denen eine relativ niedrige Quote an Krebsdiagnosen im Frühstadium entgegenstünde. Dieses Geld, da sind sich Präventivmediziner und Gesundheitspolitiker im Falle des Ganzkörper-CT einig, ist an anderer Stelle im Gesundheitswesen besser investiert. Deutschland ist gut aufgestellt in Bezug auf Check-up-Programme. Hierzu gehören Krebsfrüherkennungsuntersuchungen der Brust, Prostata, Haut und des Darms, Herz-Kreislauf-Vorsorgeuntersuchungen (Bluthochdruck, Blutzucker- und Cholesterinwerte, Herzfunktion), Zahnprophylaxe, Schwangerenvorsorge und Impfungen.

RISIKOEINSCHÄTZUNG

Vorsorgezusatzuntersuchungen sind zusätzliche Untersuchungen, die als Extraleistungen (IGEL), wenn man nicht privatversichert ist, selbst zu bezahlen sind. Ich halte einige für überflüssig, andere aber für medizinisch sinnvoll, je nach Alter, Geschlecht, Gesundheitszustand, Vorerkrankung und Lebensweise des Patienten. Das ist vom Risikoprofil abhängig. Bei einem 20 Jahre alten gesunden Patienten, der sich ausgewogen ernährt, sich regelmäßig bewegt, nicht raucht, dessen Eltern gesund sind, muss ich keine zusätzlichen Vorsorgeuntersuchung durchführen. Bei einem 35-jährigen Raucher, der keinen Sport treibt und eine eingeschränkte Herzfunktion hat, schon. Ich empfehle einen Ultraschall der Leber den »TOFIS« (siehe Seite 93). Bei positiver Familienanamnese, also wenn die Eltern an dieser Krankheit leiden, ein genetisches Risiko besteht (etwa der Vater Diabetes hat oder bei familiärem Darmkrebs), bei konkretem Krankheitsverdacht oder entsprechenden Vorerkrankungen kann eine spezielle Diagnostik notwendig sein, die über das Maß der gesetzlichen Vorsorgeuntersuchung hinausgeht. In diesen Fällen übernehmen auch die gesetzlichen Kassen die Untersuchungskosten. Fragen Sie im Zweifel vorab bei Ihrer Krankenkasse nach.

WERTSCHÄTZUNG

Ich halte das ärztliche Gespräch für am wichtigsten. Dabei erhalte ich wertvolle Informationen, die mich die Risikosituation des Patienten besser einschätzen und ihn in seinem Gesundheitsverhalten positiv motivieren lassen. Leider wird dieses intensive Gespräch von den Krankenkassen nicht angemessen vergütet. Hier besteht im Sinne der Vorsorge dringender Handlungsbedarf.

FRUCHTBARKEIT UND HORMONHAUSHALT

Dr. med. Eva-Maria Boogen, Fachärztin für Gynäkologie und Geburtshilfe, gynäkologische Endokrinologie und Reproduktionsmedizin mit zusätzlicher TCM-Ausbildung.

WANN ENTSCHEIDEN SICH PAARE HEUTE FÜR KINDER?

Vor allem Akademikerinnen, die ein langes Studium absolviert haben und danach erst einmal in ihrem Beruf Fuß fassen wollen, schieben das Familien- und Kinderthema zeitlich nach hinten. Wenn Frauen heute zu uns in die Praxis kommen, sind sie oft schon zwischen 35 und 40 Jahre alt und älter. Ich habe den ganzen Weg selbst hinter mir und weiß, worüber ich spreche. Als der Kinderwunsch in unseren Fokus rückte, war ich bereits Mitte 30 und es war recht schnell klar, dass der Kinderwunsch nicht mehr auf natürliche Weise realisiert werden konnte. Dennoch hat es noch viele Therapiezyklen und fast zwei Jahre gedauert, bis ich nach einer künstlichen Befruchtung endlich schwanger war. Die Höhen und Tiefen dieser Zeit sind mir sehr gut in Erinnerung.

AB WANN LÄSST DIE FRUCHTBARKEIT NACH?

Immer noch ist vielen Paaren nicht klar, welchen immensen Einfluss das Alter auf die Fruchtbarkeit (Fertilität) hat. Diese nimmt ab dem 35. Lebensjahr signifikant ab bei gleichzeitig ansteigendem Risiko für Fehlgeburten. Unmittelbar nach der Geburt besteht der weibliche Eizellpool aus zirka 1 bis 2 Millionen Eizellen. Schon mit Eintritt in die Pubertät ist die Anzahl auf ungefähr 300 000 bis 400 000 verringert und nimmt ab diesem Zeitpunkt nochmal um ungefähr 40 bis 100 Eizellen monatlich ab. Ein ungesunder Lebenswandel beschleunigt diesen Prozess. Ein weiterer Faktor ist, dass die Häufigkeit von Eizellen mit Abweichungen von der regulären Chromosomenzahl (aneuploide Eizellen) nach dem 35. Lebensjahr zunimmt. Die Eizellqualität ist dann nicht mehr so gut. Es gibt Ansätze, die Eizellqualität mit Nahrungsergänzungsmitteln zu verbessern, wie Vitamin D, Coenzym Q10, Omega-3-Fettsäuren und Traubenkernextrakt. Es gibt aber keine Wundermittel, um die biologische Uhr zurückzudrehen.

WIE ENTSCHEIDEND IST DAS ALTER?

Die Chance, ab dem 35. Lebensjahr schwanger zu werden, ist biologisch vermindert, das Risiko für Fehlgeburten steigt. Dieser Zusammenhang ist den meisten Frauen leider immer noch nicht bewusst. Auch bei der künstlichen Befruchtung spielt dies eine entscheidende Rolle. Die Chance auf eine Schwangerschaft ist altersabhängig, sie liegt bei einer 31-jährigen Frau bei 40 Prozent bei zwei eingesetzten, künstlich befruchteten Embryonen und bei einer 41-jährigen Frau nur noch bei 20 Prozent.

WAS PASSIERT BEI DER KÜNSTLICHEN BEFRUCHTUNG?

Man stimuliert die Eierstöcke mit Hormonen, welche die Frau sich täglich in den Bauch injiziert. Dadurch können wir das Wachstum von mehreren Eizellen anregen. Gleichzeitig gibt man auch Hormone, welche den Eisprung hemmen, damit dieser nicht vor der Entnahme der Eizellen in Gang gesetzt wird. Die optimale Anzahl der bei einer stimulierten künstlichen Befruchtung gewonnenen Eizellen liegt bei acht bis zwölf. Um dieses Ziel zu erreichen, müssen die Hormongaben vor jeder Stimulation individuell an die biologische Situation der Patientin angepasst werden, damit das Risiko einer Überstimulation und die Belastung durch die Hormone minimiert werden. Hormonpräparate im Rahmen einer künstlichen Befruchtung sind übrigens nicht zu vergleichen mit einer Hormontherapie in den Wechseljahren.

Gestiegen ist die Nachfrage nach natürlichen Behandlungen. Es geht um die geringere Hormonbelastung bei einer künstlichen Befruchtung, vor allem auch um die Nebenwirkungen wie Stimmungsschwankungen, Wassereinlagerungen oder Kopfschmerzen zu minimieren. In diesem Sinne beobachten wir in den letzten Jahren, dass immer mehr Frauen ihrem Körper die hohen Hormonbehandlungen zur Stimulation von Eizellen nicht mehr antun wollen. Bei einer natürlichen Behandlung wird in einer viel geringeren Dosierung von Hormonen der Zyklus unterstützt. Oft sind auch gar keine zusätzlichen Hormone nötig. Das bedeutet in der Folge, dass weniger Eizellen heranreifen und entnommen werden können. Das minimiert die Chance auf eine Schwangerschaft pro Zyklus etwas. Um die Chance auf eine Schwangerschaft zu erhöhen, wenden wir in unserer Praxis zusätzlich Akupunktur an.

WELCHE ROLLE SPIELT DAS KÖRPERGEWICHT?

Eine wichtige. Frauen mit Übergewicht (Adipositas) haben häufiger Insulinresistenzen oder andere Stoffwechselbeschwerden, welche die Eizellqualität ungünstig beeinflussen. Adipöse Frauen brauchen oft länger, um schwanger zu werden, haben ein erhöhtes Risiko für Schwangerschaftsdiabetes und Wundheilungsstörungen, etwa nach einem Kaiserschnitt. Kinder von stark übergewichtigen Müttern haben häufig ein größeres Geburtsgewicht (Makrosomie). Auch Untergewicht beeinflusst den Kinderwunsch negativ. So ist der Zyklus bei Frauen, die in der Pubertät magersüchtig waren, auch im Erwachsenenalter noch nachhaltig gestört. Für Babys untergewichtiger Mütter besteht in der Schwangerschaft ein höheres Risiko einer Unterversorgung.

LÄSST AUCH BEIM MANN DIE FRUCHTBARKEIT NACH?

Eine genaue Untersuchung der Spermien (Spermiogramm) gehört bei langjährigem Kinderwunsch immer zur Routinediagnostik. Sogenannte DNA-Fragmentationen, also Beschädigungen im Erbgut der Spermien, treten vermehrt ab dem 50. Lebensjahr auf.

Die Gesamtzahl der Spermien pro Samenerguss ist zwischen 1973 und 2011 um 59,3 Prozent gesunken. Dennoch sind die Männer immer noch sehr fertil und es besteht kein Grund zur Sorge. Wenn die Untersuchung der Spermien jedoch einen deutlich eingeschränkten Befund ergibt, wird eine künstliche Befruchtung empfohlen. Dieses Verfahren stellt auch für die Männer eine große Herausforderung und Belastung dar, selbst wenn die eigentliche Therapie immer mehr die Partnerin betrifft.

Es ist sehr wichtig, dass man in dieser sehr anstrengenden Phase als Paar zusammensteht und offen über Gefühle spricht. Für Männer ist dies oft schwierig, weil sie dazu neigen, Frust und Traurigkeit über einen unerfüllten Kinderwunsch mit sich selbst auszumachen. Es kann durchaus hilfreich sein, begleitend professionelle Hilfe anzunehmen.

WIE KOMME ICH GUT DURCH DIE WECHSELJAHRE?

Wenn die fertile Phase einer Frau zu Ende geht, beginnen die Wechseljahre (Klimakterium). Die Eierstöcke stellen ihre Arbeit ein und bedingt durch das veränderte Zusammenspiel der Hormone beginnt eine Zeit körperlicher und emotionaler Veränderungen. Typische Beschwerden: Hitzewallungen, Schlafstörungen, Stimmungsschwankungen, Herzrasen, ein allgemeiner Leistungsabfall, sexuelle Lustlosigkeit. Frauen erleben diese Phase sehr unterschiedlich und auch die Dauer ist individuell sehr verschieden.

GIBT ES ALTERNATIVEN ZUR HORMONERSATZTHERAPIE?

Stark ausgeprägte Beschwerden können mit einer Hormontherapie gelindert werden, in Form von Tabletten, Pflaster, Gel oder Spray. Die Anwendung von Präparaten mit Aufnahme über die Haut (transdermal) wird mittlerweile aufgrund geringerer Risiken bevorzugt. Bei weniger starker Symptomatik kann auch eine rein pflanzliche Therapie zum Einsatz kommen, zum Beispiel mit Extrakten der Traubensilberkerze. Diese Pflanze kommt bereits seit rund 200 Jahren in der Therapie von Wechseljahresbeschwerden zum Einsatz. Aber auch Soja, Rotklee, Johanniskraut, Baldrian und Salbei können lindernd wirken. Akupunktur kann zusätzlich angewandt werden.

Eine optimierte Ernährung sowie ausreichende Bewegung sind in den Wechseljahren ausgesprochen wichtig. Zum einen um Beschwerden zu lindern, zum anderen, weil viele Frauen in dieser Phase ungewollt an Gewicht zunehmen. Der Stoffwechsel verlangsamt sich, weshalb man schneller zunimmt. Viele Frauen leiden zusätzlich unter Blähungen und Verstopfung, welche durch den sinkenden Östrogenspiegel verursacht werden. Hier sollten vor allem Ballaststoffe in der Nahrung erhöht werden und blähende Nahrungsmittel vermieden werden.

Eine gesunde und ausgewogene Ernährung ist sowohl in unserer fertilen Lebensphase als auch im Klimakterium sehr wichtig.

VORSORGEMEDIZIN, PRÄVENTION UND GESUNDHEITSFÖRDERUNG

Bei der Prävention, also der Vorsorge, geht es um die Verringerung und Vermeidung von gesundheitlichen Risikofaktoren. Bei der Gesundheitsförderung geht es darum, die Schutzfaktoren zu erhöhen und die gesundheitsförderlichen Lebensbedingungen zu stärken. Die Präventionsmedizin (Vorsorgemedizin) kümmert sich um den Einzelnen. Es geht darum, individuelle Risikofaktoren des Menschen (genetische Veranlagungen/familiäre Belastung, individuelle Lebensweise und Lebensumstände …) zu analysieren, um gesundheitsförderliches Verhalten zu unterstützen. Der Vorsorgemediziner unterscheidet drei Ebenen der Prävention:

Die Primärprävention setzt noch vor Eintreten einer Krankheit ein. Ihr Ziel ist, eine Erkrankung von vornherein zu verhindern. Die Primärprävention richtet sich an Risikogruppen, Gesunde und Personen ohne Krankheitssymptome. Ein klassisches Beispiel dafür sind Maßnahmen zur Ernährung, Bewegung, Stressbewältigung oder Suchtprävention an Schulen. Auch Impfungen werden meist zur Primärprävention gezählt, weil sie ja Gesunden verabreicht werden.

Die Sekundärprävention setzt später ein, nämlich im Frühstadium einer Krankheit. Sie dient der Früherkennung von Krankheiten und der Verhinderung oder Verlangsamung ihres Fortschreitens (Progredienz) oder Verhinderung der Chronifizierung der Erkrankung. Wichtig: Oft ohne dass der Betroffene es merkt, hat der krankhafte Prozess hier bereits seinen Anfang genommen. Beispiel hierfür ist eine Cholesterin- oder Blutdruckerhöhung, die noch nicht zu einem Gefäßschaden geführt hat. Besonders wichtig: Wir selbst können solche Veränderung nicht feststellen! Näheres dazu in meinem Buch »Dein Körper belügt Dich«, siehe Seite 196. Die einzige Möglichkeit, davon zu erfahren, ist der Gang zum Arzt und die Durchführung einer Vorsorgeuntersuchung. Sind dabei Blutdruck und der Cholesterinwert erhöht, werden Verhaltensänderung wie eine andere Ernährung, mehr Bewegung und ein anderer Umgang mit Stress empfohlen, und auch Medikamente, wenn die Verhaltensänderung nicht ausreicht.

Die Tertiärprävention setzt nach Ausbruch einer Erkrankung ein, also wenn der Gefäßschaden so groß geworden ist, dass sich zum Beispiel ein Herzinfarkt entwickelt hat. Das Ziel besteht dann darin, einen weiteren Herzinfarkt zu verhindern.

RAUS AUS DEM TEUFELSKREIS

Aufklärung und eine Verhaltensänderung sind in der Lage, die Menschen gesund zu erhalten oder den Ausbruch einer Erkrankung weit bis ins hohe Lebensalter hinauszuschieben. Dabei beeinflusst das eigene Gesundheitsverhalten des Arztes sein Verhalten gegenüber dem Patienten. Eine Studie aus dem Jahr 2011 konnte beispielsweise zeigen, dass fitte Ärzte (gesund, schlank, ernährungsbewusst) Maßnahmen für einen gesunden Lebensstil und den Sinn von Vorsorgeuntersuchungen beim Patienten eher ansprechen als Ärzte, die selber ungesund leben. Leider nehmen gerade diejenigen Patienten, die wirklich gefährdet sind, seltener Vorsorgeuntersuchungen wahr. Darum ist es wichtig, dass von Arztseite dieses Thema angesprochen wird, auch wenn ein Patient aus anderen Gründen wie zum Beispiel Schlafstörungen zu ihm kommt.

Oft besteht eine Ursachen-Folge-Problematik wie diese: Übergewicht kann nächtliche Schlafaussetzer erzeugen, dadurch werden nachts vermehrt Stresshormone ausgeschüttet, diese wiederum führen zu erhöhtem Blutdruck und tagsüber zu mehr Appetit. Zu wenig Schlaf und vermehrter Appetit führen zu mehr Gewicht beziehungsweise erschweren das Abnehmen (siehe Seite 41). Und so weiter. Ein Gesundheits-Check lohnt sich für jeden, aber insbesondere, wenn Sie genetisch vorbelastet sind (zum Beispiel bei einer familiären Hypercholesterinämie), ungesund leben (rauchen, Bewegungsmangel) und Risikofaktoren haben (Bluthochdruck, Ablagerungen in der Halsschlagader …).

Besprechen Sie mit Ihrem Arzt, welche Maßnahmen (Ernährungsumstellung, Fitnessplan, Krafttraining, Medikamente, Physiotherapie, Psychotherapie, Nahrungsergänzungsmittel …) für Sie persönlich wichtig und in Ihren Alltag integrierbar sind. Informieren Sie sich auch, ob eine zusätzliche Impfung sinnvoll ist.

FRÜHZEITIG VORSORGEN – LÄNGER UND GESÜNDER LEBEN

In den ersten drei Kapiteln haben Sie gelesen, warum der heutige Lebensstil mit zu viel Stress, falscher Ernährung und Bewegungsmangel krank machen kann. Eine Einschätzung Ihrer individuellen Situation kann ich Ihnen aus der Ferne natürlich nicht geben, möchte Sie aber zu einem Check-up bei Ihrem behandelnden Arzt animieren. Lassen Sie alle gesetzlich empfohlenen Vorsorgeuntersuchungen durchführen, besprechen Sie Ihren Lebensstil und alles, was Ihnen sonst noch auf dem Herzen liegt. Wo sonst, wenn nicht bei Ihrem Arzt sind diese »Geheimnisse«, Sorgen und Fragen bestens aufgehoben.

In meiner Praxis führe ich folgende Untersuchungen durch:

Anamnese: Wenn Patienten zu mir kommen, steht am Anfang eine umfassende Anamnese, also mein Gespräch mit dem Patienten. Ich erfrage Vorerkrankungen und familiäre Belastungen. Dazu gehört zum Beispiel die Frage, ob Herz-Kreislauf-Erkrankungen oder Krebs in der Familie vorkommen, also eventuell eine erbliche Belastung besteht. Gerade in diesen Fällen ist neben regelmäßigen medizinischen Kontrolluntersuchungen ein gesunder Lebensstil gesundheitsförderlich. Keinesfalls sollte man die familiäre Belastung verdrängen, nach dem Motto: »Kann ich eh nichts dran ändern – habe ich ja geerbt!« Gerade dann zählt Ihr richtiges Gesundheitsverhalten nämlich doppelt! Haben Sie immer im Hinterkopf, und das gilt im Folgenden für alle Frühsorgeuntersuchungen, die ich in diesem Buch empfehle: Früh erkannt ist früh gebannt!

Im Arzt-Patienten-Gespräch sind außerdem von großem Interesse:

> Eine bestehende chronische Krankheit.
> Gegenwärtige Beschwerden.
> Gewicht (Über- oder Untergewicht, auffallende Gewichtsveränderung in den letzten Wochen oder Monaten).
> Medikamenteneinnahme.
> Stresslevel und der persönliche Umgang mit Stress.
> Bewegungsverhalten.
> Ernährung.
> Schlaf.

Körperliche Untersuchung: Allein die äußerliche Betrachtung des Körpers lässt häufig schon Rückschlüsse auf die Gesundheit zu: Wie ist der Ernährungszustand (schlank, füllig), wie die Haltung (trainierte, untrainierte Muskulatur), wie ist das Gangbild, wo gibt es

Muskelverkürzungen, wie ist der Zustand von Haut, Haaren, Nägeln.
> Das Abtasten und Abhören des Bauchs gibt Aufschluss über Größe und Zustand von Leber, Gallenblase und Verdauungssystem.
> Die Untersuchung der Gelenke zeigt die Beweglichkeit und Unversehrtheit der Bandstrukturen.
> Die Prüfung der Reflexe zeigt, ob eine Funktionsstörung des Nervensystems vorliegt oder auch eine andere Grunderkrankung. Fehlt etwa ein wichtiger Reflex wie der Achillessehnenreflex, den man hervorrufen kann, wenn man zwischen Ferse und Wade klopft, kann dies auf Diabetes hindeuten. Bei dieser chronischen Krankheit können im fortgeschrittenen Stadium Nervenschädigungen auftreten.
> Die Untersuchung der Pupillen kann einen Hinweis geben auf Stress, eine Augenkrankheit oder auch eine neurologische Störung.

Messungen:
> EKG (Elektrokardiogramm, Aufzeichnung der Herzmuskelaktivitäten), Blutdruck, Puls.
> Die Ableitung der Herztöne empfehle ich schon ab 35 Jahren. Neben der normalen Blutdruck- und Pulsmessung im Sitzen gibt diese Untersuchung im Liegen an Armen und Beinen (sogenannte ABI-Messung) Aufschluss über Durchblutungsstörungen. Diese können ein Hinweis etwa auf einen Diabetes sein.
> Lungenfunktionsprüfung: Bei dieser Untersuchung atmen Sie tief ein und pusten die Luft durch ein Messgerät aus. Dabei wird geprüft, ob Sie genug Luft einatmen und schnell genug, auch gegen Widerstände, wieder ausatmen können. Bei Rauchern, übergewichtigen Menschen oder bei bestehender Lungenerkrankung wie Asthma kann die Lungenfunktion eingeschränkt sein.
(Fortsetzung auf Seite 182.)

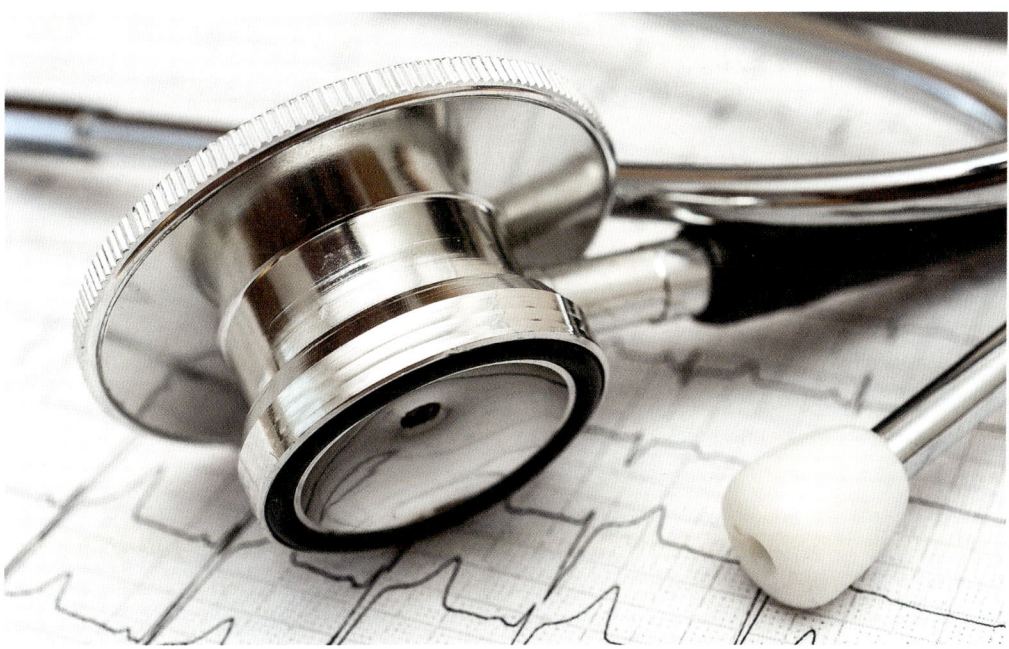

Vertrauen Sie Ihrem Arzt und seiner Erfahrung damit, aus den heutigen diagnostischen Möglichkeiten diejenigen auszuwählen, die für Sie persönlich die richtigen sind.

GESUNDE HAUT

Prof. Dr. med. Peter Kurschat, Dermatologe, zum Thema: die Haut des Best Agers und wie man dem Hautkrebs am besten vorbeugen kann.

WIE WICHTIG IST HAUTKREBSVORSORGE?

Je blonder jemand ist und je heller seine Haut, desto größer ist das Hautkrebsrisiko. Ein mediterraner Hauttyp, das heißt dunkelhaarige Menschen mit einer dunkleren Haut, sind weniger hautkrebsgefährdet als der nordische oder keltische Hauttyp mit blonden Haaren und heller Haut.
Der Hautcheck ab dem 35. Lebensjahr alle zwei Jahre ist eine Kassenleistung. Jährliche Kontrollen können aber notwendig sein, wenn das individuelle Risiko dies erfordert.

WIE GROSS IST MEIN RISIKO ALS 50-JÄHRIGE(R)?

Die jetzige Best-Ager-Generation, das heißt Menschen ab 50, besitzt in diesem Sinne ein großes Risiko für Hautkrebs. In den 50er- und 60er-Jahren des letzten Jahrhunderts war Sonnenschutz so gut wie nicht verbreitet. Das Wissen um die Gefahr der UV-Strahlung war rudimentär und auch Sonnencremes mit ausreichendem Schutzfaktor noch gar nicht auf dem Markt. Darum hat, wer heute 50 Jahre alt ist, die Familienurlaube als Kind in den 70er-Jahren ohne Sonnenschutzmittel oder höchstens mit Faktor 4, 6 oder 8 verbracht, Nord- und Ostseeurlaub inklusive Sonnenbrände sozusagen.
Dementsprechend haben die meisten heute 50-Jährigen in ihrer Kindheit viele Lichtschäden abbekommen. Auch später, mit Beginn des Ferntourismus ab den 80er-Jahren, war die ungeschützte UV-Belastung gang und gäbe. Der nordische Typ flog nach Gran Canaria oder Griechenland und seit den 2000er-Jahren in noch heißere Länder wie Tunesien oder Ägypten. In den 90er-Jahren gab es zusätzlich mehr als 10 000 kommerzielle Sonnenstudios, damit die Menschen auch außerhalb ihrer Urlaube dem damaligen Schönheitsideal »tiefgebräunter Teint« nachkommen konnten.

WAS HAT SICH SEIT DEN 1960ER-JAHREN VERÄNDERT?

Glücklicherweise ist seitdem viel passiert zum Schutz der Haut. Heute zählt man 3000 Solarien, die zudem erst ab dem 18. Lebensjahr genutzt werden dürfen. Es gibt Vorschriften zum Schutz der Kinder vor zu viel Sonnenexposition für Spielplätze. Diese dürfen nicht in der prallen Sonne gebaut werden und müssen Baumbestand oder Sonnensegel aufweisen. In Kitas werden die Kinder über Mittag nicht in die Sonne gelassen und die Eltern bekommen den Hinweis, ihre Kinder im Sommer mit Lichtschutzfaktor geschützt abzugeben.

Sonnenschutz hat also glücklicherweise eine ganz andere Priorität. Dennoch resultieren massive Hautschäden, die wir heute beobachten, aus den Versäumnissen der vergangenen 40 Jahre. Wir beobachten, dass seit den 70ern die Hautkrebsrate am schnellsten ansteigt. Hochrechnungen gehen davon aus, dass diese Entwicklung die kommenden 15 Jahre noch anhalten wird. Anschließend erwartet man ein Plateau, also eine weitgehend gleichbleibende Rate von Neuerkrankungen, und erst danach, wenn die jetzige, schon in der Kindheit gut geschützte Generation erwachsen sein wird, werden die Hautkrebsraten wieder sinken.

SIND MÄNNER UND FRAUEN GLEICHERMASSEN BETROFFEN?

Männer sind gefährdeter als Frauen. Der Grund: Frauen achten mehr auf sich und ihre Gesundheit, das schließt die Haut mit ein. Bei ihnen ist der Vorsorgegedanke selbstverständlicher und ebenso der Sonnenschutz. Männer ignorieren eher die Warnzeichen, eincremen ist unmännlich. Ein Hautarzt wird spät konsultiert und wenn, dann meist, weil die Ehefrau oder die Partnerin dazu drängt.

IST HAUTKREBS GLEICH HAUTKREBS?

Man unterscheidet zwei Arten von Hautkrebs: Das Melanom oder der schwarze Hautkrebs ist derjenige, der durch Schäden in jungen Jahren entsteht und schnell streut (Metastasen bildet). Er ist der gefährlichere und endet oft tödlich. Die Neuerkrankungsrate liegt bei 20 von 100 000 Menschen pro Jahr. Dieser Krebs entsteht insbesondere dann, wenn die Haut lange Zeit gar keiner Sonne direkt ausgesetzt ist und dann plötzlich massiv, wie es zum Beispiel Menschen betrifft, die in sonnenarmen Gegenden leben und dann in den Süden fliegen für einen Strandurlaub. Darum bilden sich Melanome häufig an Körperstellen, die plötzlich vermehrt das Licht erblicken: Bei Frauen an den Unterschenkeln (kurze Röcke, Kleider) und bei Männern an der Schulter und dem Rücken (nackter Oberkörper).

Der weiße Hautkrebs – auch Altershautkrebs genannt – ist deutlich verbreiteter. Jährlich erkranken mehr als 150 von 100 000 Menschen, Tendenz zunehmend. Heute haben die Menschen mehr Freizeit, die für Aktivitäten im Grünen genutzt wird. Dementsprechend hoch ist die Sonnenbelastung und das spiegelt sich in den Zahlen für weißen Hautkrebs wider. Dieser korreliert ganz klar mit der UV-Exposition und entsteht auch da, wo man es erwartet, nämlich am häufigsten an den Händen und im Gesicht. Zum weißen Hautkrebs gehören das Basalzellkarzinom (Basaliom) und das Plattenepithelkarzinom. Seit 2015 ist der weiße Hautkrebs als Berufskrankheit anerkannt. Zirka drei Millionen Menschen in Deutschland sind durch ihre Arbeit im Freien (wie Gärtner, Dachdecker, Baustellenarbeiter und Polizisten im Außendienst) einem erhöhten Risiko ausgesetzt.

Ein wirklich guter Sonnenschutz ist bei diesen Berufen oftmals sehr schwierig.

WIE KANN ICH MICH VOR HAUTKREBS SCHÜTZEN?

Man sollte sich bewusst machen, dass UV-Strahlung beim Menschen sicher krebserregend ist, vergleichbar mit anderer elektromagnetischer Strahlung wie Radioaktivität, Tabakrauch oder Dioxin. UV-Strahlung schädigt das Erbgut der Zellen.

Darum ist Schutz das A und O. Für die Hautkrebsprävention gilt die Formel: Viel hilft viel. Die meisten Menschen cremen sich viel zu dünn ein. Den Lichtschutzfaktor (LSF), der auf der Flasche steht, erreicht man nur, wenn man sich extrem dick eincremt. Der Lichtschutzfaktor gibt an, wie viel länger man sich in der Sonne aufhalten kann, ohne einen Sonnenbrand zu bekommen, wenn man ein Schutzprodukt aufträgt. Je nach individuellem Hauttyp (sehr hellhäutig, hellhäutig, normal, dunkel) gibt es eine sehr unterschiedliche Eigenschutzzeit. Diese liegt zwischen 3 Minuten bei sehr heller Haut und 90 Minuten, wenn man sehr dunkelhäutig ist. Die Basis für den LSF ist eine Messung in Mitteleuropa im Hochsommer in der Mittagszeit. Der LSF sorgt für trügerische Sicherheit, wenn man denkt, man cremt sich einmal ein und kann dann stundenlang in der Sonne ausharren.

Welchen LSF man benutzen sollte, ist hautabhängig. Mit Faktor 30 kann man den Aufenthalt in der Sonne 30-mal verlängern, bevor ein Sonnenbrand auftritt, wenn man sich dick genug eingecremt. Rotblonde Menschen sind besonders gefährdet, sie sollten in jedem Fall LSF 50 benutzen.

WANN IST DIE SONNENEXPOSITION AM GEFÄHRLICHSTEN?

Die übelsten Sonnenbrände holt man sich nicht im Sommer, sondern sechs Wochen vor und nach dem 21. Juni, dem Datum, an dem die Sonnenintensität am höchsten ist. Das bedeutet: Ende April ist die Sonne schon genauso intensiv wie Mitte August. Die Intensität der UV-Strahlung hat nichts mit der Temperatur zu tun. Es muss nicht heiß sein, damit man sich einen Sonnenbrand holt, das weiß man aus dem Skiurlaub. Mein Rat lautet darum: Cremen Sie sich früh im Jahr ein, denn dann ist die Haut noch unvorbereitet und reagiert darum empfindlicher.

Im Laufe des Sommers entwickelt die menschliche Haut Schutzmechanismen gegen die UV-Strahlung. Dazu gehört zum einen die Pigmentierung, das Braunwerden. Dadurch wird Licht in der Haut absorbiert und die Strahlen werden neutralisiert. Wenn man im Sommer gebräunt ist, verträgt man also mehr Sonne. Das entbindet aber nicht vom Eincremen! Zum anderen bildet sich bei Sonnenexposition eine schützende Lichtschwiele, das ist eine verdickte Hornzellschicht in der Haut. Diese sollte auf keinen Fall abgetragen werden, darum Vorsicht vor kosmetischen Behandlungen im Sommer. Vor allem Peelings oder Aknetherapien machen die Haut lichtempfindlicher und anfälliger für einen Sonnenbrand.

Die wichtigste Maßnahme gegen Hautkrebs ist die Primärprävention in jungen Jahren, soll heißen, seit der Kindheit. Dazu gehören eine moderate UV-Exposition, die Mittagssonne meiden, eincremen mit Lichtschutzfaktor 50 und Textilschutz (Arme und Beine bedecken, Sonnenhut tragen).

EMPFEHLEN SIE DIE EINNAHME VON VITAMIN D?

In Mittel- und Nordeuropa besteht ein endemischer Vitamin-D-Mangel, genauer: 90 Prozent aller Menschen in diesen Breitengraden haben zumindest im Winter zu niedrige Vitamin-D-Spiegel. Selbst im Sommer liegen die Werte noch bei 50 Prozent unterhalb des Gewünschten. In früheren Generationen wurde regelmäßig Vitamin-D-reicher Lebertran verabreicht. Empfehlungen, täglich 10 Minuten an der frischen Luft reichten aus, um die Vitamin-D-Spiegel aufzufüllen, stimmen nicht. Der menschliche Körper benötigt ca. 800 I.E / Tag Vitamin D. Es ist also eines der wenigen Vitamine, das wirklich – auch ohne Vitamin-D-Spiegel-Bestimmung - ergänzt werden sollte. Auch Kinder sollten nach dem 5. Lebensjahr weiter Vitamin D erhalten.

WIE VERÄNDERT SICH DIE HAUT AB 50?

Im Laufe des Lebens verändert sich unsere Haut, und dies betrifft alle Menschen. Generell wird die Haut trockener, dünner und durch den Verlust von elastischen Fasern schlaffer. Darüber hinaus treten eine Reihe von Hautveränderungen wie kleine Blutschwämmchen (Angiome), Alterswarzen (seborrhoische Keratosen, Basalzellpapillome) oder Pigmentverschiebungen (Lentigines) auf. Diese werden ebenso wie die fortschreitende Faltenbildung oftmals als störend empfunden.

Die meisten dieser harmlosen Altersveränderungen sind auf physikalische Faktoren zurückzuführen, wobei wiederum das UV-Licht die führende Rolle innehat. Entsprechend ist die Sonnenschutzcreme die beste Anti-Aging-Creme, welche heutzutage verfügbar ist. Auch hier ist die Prävention besser als die nachträgliche Behandlung.

Sind erst einmal störende Alterserscheinungen entstanden, so lassen sich diese zum Teil durch Laserbehandlungen (zum Beispiel Angiome, Alterswarzen) oder Injektionen mit Botulinumtoxin oder Fillern angehen.

Das ist aber wie gesagt eine Frage des persönlichen (Stör-)Empfindens. Was der oder die eine als störend empfindet, wird ein anderer vielleicht als charmante Lachfältchen betrachten.

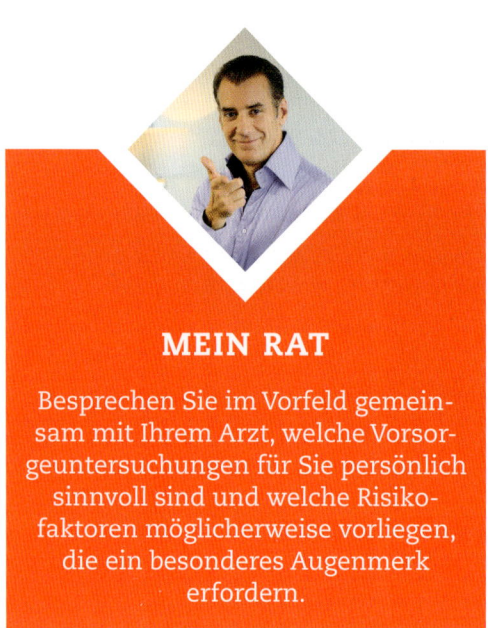

MEIN RAT

Besprechen Sie im Vorfeld gemeinsam mit Ihrem Arzt, welche Vorsorgeuntersuchungen für Sie persönlich sinnvoll sind und welche Risikofaktoren möglicherweise vorliegen, die ein besonderes Augenmerk erfordern.

Blutuntersuchungen: Ich halte die Erhebung der folgenden Werte für sinnvoll.
> Blutbild: Erythrozyten, Leukozyten, Thrombozyten (rote, weiße Blutkörperchen, Blutplättchen), Hämatokrit (Verhältnis Blutzellen zu Blutplasma – gibt Aufschluss darüber, ob das Blut zu dünn oder dick ist).
> Blutzucker: Glukosespiegel im Blut, HbA1c zur Prüfung, ob der Blutzucker langfristig gut eingestellt ist. HOMA-Index – zur frühzeitigen Erkennung, ob sich ein Diabetes im Rahmen eines metabolischen Syndroms entwickelt.
> Schilddrüse: TSH, T3, T4, um Schilddrüsenüber- oder -unterfunktion auszuschließen.
> Gesamteiweiß (Eiweißversorgung).
> Leber- und Nierenwerte.
> Blutfette: Gesamtcholesterin, HDL, LDL, Triglyzeride. HDL ist das »gute« Cholesterin, das die Gefäße geschmeidig hält, unterstützt wird die Bildung durch Bewegung, Ballaststoffe, Obst, Gemüse und ungesättigte Fettsäuren. Ein hohes LDL erhöht das Risiko für Arteriosklerose.
> Harnsäure: Diese kristallbildende Substanz bildet sich beim Abbau von Zellkernen, die vor allem in Innereien und Fleisch enthalten sind. Ein erhöhter Harnsäurespiegel kann einen Gichtanfall auslösen.

Zusätzliche Blutuntersuchungen:
> Homocystein als Hinweis auf einen Vitamin-B6-, Vitamin-B_{12}- oder Folsäuremangel, ein hoher Wert gilt als eigenständiger Risikofaktor für Herz-Kreislauf-Erkrankungen.
> Vitamin D bei Risikopatienten (mangelnde Sonnenexposition, schlechte Ernährung), Vitamin D ist wichtig für die Knochengesundheit, Stimmung, Schlaf und das Immunsystem. Deutschland ist Vitamin-D-Mangelgebiet; 57 Prozent aller deutschen Erwachsenen fehlt dieses Vitamin im Winter bis zu 90 Prozent.
> PSA (prostataspezifisches Antigen zur Krebsvorsorge). Wichtig: kein Radfahren und kein Geschlechtsverkehr am Vortag, das kann zu falschen Ergebnissen führen.
> NT-proBNP bei Verdacht auf Herzmuskelschwäche.

Untersuchungen von Stuhl und Urin: Die Stuhlprobe wird auf krebstypische Enzyme (M2PK) und auf Blut untersucht als Hinweis auf Krebs. Diese Tests geben jedoch keine hundertprozentige Sicherheit, darum ist spätestens ab dem 55. Lebensjahr eine Koloskopie (Darmspiegelung) dringend ratsam. Bei Männern zeigen Studien, dass bereits ab dem 50. Lebensjahr die Darmkrebshäufigkeit zunimmt und sie daher auch schon ab dem 50. Lebensjahr zur Spiegelung gehen sollten. Das wäre dann allerdings nach heutigem Stand eine IGEL-Leistung. Außer, wenn man zeigen kann, dass zum Beispiel bei einem Elternteil früh ein Dickdarmkrebs vorlag, sodass es Sinn

»MUSTS« FÜR FRAUEN

> Genitaluntersuchung (jährlich) auf Gebärmutterhalskrebs bei Frauen ab 20 Jahren.
> Brustuntersuchung (jährlich) bei Frauen ab 30 Jahren.
> Mammographie-Screening (alle zwei Jahre) bei Frauen ab 50 bis zum Ende des 70. Lebensjahres.

macht, auch beim Sohn/der Tochter die Spiegelung früher durchzuführen.
> Speziell Rauchern, erst recht, wenn Sie über 65 Jahre als sind, rate ich zu Tests auf Blasenkrebs im Urin (zum Beispiel den Test UBC-Rapid auf Cytokeratin 8 und 18).

Ultraschalluntersuchungen (Sonografie): Die Untersuchung per Ultraschall ist eine bewährte, schmerzfreie und sehr aussagekräftige Methode, die unmittelbar Aufschluss über Veränderungen im Körperinneren gibt.
> Schilddrüse: Durch eine Sonografie der Schilddrüse kann eine Vergrößerung im Sinne einer Jodmangelstruma (»Kropf«), aber auch zum Beispiel durch Knoten oder bei Autoimmunthyreoiditis, festgestellt werden.
> Gefäße: Die Gefäßwanddicke der Halsschlagader (Karotis) ist ein Gradmesser für Arteriosklerose. Dafür wird an der Innenseite der Karotis die sogenannte Intima-Media-Dicke (IMD) gemessen. Sie gibt an, wie hoch der Verkalkungsgrad in den Arterien des Körpers ist. Eine erhöhte IMD ist häufig verbunden mit Rauchen, Übergewicht, Bluthochdruck, Diabetes und erhöhten Blutfettwerten.

> Herz: Die Ultraschalluntersuchung des Herzens wird Echokardiografie genannt. Sie ist wichtig bei bestehendem Bluthochdruck, bei Herzklappenfehlern, Übergewicht und Kurzatmigkeit. Die Untersuchung kann in Ruhe oder unter Belastung (»Stressecho«) sinnvoll sein.
> Innere Organe: Leber, Gallenblase, Bauchspeicheldrüse, Milz, Nieren und Bauchschlagader können hervorragend mit dem Ultraschall angeschaut werden. Dabei werden veränderte Größen, das Auftreten von Zysten, Steinen, Verengungen der zuführenden Arterien bei Bluthochdruck, Gefäßaussackungen und Verkalkungen festgestellt.

Analyse der Körperzusammensetzung: Die Verteilung von Muskeln und Fett ist unter anderem hinsichtlich des Diabetesrisikos wichtig. Je vier Kilogramm Bauchfett verdoppeln das Diabetesrisiko. Die Messung findet mittels Bio-Impedanz-Analyse-Waage statt.

SELBSTHILFE BEI ERHÖHTEM HARNSÄUREWERT

> Trinken Sie mindestens 2 bis 3 Liter am Tag, das verdünnt die Harnsäure und regt die Nierentätigkeit an.
> Essen Sie weniger Aufschnitt und Fleisch oder verzichten Sie ganz darauf, dadurch wird weniger Harnsäure produziert.
> Verzichten Sie auf Alkohol, da er die Harnsäureproduktion erhöht und die Ausscheidung von Harnsäure hemmt. Bier ist in diesem Fall noch schädlicher als Wein.

BLASE, NIERE UND MÄNNERGESUNDHEIT

Dr. med. Michael Stephan-Odenthal, Facharzt für Urologie, Zusatzbezeichnung Andrologie, medikamentöse Tumortherapie, Palliativmedizin, urologische Röntgendiagnostik.

WELCHE UROLOGISCHEN ERKRANKUNGEN TRETEN IN DER BEVÖLKERUNG SEHR HÄUFIG AUF?

Diese betreffen die Harnorgane Niere, Harnleiter und Harnblase beider Geschlechter sowie die männlichen Geschlechtsorgane Prostata und Hoden. Sie treten sehr häufig auf.
Infektionen der Harnwege gehören zu den häufigsten Infektionserkrankungen des Menschen. Durch die unterschiedliche Anatomie des Genitalbereichs und insbesondere der Harnröhre sind Frauen besonders oft in jungen Jahren und im hohen Alter betroffen. Bei Männern treten die Infektionen häufig im Alter und in Verbindung mit Prostataerkrankungen auf.

WAS SIND DIE URSACHEN FÜR EINEN HARNWEGSINFEKT?

Dabei kann die Empfindlichkeit für Harninfektionen auch abhängig von der individuellen Schleimhautbeschaffenheit der Harnwege und somit zum Teil auch vererbt sein. In 80 Prozent der Fälle stammen die Bakterien, die eine Harnwegsinfektion auslösen, aus dem Darm des betroffenen Patienten. Über die Haut des Analbereichs können sich die Bakterien unbemerkt in den Haut- und Genitalbereich ausbreiten und über die Harnröhre in die Harnwege eindringen. Frauen sind aufgrund ihrer kürzeren Harnröhre, die wie eine Immunbarriere wirkt, anatomisch benachteiligt, sodass der Infektionsweg in die Harnblase kürzer ist. Ich rate deshalb Patienten, die sehr empfindlich sind, unmittelbar nach dem Geschlechtsverkehr auf die Toilette zu gehen und Wasser zu lassen. Dadurch werden Bakterien, die eventuell beim Geschlechtsverkehr mechanisch in die Harnröhre gelangt sind, wieder herausgespült. Das minimiert das Risiko einer aufsteigenden Infektion in die Blase.
Außerdem ist bei der Hygiene nach dem Stuhlgang darauf zu achten, dass keine Stuhlreste vom Anal- in den Genitalbereich transportiert werden. Dadurch können Darmbakterien in die Scheide gelangen.

WIE BEUGE ICH EINER HARNWEGSINFEKTION VOR?

Die wichtigste vorbeugende Maßnahme gegen Harnwegsinfektionen allgemein ist eine ausreichende Trinkmenge über den Tag. Die regelmäßige Urinausscheidung wirkt als Spülung der Harnwege und erschwert so das Eindringen und Festsetzen von Bakterien.

Treten trotz aller Vorsichtsmaßnahmen weiter Harnwegsinfekte auf, dann kann eine Ansäuerung des Urins sinnvoll sein. Bestimmte Darmbakterien wie Colibakterien oder Proteus gedeihen schlechter in einem sauren Milieu. Zur Ansäuerung des Urins eignen sich Cranberry-Präparate oder Präparate mit der schwefelsäurehaltigen Aminosäure L-Methionin (beide rezeptfrei in der Apotheke erhältlich). Der pH-Wert des Urins ist individuell und abhängig von der Nahrung, die wir zu uns nehmen. Eine fleischreiche Ernährung macht den Urin tendenziell saurer – eine pflanzliche Ernährung tendenziell basischer. Die Ansäuerung des Urins muss also individuell in Abhängigkeit vom eigenen, mit Teststreifen gemessenen Urin-pH-Wert auf Dauer erfolgen. Ein Fehler, den viele Menschen machen, besteht darin, dass sie die Ansäuerung nur für kurze Zeit durchführen.

KÖNNEN AUCH MEDIKAMENTE ZUR VORBEUGUNG SINNVOLL SEIN?

Wenn die Prophylaxe nicht ausreicht, können Medikamente zur Vorbeugung (Nifurantin oder Cotrimoxazol) eingesetzt werden. Diese sollten immer nach dem Geschlechtsverkehr oder immer vor dem Zubettgehen eingenommen werden, da nachts die Bakterienkonzentration im Urin schnell ansteigen kann, einfach weil wir über Nacht nichts trinken.

Auch bei Kleinkindern und sehr jungen Mädchen mit immer wiederkehrenden Harnwegsinfektionen kann es sinnvoll sein, vorsorglich periodisch mit einem Antibiotikum zu behandeln. Dadurch verhindert man, dass die Infektionen aufsteigen und die Nieren schädigen. Dabei behandelt man über ein halbes Jahr (zum Beispiel mit Nitrofurantoin).

GIBT ES EINE IMPFUNG GEGEN HARNWEGSINFEKTE?

Bei Erwachsenen kann bei wiederkehrenden Harnwegsinfekten eine Impfung sinnvoll sein, um das körpereigene Immunsystem aufmerksamer für das Eindringen von Bakterien zu machen. Die Impfung wird derzeit als Kapsel oder als intramuskuläre Injektion angeboten.

WAS RATEN SIE MIR, WENN ICH EINE INFEKTION HABE?

Als erste Maßnahme bei sporadischen Harnwegsinfektionen (Schmerzen, häufiges Wasserlassen) ohne Fieber oder blutigen Urin kann bei den ersten Anzeichen neben einer Steigerung der Trinkmenge auf 3 bis 4 Liter (wenn keine Herzschwäche vorliegt) zusätzlich Ibuprofen 400 mg eingenommen werden. Wenn sich nach 2 bis 3 Tagen die Beschwerden nicht bessern, sollte jedoch ein Arzt aufgesucht werden, um den Urin untersuchen zu lassen.

WIE VERHINDERE ICH HARNSTEINE?

Harnsteine sind in unserer westlichen Gesellschaft ernährungsbedingt, die Zahl der Fälle hat sich in den letzten zehn Jahren verdreifacht (1,2 Millionen Patienten jährlich in Deutschland) und ist wie gesagt den hiesigen Ernährungsgewohnheiten und deren Folgen wie

Übergewicht, Bluthochdruck, Diabetes und Harnsäureerhöhung geschuldet.

Vor allem im Sommer, wenn die Leute zu wenig trinken, ist der Urin konzentrierter und Steine bilden sich besser. Darum behandeln wir im Sommer 60 bis 70 Prozent mehr Patienten mit Harnsteinen als im Winter. Also im Sommer bitte noch mehr trinken als sonst!

MUSS MAN SICH FÜR EINE HARNINKONTINENZ SCHÄMEN?

Die Psyche spielt eine große Rolle bei dem Erlernen der Kontinenz. In den ersten fünf Lebensjahren lernen wir die Kontrolle über unsere Schließmuskel, nicht früher. Das ist dem langsamen Prozess der Nervenreifung geschuldet, insbesondere die langen Nervenbahnen im Rücken werden spät an das Gehirn angeschlossen. Im Säuglingsalter werden noch Blase und Darm reflexartig entleert. Erst spät lernen wir, diese Funktionen bewusst zu steuern. Harninkontinenz im Erwachsenenalter hat viel mit dem Erlernen der Kontrolle im Kindesalter zu tun. Der Volksmund spricht von »Sextanerblase«, damit meint man Schüler, die vor lauter Aufregung vor der Klassenarbeit auf die Toilette müssen.

Harninkontinenz ist sehr tabubesetzt. Inkontinenz wird als Makel angesehen, als Mangel an Attraktivität. Man fühlt sich als Außenseiter. Wer möchte schon mit nasser Hose herumlaufen, schon im Kindesalter führt das zu viel Spott. Die Scham ist in anderen Kulturen, zum Beispiel in der muslimischen Kultur noch viel größer. Die meisten Betroffenen, die zu uns kommen, haben darum eine Leidensgeschichte, die oft bereits mehr als ein Jahr dauert.

WAS SIND DIE URSACHEN FÜR EINE HARNINKONTINENZ?

Viele Patienten kommen zum Urologen mit Harndrangproblemen oder Harninkontinenz. Die Ursachen können sehr unterschiedlich sein: Sehr häufig spielen psychische Faktoren eine entscheidende Rolle. Aber auch Nervenerkrankungen wie Multiple Sklerose, Parkinson, Demenz, Querschnittslähmung, Bandscheibenvorfälle oder Spinalkanalverengung sind fast immer mit Störungen der Urinkontrolle verbunden. Bei Frauen ist besonders häufig eine chronische Entzündung Ursache des Problems. In seltenen Fällen sind Tumore der Harnwege Auslöser der Inkontinenz.

WAS HILFT?

Gegen den einfachen Harndrang helfen pflanzliche Mittel wie der Arzneikürbis oder sogenannte anticholinerge Medikamente, die die Harnblase beruhigen. Sehr selten muss als Ultima Ratio Botox bei Dranginkontinenz eingesetzt werden. Dabei wird das muskellähmende Medikament unter die Schleimhaut der Blase in die Muskulatur gespritzt. Die Harnblasenmuskulatur wird dadurch punktuell gelähmt, der Drang lässt nach.

WAS KANN MAN TUN BEI EINER BELASTUNGSINKONTINENZ?

Wenn Urinverlust ohne jedes Dranggefühl besonders bei körperlicher Anstrengung auftritt, liegt eine Belastungsinkontinenz vor, deren Ursache fast immer eine Schwächung des Schließmuskels durch Absenken der Unterbauchorgane (zum Beispiel durch ein Geburtstrauma oder Muskelschwäche des Beckenbodens) ist. Sport, Gewichtsreduktion und Beckenbodentraining sind dagegen sehr effektive vorbeugende Maßnahmen. Sollten diese Maßnahmen nicht helfen, kann das Training unter Zuhilfenahme eines Elektrostimulators intensiviert werden. Letztlich können sogenannte Suspensionsoperationen (beispielsweise TVT-Band) die Kontinenzfunktion verbessern.

In jedem Fall sollte vor medikamentösen oder operativen Behandlungsmaßnahmen eine gründliche urologische Abklärung der Inkontinenz erfolgen.

WIE ERKENNT MAN EINEN NIERENTUMOR?

Der Nierentumor ist eine Erkrankung des höheren Alters, kann selten aber auch schon bei jüngeren Altersgruppen auftreten, insbesondere wenn eine familiäre Häufung besteht. Symptome treten oft erst dann auf, wenn der Tumor schon weit fortgeschritten ist. Blut im Urin, dumpfer Flankenschmerz, Gewichtsabnahme, Nachtschweiß und eine Verschlechterung des Allgemeinzustandes sind Zeichen einer fortgeschrittenen Erkrankung. Seitdem die Ultraschalldiagnostik der Nieren weit verbreitet eingesetzt wird, ist die Zahl der fortgeschrittenen Nierentumorerkrankungen zurückgegangen. Heute wird in den meisten Fällen der Tumor zufällig im Rahmen einer Ultraschalluntersuchung, die aus anderern Gründen durchgeführt wird, entdeckt.

WAS SIND DIE RISIKOFAKTOREN FÜR EINEN HARNBLASENKREBS?

Dieser Krebs tritt vor allem in höheren Altersgruppen auf. Risikofaktor für das Auftreten der Erkrankung ist vor allem das Rauchen. Auch bei Chemiearbeitern, die mit bestimmten aromatischen Aminen und Kohlenwasserstoffen lange Jahre gearbeitet haben, besteht ein erhöhtes Blasenkrebsrisiko. Die schmerzlose Blutverfärbung des Urins ist das häufigste erste Symptom dieser Erkrankung und sollte deshalb in jedem Fall durch eine Ultraschalluntersuchung und Blasenspiegelung weiter abgeklärt werden. Bei beschwerdefreien Patienten mit Risikofaktoren kann ein Urintest im Rahmen der Krebsfrüherkennungsuntersuchung eingesetzt werden. Die beste Prävention besteht im Nikotinverzicht. Selbst bei Patienten mit Blasenkrebs verbessert sich dadurch nach der Behandlung noch die Prognose.

WIE GROSS IST DIE ANSTECKUNGSGEFAHR FÜR SEXUELL ÜBERTRAGBARE ERKRANKUNGEN?

Gonorrhoe und Lues haben leider insbesondere bei Männern tendenziell in den letzten Jahren zugenommen. Auch die HIV-Neuerkrankungsrate steigt wieder an. Ein Grund dafür sind die erfolgreichen Therapiekonzepte bei HIV, mit denen der Schrecken verloren gegangen ist und HIV heute keine tödliche Erkrankung mehr sein muss, sondern als behandelbare, chronische Infektion eingestuft werden kann. Fatalerweise wird deshalb der Schutz mit Kondomen vernachlässigt.

WAS SIND DIE URSACHEN FÜR IMPOTENZ?

Am häufigsten liegt einer Erektionsstörung ein psychisches Problem zugrunde. Beziehungsprobleme, emotionaler Stress oder ein mangelndes Selbstwertgefühl können Erektionsprobleme bedingen.

Die zweithäufigste Ursache sind Stoffwechselstörungen wie ein metabolisches Syndrom oder Diabetes. Vor allem ein Diabetes, der über lange Zeit schlecht eingestellt wurde, führt zu Nervenschädigungen und Blutgefäßschädigungen besonders in den feinen Blutgefäßen. Die daraus resultierenden Störungen betreffen nicht nur die Füße oder das Herz, sondern auch die Nerven und Blutgefäße an den Penisschwellkörpern. In der Folge kommt es zu einer schlechteren Weiterleitung von Nervensignalen und einer reduzierten Blutzufuhr in die Penisschwellkörper und so zur Erektionsstörung. Das Ausbleiben von nächtlichen oder morgendlichen Spontanerektionen ist hier ein erstes Anzeichen.

Erektionsstörungen aufgrund von Arteriosklerose entwickeln sich in einem schleichenden Prozess. Es gibt wissenschaftliche Untersuchungen, die zeigen, dass Potenzstörungen einem Herzinfarkt vorausgehen. Lassen Sie deshalb bei Erektionsstörungen auch Ihr Herz untersuchen!

Impotenz kann als Medikamentennebenwirkung bei der Einnahme von Betablockern zur Blutdrucksenkung, bei Entwässerungsmedikamenten, bei Antidepressiva und Antiepileptika, bei Kortison und Medikamenten gegen Prostatakarzinom auftreten. Auch in Zusammenhang mit Nervenkrankheiten wie multipler Sklerose oder Parkinson, einem Schlaganfall oder einer Querschnittslähmung treten Erektionsstörungen fast immer auf.

AB WANN MUSS ICH MIR SORGEN MACHEN UM MEINE PROSTATA?

Prostatakrebs ist der häufigste Krebs bei Männern über 60 Jahren mit ca. 60 000 Neuerkrankungen im Jahr 2015. Prostatakrebs ist typischerweise eine langsam fortschreitende Erkrankung und es gibt sehr viele Behandlungsoptionen, um selbst fortgeschrittene Erkrankungsstadien aufzuhalten beziehungsweise sehr lange Überlebenszeiten zu erreichen.

Auch sind neue Verfahren selbst bei Radikaloperationen, bei denen die Prostata in Gänze entfernt wird, in zirka der Hälfte der Fälle potenzerhaltend. Durch nervenschonende Operationen werden die feinen Nerven, die für die Erektion ganz dicht rechts und links an der Prostata vorbeiziehen, geschont.

Die Notwendigkeit eines chirurgischen Eingriffes ist sehr stark von individuellen Faktoren abhängig wie tumorbiologische Faktoren (Aggressivität des Tumors, Größe, PSA-Wert zum Zeitpunkt der Diagnose). Zukünftig werden hier noch einige weitere Faktoren hinzukommen. Ein nicht unerheblicher Teil der Tumoren wird heutzutage im Frühstadium lokal entdeckt. In dem Fall therapiert man erst einmal gar nicht und überwacht stattdessen engmaschig den Patienten und kann später immer noch rechtzeitig einschreiten.

Eine Bestrahlungstherapie wird bei lokal begrenztem Krebs angewandt und erzeugt etwas seltener Impotenz.

Grundsätzlich können als Nebenwirkungen aber Komplikationen wie chronische Darm- und Blasenentzündungen auftreten.

In metastasierten Stadien gibt man eine antihormonelle Therapie, diese geht leider mit Nebenwirkungen im Sexualleben einher.

WELCHE FRÜHERKENNUNGS-METHODEN FÜR PROSTATAKREBS GIBT ES?

Ein wichtiges Thema für Männer sollte diese Früherkennung sein. Abtastung in Kombination mit der Bestimmung des PSA im Blut sind wichtige Untersuchungen, das zeigen alle wissenschaftlichen Untersuchungen der letzten Jahre. PSA ist das Prostata-spezifische Antigen, ein Eiweiß, das bei Erkrankungen der Prostata im Blut in erhöhten Konzentrationen nachweisbar ist. Leider ist der Wert nicht nur bei einer Krebserkrankung der Prostata erhöht, sondern kann auch bei Entzündungen oder gutartigen Prostataveränderungen angestiegen sein. Jedoch: Je höher der Wert gemessen wird und je schneller der PSA-Wert im Verlauf über die Jahre ansteigt, desto größer ist das Risiko für Prostatakrebs. Wenn wiederholte Kontrollmessungen einen PSA-Wert > 4 ng/ml anzeigen, dann sollte nach den derzeit gültigen wissenschaftlichen Leitlinien die Ursache durch eine Kernspintomografie und eine Biopsie weiter abgeklärt werden. In Zukunft könnten in verdächtigen Fällen noch andere Untersuchungen wie die multiparametrische Kernspintomografie der Prostata eine Rolle spielen, die derzeit jedoch noch einer wissenschaftlichen Bewertung vorbehalten ist.

UND WELCHE FÜR HODENKREBS?

Der häufigste Tumor bei jungen Männern zwischen 20 und 40 Jahren, auch wenn dieser insgesamt sehr selten auftritt (sechs bis acht von 100 000 Männern erkranken pro Jahr) ist der Hodenkrebs.

Die beste Früherkennung ist die regelmäßige Selbstabtastung der Hoden. Dadurch können Tumore frühzeitig erkannt werden. Stellen Sie Knoten am Hoden, Verhärtungen, unrundes Gewebe, Größenveränderungen (ein Hoden wird größer als der andere) fest, sollte eine Hodenultraschalluntersuchung durchgeführt werden. Meist treten die Tumore ohne Schmerzen auf. Bei Jungen mit Leistenhoden besteht im Erwachsenenalter ein höheres Krebsrisiko, auch nach erfolgter Leisten-OP. Risikopatienten sollten deshalb die Selbstabtastung im jungen Erwachsenenalter regelmäßig vornehmen. Und vor allem: Nehmen Sie Vorsorgeuntersuchungen wahr! Früh erkannte Tumoren können rechtzeitig therapiert werden und versprechen eine bessere Prognose.

(Zum Thema Vaterwerden mit »50 plus« siehe Seite 174.)

FITNESS-CHECK-UP

Die folgenden Messungen können Sie sinnvoll beim Start in ein bewegteres Leben sowie bei der Gewichtsabnahme unterstützen.

SPIROERGOMETRIE

Die Spiroergometrie (siehe auch Seite 137) ist eine Kombination aus Atemgasmessung und Belastungs-EKG. Sie testet, ob Herz-Kreislauf-System, Lunge und Muskeln Belastungen problemlos standhalten, mit anderen Worten, wie leistungsstark und fit Sie sind.

Umgekehrt erfahren Sie, wo und in welcher Form Sie gezielt ansetzen können, um Ihre Leistungsfähigkeit zu steigern: an Muskelkraft, Herzfitness oder Atmung. Mit dieser Untersuchung lässt sich auch gezielt die Fettverbrennung optimieren, siehe auch Seite 145.

RUHEUMSATZMESSUNG

Mittels einer Atemgasanalyse kann ermittelt werden, wie viele Kalorien in Ruhe verbrannt werden. Die Analyse findet dementsprechend im Liegen statt. Man misst, wie viel verbrauchte Luft (CO_2) in Ruhe ausgeatmet wird. Daran lässt sich der Kalorienverbrauch bestimmen. Man benötigt desto mehr Kalorien – auch in Ruhe –, je mehr Muskeln man hat. Ein Kilogramm Muskeln verbrennt rund 50 Kalorien am Tag, auch wenn Sie sich nicht bewegen. Darum ist Muskelaufbau so sinnvoll, wenn man abnehmen möchte. Muskeln helfen, schlank zu werden und zu bleiben (siehe auch Seite 144).

GEWICHTS-CHECK-UP

Sehr aussagekräftig ist die Waist-to-Height-Ratio – das Verhältnis von Bauchumfang zur Körpergröße. Denn sie bezieht den Bauchumfang gleich mit ein. Auch der ältere BMI in Verbindung mit der Messung des Bauchumfanges ist wichtig zur Risikoeinschätzung für die Entwicklung eines metabolischen Syndroms. Siehe auch Seite 87.

KALORIENVERBRAUCHSMESSUNG

Bei Übergewicht oder Bewegungsmangel kann es sehr hilfreich sein zu eruieren, wie viele Kalorien jemand im Alltag verbrennt. Das geht mittels Kalorienmessuhr, die mindestens 24 Stunden am Oberarm getragen wird, oder einer App für das Smartphone. Auf diese Weise wird der durchschnittliche Kalorienverbrauch für den Tag ermittelt. Zusammen mit den Ergebnissen der Spiroergometrie kann dann ein individuelles Bewegungs- und Ernährungsprogramm zur Leistungssteigerung oder/und Gewichtsreduktion gemeinsam mit dem Patienten ausgearbeitet werden.

BIA

Mit der Bio-Impedanz-Analyse (BIA) lässt sich das Verhältnis von Wasser, fettfreier Magermasse (in Muskeln und Organen) und Körperfett feststellen. Mittels Hautelektroden, die an Händen und Füßen befestigt werden, wird ein schwacher, ungefährlicher Wechselstrom durch den Körper geschickt. In Fett, Wasser und Magermasse gibt es unterschiedliche Widerstände gegen diesen Stromfluss, daraus errechnet sich das Verhältnis der Körpergewebe zueinander. Anhand des so ermittelten Körperfettanteils kann man das tatsächliche Gesundheitsrisiko ablesen. Ein durchtrainierter Körper weist einen höheren BMI auf als ein untrainierter, weil Muskeln mehr wiegen als Fett. Vor allem wenn Patienten Krafttraining absolviert haben, kann ich sie davon überzeugen, dass trotz gleichem Körpergewicht sich das Verhältnis der Körpergewebe von Fett Richtung Muskelmasse verschoben hat, und mit dieser Information verhindern, dass sie demotiviert werden.

IMPFUNGEN

Der Mechanismus der Impfung besteht wahrscheinlich, seit der Mensch existiert. Über Nahrung und Luft werden »immer schon« tote, natürliche Mikroorganismen oder ihre Bestandteile aufgenommen. Gegen diese bildet der Körper Antikörper. Beim nächsten Kontakt mit dem Schädling erinnert der Körper sich an die Eindringlinge und kann sie sofort bekämpfen. Die Impfung ahmt dieses Prinzip nach. Bei den meisten Impfungen werden dafür natürliche, abgeschwächte oder inaktivierte Viren oder ihre Bestandteile injiziert. Diese können sich im Körper nicht mehr vermehren und sind darum nicht mehr schädlich, aber sie animieren den Körper dazu, Antikörper zu bilden.

Schutzimpfungen sind wirksam und wichtig zur Vermeidung schwerwiegender Erkrankungen. Im Säuglings- und Kleinkindalter wird grundimmunisiert, später der Impfschutz aufgefrischt. Man unterscheidet Standardimpfungen, die für alle Personen gelten, von Impfindikationen für besondere Risikogruppen (zum Beispiel Gesundheitsberufe, bei chronischen Erkrankungen, für Reisen). Dafür kommen Impfungen entweder mit Lebendimpfstoff (abgeschwächte, aber vermehrungsfähige Erreger) oder mit Totimpfstoff oder Toxoidimpfstoff (inaktivierte Krankheitserreger oder deren Bestandteile) zum Einsatz.

Die ständige Impfkommission (STIKO) am Robert Koch-Institut (RKI) in Berlin spricht fortwährend ihre Empfehlungen aus.

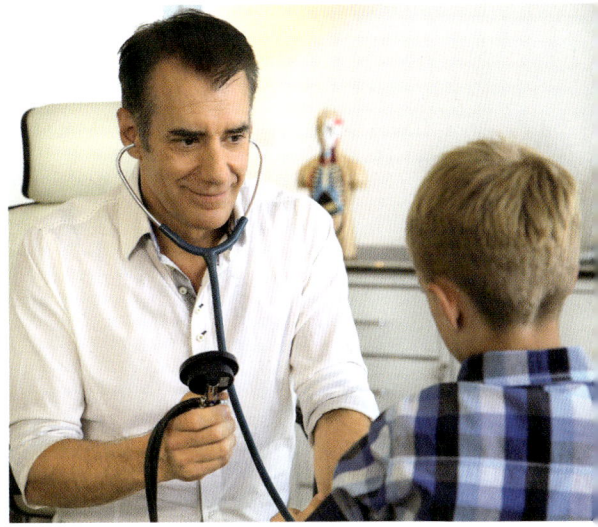

Die richtigen Impfungen sind schon ab dem Kindesalter sehr wichtig und empfehlenswert.

WICHTIG GRIPPEIMPFUNG

Ein besonderes Virus ist das Grippevirus, das im Gegensatz zu anderen Erregern, gegen die eine Grundimmunisierung (plus Auffrischungsimpfung) ein Leben lang oft ausreicht, sich von Jahr zu Jahr verändern kann. Darum muss gegen Grippe immer wieder neu geimpft werden. In Deutschland treten Grippewellen meist noch im Januar, Februar auf, eine erste Welle kann auch schon am Ende des Herbstes auftreten. Die Stärke der Grippewelle schwankt von Jahr zu Jahr in Abhängigkeit von der Gefährlichkeit des Virus. Das Grippevirus trägt auf seiner Oberfläche zwei verschiedene Oberflächenmoleküle. Wenn sich das Virus vermehrt, können diese mutieren, das Virus kann gefährlicher oder weniger gefährlich als im Vorjahr sein. Darum muss der Grippeimpfstoff jede Saison angepasst werden. Sie schützen sich und andere mit der Impfung. Die Impfung schützt übrigens nicht nur vor Grippe, sondern auch vor Herzinfarkt. Umso eher, je häufiger man geimpft wurde.

IMPFEMPFEHLUNG DES RKI

Laut den Empfehlungen der Ständigen Impfkommission (STIKO) am Robert Koch-Institut sind Grippeimpfungen besonders wichtig für die folgenden Personengruppen:
> Schwangere
> Menschen über 60 Jahre
> Menschen in Gesundheitsberufen (Ärzte, Krankenpfleger, MFA, MTA, RTA und weitere)
> Menschen in sozialen und pflegerischen Berufen (Lehrer, Altenpfleger, Kindergartenerzieher und weitere)
> Menschen mit vielen beruflichen/sozialen Kontakten
> Menschen mit chronischen Erkrankungen
Auf der Website des RKI finden Sie einen Impfkalender (Adresse siehe Seite 197).

HPV-IMPFUNG

Relativ neu ist die HPV-Impfung (Humanes Papilloma-Virus) für Mädchen, die seit 2018 auch für Jungen dringend empfohlen wird. Infektionen in jungen Jahren können Jahrzehnte später bei Frauen Gebärmutterhalskrebs hervorrufen. Jungen sind Überträger des Virus und sollten darum auch geimpft werden.

GÜRTELROSE ABWENDEN

Auch noch recht neu ist die Impfung gegen eine durch Varizellen ausgelöste Gürtelrose ab 50 Jahren. Gegen diese sehr unangenehme und unter Umständen gefährliche und auch überaus schmerzhafte Erkrankung sind zwei Impfstoffe auf dem Markt, ein Lebend- sowie ein Totimpfstoff.

CHECK-UP IN ZUSAMMENARBEIT MIT DEM ARBEITGEBER

Für Unternehmen ist es wichtig, ihre Mitarbeiter gesund zu erhalten. Qualifizierte Arbeitskräfte sind inzwischen Mangelware, krankheitsbedingte Fehlzeiten schlagen jedes Jahr für die Betriebe voll zu Buche und bringen sie zudem in organisatorische Schwierigkeiten. Laut dem Bund Deutscher Arbeitgeber betrugen in 2016 die durch Arbeitsausfälle verursachten Kosten 56 Milliarden Euro.
Ihr Arbeitgeber ist also höchst interessiert daran, dass Sie gesund sind und bleiben!

DER WIN-WIN-CHECK

Darum schicken mittlerweile immer mehr Arbeitgeber ihre Mitarbeiter auf Firmenkosten regelmäßig zum Gesundheits-Check in Praxen wie unsere (Teil des Prevent.on Verbunds, siehe Seite 197). Auf diese Weise erhöht sich die Chance, frühzeitig Gesundheitsrisiken, chronische Erkrankungen und Belastungen (Depression, Burnout) zu erkennen und entsprechend gegenzusteuern.
Diese Check-ups dauern zirka fünf Stunden (unter anderem inklusive Spirometrie und Herzfunktionsprüfung).

KOSTENÜBERNAHME KLÄREN

Informieren Sie sich bei Ihrem Arbeitgeber, ob er die Kosten für einen solchen Check-up trägt oder sich beteiligt. Auf meiner Homepage finden Sie die Kosten (Adresse siehe Seite 197).

AUSBLICK: WAS ERWARTET UNS?

Dr. med. Dipl. oec. Marcus Redaèlli, Arzt und Gesundheitsökonom, Institut für Gesundheitsökonomie und Klinische Epidemiologie (IGKE), Uniklinik Köln.

WIE SETZT MAN ANREIZE FÜR EINE GUTE VORSORGE?

Die Gesundheitsökonomie ist eine interdisziplinäre Wissenschaft, in der unter anderem Mediziner, Soziologen, Betriebswirte und Pflegewissenschaftler darüber forschen, wie möglichst optimal und fair Gesundheitsversorgung materiell und inhaltlich den Menschen zugutekommen kann. Was erst einmal rein finanziell klingt, ist ein großer Bereich, der mit Qualität, Optimierung und Ressourcenverteilung zu tun hat. Wie gelangen die richtigen Mittel an die richtigen Stellen, wo werden wichtige Anreize gesetzt oder müssen wieder abgebaut werden, Stichworte Überversorgung, Unterversorgung und Fehlversorgung.

WIE KANN DER PATIENT VON DER FORSCHUNG PROFITIEREN?

Genau das ist die Frage. In diesem Sinne hat das IGKE Disease-Management-Programme (DMP) mit entwickelt. Das sind zentral organisierte, strukturierte Behandlungsprogramme für chronisch kranke Menschen. Jeder chronisch kranke Patient wird heutzutage in einem solchen Programm erfasst, um eine Verbesserung der Versorgung, vor allem auch der Akutversorgung zu garantieren. Die DMP wurden in den letzten 30 Jahren vorwiegend in den USA entwickelt und haben dazu geführt, dass die Überlebensrate von Menschen, die aufgrund ihrer chronischen Erkrankung einen Schlaganfall oder Herzinfarkt erleiden, signifikant gestiegen ist. Was in anderen Ländern längst üblich war, zum Beispiel regelmäßige Untersuchungen von Patienten mit Diabetes, um offene Füße oder Erblindung im Rahmen der Erkrankung rechtzeitig zu diagnostizieren und zu therapieren, ist erst seit 2002 auch hierzulande Standard. Seitdem gibt es unter anderem weniger Amputationen von diabetischen Füßen und weniger schwere Fälle von Blutzucker-Entgleisungen. Allerdings ist dies abhängig vom Wohnort und im internationalen Vergleich liegt Deutschland im oberen Drittel.

WELCHE AUSWIRKUNG HAT IHRE FORSCHUNG IN DER PRAXIS?

Durch Unterstützung der Datenaufbereitung haben Gesundheitsökonomen einen wesentlichen Beitrag zur heutigen flächendeckend in Deutschland stattfindenden Maximalversorgung geleistet. Dazu gehören Sprechstunden für Diabetiker. Diese Programme brauchen allerdings lange, in der Regel 10 bis 15 Jahre, bis sie sich etablieren.

WAS IST INTERPROFESSIONALITÄT?

Das heißt, dass alle Fachrichtungen zusammenarbeiten, es erlangt vor allem auch Bedeutung in Hinblick auf die abnehmende Anzahl von Ärzten und Pflegekräften auf der einen und dem demografischen Wandel auf der anderen Seite. Gefördert werden muss weiter mit Nachdruck die Gesundheitskompetenz des Patienten. Es ist wünschenswert, dass er mehr über Gesundheit und auch über seine Krankheit weiß. Bei fehlendem Grundverständnis nützen Präventionsmaßnahmen nichts. Meiner Meinung nach muss man im Kindergarten mit Gesundheitserziehung anfangen.

WIE WEIT VERBREITET SIND KENNTNISSE ÜBER GESUNDHEIT?

Viele chronische Krankheiten wie Bluthochdruck oder Diabetes haben lange keine Symptome. Die Pille richtet es schon. Ein Patient, der schon einmal einen Schlaganfall hatte, wird jedoch seinen Bluthochdruck ernst nehmen. Patienten sind heute besser informiert, aber wir beobachten immer noch eine Zweiteilung. Junge und ältere Menschen informieren sich intensiv in Gesundheitsfragen, zwischen dem 35. und 55. Lebensjahr beobachten wir einen Gap. In dieser Lebensphase haben die Menschen keine Zeit, sich um sich selbst zu kümmern.
Ein anderer wichtiger Grund für zu wenig Gesundheitsprävention ist die finanzielle Situation. Ohne Geld wird seltener bio gekauft. Das betrifft vor allem alleinerziehende Menschen, hier Mütter mit wenig Einkommen. Diese Mütter und Kinder kommen am schlechtesten bei der Prävention weg.

WIE SIEHT UNSERE GESUNDHEIT IN DER ZUKUNFT AUS?

Klimatische Veränderungen werden dazu führen, dass Krankheiten aus anderen Ländern wie Malaria aus Afrika und Asien nicht mehr nur als Tropenkrankheit, sondern als Krankheit wie Husten oder Schnupfen auch zu uns kommen. Die Klimaveränderungen werden auch zu einer Änderung der Ernährungsgewohnheiten führen. Sie wird eine Evolutionsänderung nach sich ziehen, möglicherweise kommen Krankheiten, die es heute noch gar nicht gibt.

WELCHE KRANKHEITEN WERDEN ZUNEHMEN?

Statistisch gesehen Allergien, Adipositas und Diabetes. Sehr wahrscheinlich auch Krebs, aber die Menschen werden nicht mehr so schnell an diesen Krankheiten oder ihren Komplikationen sterben. Durch den Fortschritt der Therapien kann man möglicherweise mehrfach im Leben an Krebs erkranken. Krebs wird immer mehr zu einer chronischen Krankheit, einige Krebsarten sind heute schon heilbar.
Man muss den Menschen in der Gesundheitserziehung beibringen, gut zu leben mit der richtigen Einstellung. Innere Zufriedenheit ist einer der größten Heilsbringer. Die Überlebensrate nach acht Jahren beispielsweise bei einer Rehabilitationsstudie war bei den Patienten nach einem Herzinfarkt mit höherer Zufriedenheit deutlich größer.

ALLES GUTE!

Zufriedenheit ist neben Stressreduktion, gesunder Ernährung, Normalgewicht und viel Bewegung der Schlüssel zu einem langen, gesunden Leben.

Ich hoffe, dass Sie in diesem Buch wertvolle Informationen und vor allem auch Motivation gefunden haben, diese fünf Komponenten des Wohlergehens zu einem selbstverständlichen Teil Ihres Alltags werden zu lassen. Damit haben Sie 70 Prozent Ihrer Gesundheit tatsächlich selbst in der Hand.

In diesem Sinne: Bleiben Sie gesund oder werden Sie gesund!

Ihr Professor Dr. med. Thomas Kurscheid

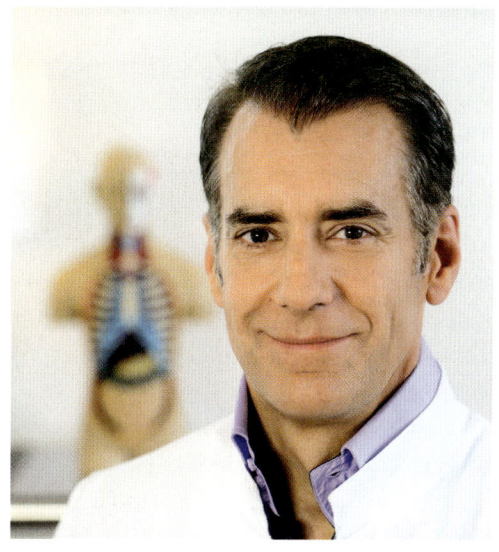

Ich freue mich, dass ich Sie mit diesem Buch ein Stück begleiten durfte, und hoffe, dass Sie hilfreiche und wertvolle Anregungen gefunden haben!

ÜBER MICH

Ich sudierte Medizin in Köln, Budapest und London. Auch während meiner Facharztausbildung zog es mich in die Ferne (Indien, Kolumbien), um meinen Behandlungshorizont zu erweitern. Heute bin ich Facharzt für Allgemeinmedizin sowie Ernährungs- und Sportmediziner, außerdem Arzt für Naturheilverfahren. 2006 vergrößerte ich meine Praxis und verlegte sie in den Kölner Süden. Neben der Krankenbehandlung stehen vor allem die Gesundheitsvorsorge und die Behandlung von Adipositas im Mittelpunkt.

Aus den Medien bin ich Ihnen als Gesundheitsexperte bei den Themen Ernährung, Bewegung und Verhalten bekannt. 2017 war ich mit meinem eigenen Format auf SAT.1 Gold zu sehen. In *Diagnose unbekannt – Letzte Hoffnung Dr. Kurscheid* konnte ich verzweifelten Patienten mit unerklärlichen Krankheitsbildern helfen. Seit November 2017 stehe ich als Experte wöchentlich für das SAT.1-Gesundheitsmagazin *Total gesund! Mit Britt und Dr. Kurscheid* vor der Kamera. Zusätzlich schreibe ich Bücher und wissenschaftliche, aber auch populärwissenschaftliche Artikel.

BÜCHER, DIE WEITERHELFEN

Bieber, Sylvia: *Reisen ins Land der Seele: Fantasiereisen zur Entspannung, Klärung, Zielsetzung.* Schirner Verlag

Kabat-Zinn, Jon: *Gesund durch Meditation: Das große Buch der Selbstheilung mit MBSR.* Knaur MensSana TB

Kurscheid, Prof. Dr. Thomas (Rezepte: Bettina Matthaei): *Low Carb. Neuester Stand: Ballaststoffreich und gesund abnehmen.* Becker Joest Volk Verlag

Kurscheid, Prof. Dr. med. Thomas: *Dein Körper belügt Dich!* Südwest Verlag

Feld, Dr. Michael; Young, Peter: *Beurer Schlafatlas: So schläft Deutschland.* Südwest Verlag

Worm, Prof. oec. troph. Nicolai: *Glücklich und schlank. Mit viel Eiweiß und dem richtigen Fett. Die LOGI-Methode in Theorie und Küche.* Systemed

Heinrich-Böll-Stiftung, BUND, Le Monde Diplomatique: *Fleischatlas 2018*

AUS DEM GRÄFE UND UNZER VERLAG

Arndt, Stella: *Endlich frei von Fußschmerzen!* (mit DVD)

Benussi, Franco u. a: *Die echte italienische Küche*

Bracht, Dr. med. Petra: *Intervallfasten*

Elmadfa, Prof. Dr. Ibrahim, u. a.: *GU Kompass Nährwerte* und *Die große GU Nährwert-Kalorien-Tabelle*

Froböse, Prof. Ingo: *Das Fitness-Minimalprogramm* und *Das Turbo-Stoffwechsel-Prinzip*

Grasberger, Delia: *Autogenes Training* (mit CD)

Hainbuch, Friedrich: *Progressive Muskelentspannung* (mit CD)

Kirschner-Brouns, Dr. med. Suzann u. a.: *Abnehmen mit dem Darm: Die sensationelle Mikrobiom-Diät*

Kittler, Martina: *Smoothies*

Lange, Elisabeth: *Die 5:2 Diät* und *Paleo-Diät für Einsteiger*

Lützner, Dr. med. Hellmut: *Wie neugeboren durch Fasten* und *Richtig essen nach dem Fasten*

Matthaei, Bettina; Salameh, Mohamad: *Mezze. Ein magischer Genuss*

Middendorf, Katharina; Sturm, Ralf: *Happy End im Kopfkino.*

Münch, Thomas, Hoheneder, Alexander: *Core-Power*

Rieth, Stefan: *Faszientraining für Rücken und Nacken*

Sperlich, Billy; Dargatz, Thorsten: *Laufen. Das Einsteigerbuch*

Trökes, Anna: *Yoga Hausapotheke* und *Yoga für den Rücken* (mit DVD) und *Yoga. Mehr Energie und Ruhe* (mit CD)

Tschirner, Thorsten: *Theraband* (mit DVD)

Weuthen, Simone; Weuthen, Marc: *Keto-Power: Die geniale Kombination aus Low Carb und Kurzzeitfasten*

Zylla, Amiena: *Yoga mit der Faszienrolle* (mit DVD)

ADRESSEN, DIE WEITERHELFEN

www.dr-kurscheid.de: *Homepage des Autors mit zahlreichen Praxis- und allgemeinen Gesundheitsinformationen.*

www.adipologe-ggg.de: *GGG Gesellschaft für Gesundes Gewicht, Köln. Bildet Ärzte und andere Gesundheitsprofis zum »Adipologen GGG« aus, also zum Spezialisten für die fachübergreifende Behandlung der Adipositas. Einzige Fortbildung dieser Art in Deutschland. Ärzte mit dieser Zusatzausbildung sind besonders versiert in der Behandlung des Übergewichts.*

www.mbsr-verband.de: *Auf der Website des Verbandes für Achtsamkeitsbasierte Stressreduktion finden Sie zahlreiche Informationen zum Thema sowie Kurse in Ihrer Nähe.*

www.dge.de
www.oege.at
www.sge-ssn.ch
Auf den Websites der Fachgesellschaften in Deutschland, Österreich und der Schweiz finden Sie alle wichtigen Informationen rund um das Thema gesunde Ernährung und Tagebuchführen.

www.yoga.de
www.yoga.at
www.yoga.ch
Berufsverbände der Yogalehrenden in Deutschland, Österreich und der Schweiz. Hier finden Sie Kurse in Ihrer Nähe.

www.diabetes-sport.de: *Die Deutsche Diabetes Gesellschaft (DDG) hat eine Liste bundesweit vorhandener Sportgruppen.*

www.idaa.de: *Viele Informationen zum Thema Sport und Diabetes bietet die Internationale Vereinigung Diabetischer Sportler.*

www.leichtathletik.de: *Mit 850 000 Mitgliedern und mehr als 7000 Vereinen der mitgliederstärkste Leichtathletikverband der Welt. Auf der Homepage finden sich unter der Rubrik »fit & gesund« viele Tipps zum Training.*

www.hochdruckliga.de: *Viele Informationen, Infomaterial zum Bestellen, Fachärzte, Selbsthilfegruppen …*

www.rki-de: *Auf der Website des Robert Koch-Instituts finden Sie unter anderem einen Impfkalender.*

EXPERTEN-WEBSITES

> **Haut:** Prof. Dr. med. Kurschat, **www.hautaerzte-koeln-sued.de**

> **Kardiologie:** Priv. Doz. Dr. med. Anselm Gitt, **www.klilu.de/content/patients_visitors/clinics/medical_clinic_b/team/index_eng.html**

> **Schlafmedizin:** Dr. med. Michael Feld, **www.praxis-dr-feld.de**

> **Innere Medizin, auch Darmgesundheit:** Dr. med. Karsten Behle, **http://dr-behle.de/**

> **Zahngesundheit:** Dr. Dr. med. dent. Thea Lingohr, **http://dr-lingohr.de**

> **Pharmakologie:** Florian Kürsch, Apotheker, **www.apotheke-kuersch.de**

> **Gesundheitsökonomie:** Dr. med. Marcus Redaèlli, **http://gesundheitsoekonomie.uk-koeln.de/institut**

> **Urologie:** Dr. med. Michael Stephan-Odenthal, **www.urologie-leverkusen.de/ueber-uns/dr-med-michael-stephan-odenthal.html**

> **Gynäkologie:** Dr. med. Eva-Maria Boogen, **www.kinderwunschzentrum-bonnerbogen.de/**

> **Orthopädie/Chirurgie:** Dr. med. Stefan Preis, **https://klinik-am-ring.de/orthopaedie/aerzteteam/dr-med-stefan-preis/**

REGISTER

A

Abendessen 36, 42, 44, 111
Ablenkung beim Essen 34, 103
Abmagerung 17
Abwehrsystem 25
Acetylsalicylsäure 26, 27
Achillessehnenreflex 177
Achsenfehlstellung der Beine 135
Achtsam essen 102, 103, 113
Adipositas 87, 89, 90, 93, 138, 173, 194
Aerob 144
Agavendicksaft 63
Aggressivität 17, 30, 36
Aktive Teilnahme 49
Aktivitätshormone 14, 39
Aktivitätspunkte klopfen 50
Akupunktur 173, 174
Alkohol 11, 16, 22, 36, 42, 62, 66, 79, 99, 113, 151, 183
– und Schlafstörungen 39
Allergien 194
Alles-was-man-braucht-Smoothie 114
Allicin 72
Alltagsbeschwerden 26f.
Alter als Risikofaktor 20, 89
Altern, schnelleres 31
Alternativmedizin 26, 29
Alterungsprozess 128
Alzheimerdemenz 49, 70, 124, 145
– vorbeugen 49, 61
Aminosäuren, essenzielle 68, 107
Anamnese 171, 176
Anerkennung, Mangel an 31
Angst 9, 31, 46, 88

–, körperliche Symptome 32
– vor Krankheiten 32
Ängste, unbestimmte 17
Anregung, geistige 9
Anticholinerge Medikamente 186
Antidepressiva 188
Antientzündlich 26, 27
Antiepileptika 188
Antikörper 61, 191
Anti-Stress-Coaching 35
Anti-Stress-Tipps 52ff.
Antriebsmangel 47
Äpfel 63, 73, 75
Appetitanregend 26, 107, 113
Appetitmangel 32, 47
Appetitsteuerung 107
Arbeitsalltag 12, 166
Arbeitslosigkeit 12, 31
Arbeitsplatz, Bedingungen am 12, 53ff., 179
–, Bewegung am 166
Arbeitsumsatz 94
Arbeitsweltwandel 96, 166
Arbeitszeit 19, 51
Arteriosklerose 19f., 78, 88f., 125, 182, 183, 188
– vorbeugen 70, 71
Artgerechte Tierhaltung 69, 77
Arthritis 29
Arthrose 28, 29, 124, 127, 133ff.
Arthroskopie 134
Arzt, schlechte Erfahrungen beim 33
Ärztliches Gespräch 89, 171, 176
Arztwechsel, häufige 32
Asanas 162f.
Asthma 177
Atem, flacher 17
Atem, schlechter 66

Atemaussetzer 38, 39f.
Atemgasanalyse 145, 190
Atemmeditation 50
Atemnot 17
Atkins-Diät 109
Aufmerksamkeit, verminderte 47
Aufputschmittel 43
Aufräumen 52f.
Aufwachen, nächtliches 43
Augen entlasten 166f.
Ausdauer 122
Ausdauersport 19, 68, 96, 136ff.
Ausgebranntsein 30
Ausscheidung 25
Aussortieren 53f.
Auszeit, tägliche 17
Autoimmunthyreoidtis 183

B

Balance 9
Baldrian 42, 174
Ballaststoffe 22, 59f., 75, 78, 82, 105
Ballsportarten 54
Bauch abtasten 177
Bauchfett 17, 86ff., 150
Bauchschmerzen 17, 26
Bauchspeicheldrüse 23, 39, 59, 183
Bauchumfang 87, 93
Beckenbodentraining 127, 187
Bedürfnisse, eigene 33
Beeren 60, 75, 81, 82, 105
Beeren-Power-Smoothie 114
Behle, Dr. med. Karsten 78
Belastungsinkontinenz 187
Belohnungssystem 24, 101
Bequemlichkeit 122
Beschwerden, stressbedingte 9, 11, 17

Besorgter Typ 32
Betablocker 66, 188
Betacarotin 72
Betrieblicher Check-up 192
Bewegung 14f., 17, 21, 30, 54f., 96, 117ff., 124ff., 128ff., 130ff., 139
– am Arbeitsplatz 94, 166
– im Alltag 54f., 132
– in den Wechseljahren 174
Bewegungen, runde 127, 135
Bewegungsmangel 23, 87, 135, 190
Beziehungsprobleme 90f., 188
BIA-Waage 126, 183, 190
Bierbauch 150
Bildschirmarbeit 96, 166f.
Bioanbau 75
Biorhythmus 50, 52
Bitterstoffe 73
Blattsalat 81
Blaues Licht 43
Blutbild 182
Blutdruck, optimaler 49, 89
Blutdruckmessung 177
Blutfettwerte 86, 88, 90, 182, 183
Blutgefäßverengung 19, 20f.
Blutgerinnung, beschleunigte 14, 19, 86
Bluthochdruck 89, 99, 125, 150, 194
Blutuntersuchungen 182
Blutzuckermessung 182
Blutzuckerspiegel 19, 23, 24, 59, 62f., 68, 75, 80, 86, 90, 125
–, abgesackter 26
–, nächtlicher 42
Body-Mass-Index (BMI) 87, 89, 91, 93, 190
Boogen, Dr. Eva-Maria 172

Botenstoff WISP-1 70
Bravata, Dena 75
Brokkoli 28, 60, 73, 81, 82, 105
Brustkrebs 91, 128, 171
Buchinger, Otto 112
Burnout 7, 13, 16, 17, 30f., 35, 52, 192

C

Carotinoide 73
Cedernas, Jonathan 41
Cellulite 150
Check-up beim Arzt 79, 169ff., 176ff.
Chemotherapie 28
Chia-Samen 82
Cholesterinspiegel 19, 70, 78f., 82, 88, 90, 98, 107, 114, 171, 182
Chondroitin 29
Chondrozyten 135
Chromosomen 31
Chronische Erkrankungen 11, 65, 93, 111, 114, 191ff.
Chronische Rückenschmerzen 127
Clean Eating 108
Computerarbeit 19, 166f.
Computertomografie 171
Cool-down, abendliches 42
Coping 55
Cortisol 14, 23, 25, 30, 39, 41, 43
Cox-Inhibitoren 28
Cranberrys 81, 185

D

DAK-Gesundheitsreport 37
Darm und Immunsystem 61
– und Körpergewicht 106f.
Darmflora 61, 80, 87, 106
Darmkrebs 61, 77, 128, 171

Darmkrebsrisiko 91
Darmkrebsvorsorge 61, 80
Darmspiegelung 80, 182
Darmstoffwechsel 80
Dauerstress 15, 18f., 24, 30, 35, 102, 118
Dehnübungen 160
Dehydrierung 26
Delegieren 52, 55
Demenz 30, 48f., 90, 186
– vorbeugen 49, 129
Demenzmarker 48
Demografischer Wandel 194
Denkerpose 36
Depression 19, 30ff., 39, 47f., 90, 192
Detox 108f.
Diabesity 89
Diabetes Typ 2 19, 23f., 42, 52, 63, 64, 65, 79, 80, 89, 90, 114, 125, 177, 182, 183, 186, 188
– und Parodontitis 65
–, Schutz gegen 107, 125
Diabetesfolgen 193
Diastolischer Wert 89
Diätformen 108ff.
Dickdarmkrebs 60, 68, 182
Dickmacher-Darmflora 87
Diclofenac 29
Disease-Management-Programme 193
DNA-Fragmentationen 174
Dranginkontinenz 186f.
Drink, abendlicher 36
Durchblutungsstörung 90, 177
Durchschlafstörungen 10, 31, 40

E

Echinacea 28
Eier 69, 79

Eigendiagnose 32
Eigenmedikation 26f., 32, 72
Einkaufen 113
Einsamkeit 12, 31, 52
Einschlafstörungen 9, 10
Einschulung 87
Eiweiß 64ff., 96, 105, 109, 113, 182
Eiweißdiät 109
EKG 40, 137, 141, 145, 177, 181, 190
Elastisches Band 152
Emotionaler Hunger 100
Endorphine 16
Endotheliale Dysfunktion 86
Energie auftanken 50
Energiebilanz 96f., 103, 113
Engagierter Typ 33
Entlastungstag 112
Entspannung 9, 10, 15, 16, 24, 25, 30, 45
Entspannungsmethoden 10, 11, 13, 31, 36, 46, 51
Entwässerungsmedikamente 188
Entzündung 25, 128f.
Entzündungsstoffe 65, 70, 80, 128
EPIC-Herzstudie 75
Erektile Dysfunktion 90f., 188
Ergometertraining 138
Ergotherapie 49
Erholung, unzureichende 31
Erkältung 27
Ermüdbarkeit 17, 47
Ermüdungsanzeichen 36
Ernährung, gesunde 22, 57ff.
– in den Wechseljahren 174
Ernährung, ungesunde 21
Ernährungsberatung 98
Ernährungscheck 83ff.
Ernährungstagebuch 97f.

Ernährungsumstellung 27, 59, 76, 79, 80, 91, 96, 108, 110, 114
Erreichbarkeit, ständige 15, 51f.
Erschöpfung 10, 17, 30f.
Essfallen 96
Essstörungen 31, 111
Essverhalten 17, 85, 96, 97f., 101, 105
Eustress 9
Evolution 119
E-Zigaretten 16

F

Fahrsimulator-Studie 37
Familienplanung 172ff.
Fastfood 21, 59, 97, 99, 103, 123
Faszien 164ff.
Fehlerquote, erhöhte 31
Feierabend 15
Feld, Dr. Michael 38ff.
Feng Shui 53
Fernbehandlung 48
Fertigprodukte 21, 59, 60, 88
Fette 69ff.
Fettreserven 69f., 126
Fettstoffwechselstörung 88, 93, 107, 190
Fettverbrennung 89, 136, 147, 150
Fettverbrennungspuls 141f., 144
Fieber 25, 27
Finanzielle Sorgen 12
Fisch 22, 69, 71, 78, 88
Fitness-Check-up 190ff.
Fitnesscheck 120f.
Fitnessstudio 54, 152
Flächendeckende Versorgung 193
Flavonoide 73

Fleisch 21, 44, 68f., 77, 88, 105, 183
Flexibilität am Arbeitsplatz 51
Flow-Zustand 45
Fluchtreaktion 14
Frauengesundheit 172ff.
Freie Radikale 72, 81
Freizeitstress 35
Fremdbestimmung 46
Freudlosigkeit 9, 31, 47
Froböse, Prof Ingo 144
Fruchtbarkeit 172, 173f.
Frühaufsteher 37
Frühstück 113
Frühstücksmuffel-Smoothie 115
Fruktose 62, 76, 97
Fünf am Tag 75
Futterverwerter 94

G

Gallensteine 90
GALT 61
Gebärmutterkrebs 91
Geburtsgewicht 173
Gedächtnis 30, 48f., 145
Gedanken aufschreiben 43
Gedankenkreisen 9
Gefäßwandmessung 183
Gefühle, unterdrückte 100
Gehärtete Fette 22, 70, 88
Gehirn, Energiebedarf 23f.
Gelbwurz 82
Gelenkersatz 127, 134
Gelenkknorpel 127, 135
Gelenkschmerzen 28, 29, 133ff.
Gelenkschmiere 29
Gelenkuntersuchung 177
Gemüse 22, 28, 60, 61, 62, 72, 75ff., 81f., 113, 182
Gemüsebrühe 112

Gemüsiger Gesund-Smoothie 115
Genetische Stoffwechselanalyse 95f.
Genetische Vorbelastung 87, 176
Gesamtcholesterin 79, 88, 182
Gesamteiweiß 182
Gesättigte Fettsäuren 22, 69f., 77, 88
Gesprächstherapie 47
Gesundheitstypen 32
Gesundheitswesen 171, 194
Getränke 22, 63, 77, 98, 111
Getreideähnliches 60
Gewebeschäden 89
Gewichts-Check-up 190
Gewohnheiten 36, 85, 98, 102f., 108
Ghrelin 41, 105
Gingivitis 66
Gitt, Anselm K. 20ff.
Gleichgültigkeit 31
Gliederschmerzen 31
Glücksgefühl durch Sport 147
Glückshormone 16, 62ff., 147
Glucosinolate 73
Glukagon 68
Glukose 23, 41f., 59, 62, 99, 102, 105, 125, 147, 182
Glykämischer Index 59
Glykogen 59, 102
Glykolyse 41f.
Gonorrhoe 187
Grippeimpfung 191
Grübeln 38, 43, 50
Grundumsatz 94
Grünkohl 60, 73, 81, 82
Grüntee 43

H

Halitosis s. Mundgeruch
Hämatokrit 182
Harninkontinenz 186
Harnwegsentzündungen 81
Harnblasenkrebs 187
Harndrang 186
Harnsäurewert 86, 90, 98, 182, 183
Harnsteine 185f.
Harnwegsinfekte 184f.
Haushaltszucker 59, 60, 62, 63
Haut, gesunde 178ff.
Hautalterung 181
Hautkrebs 170, 171
Hautschutz 178f.
Hautstraffung 150
Hauttypen 178, 179
HbA1c 182
HDL 79, 88, 182
Heilfasten 111, 112
Heißhunger 23, 59, 97, 102, 110
Hepatitis-A-Impfung 41
Herz-Kreislauf-Erkrankungen 20f., 39, 49, 66, 72, 78, 80, 89, 90, 93, 110, 124f., 132, 171, 176, 190
Herzinfarkt 19, 20ff., 28, 37, 46, 65, 88, 89, 125, 175, 188, 193, 194
Herzklopfen 89
Herzmuskelschwäche 182
Herzrasen 17, 31, 89
Herztöne, Ableitung 177
HIFI®-Diät 109f.
High Carb 78
HIIT 144
Hirnanhangdrüse 18
HIV 187f.
Hobby 45, 53
Hodenkrebs 189
Hoffnungslosigkeit 31, 140
HOMA-Index 80, 182
Homocystein-Messung 182
Homöopathie 26
Hormonersatztherapie 91, 173
Hörsturz 17
HPV-Impfung 192
Hülsenfrüchte 60, 68, 69, 73, 77, 82, 105
Hunger, echter 100, 103
–, emotionaler 100, 101
Hyaluronsäure 29, 134
Hypercholesterinämie
 s. Cholesterinwerte, erhöhte
Hypertonie
 s. Bluthochdruck
Hypophyse 18
Hypothalamus 18, 43, 101

I/J

Ibuprofen 26, 27, 28f., 185
IGEL-Leistung 66f., 171, 182
Immunsystem stärken 28, 61, 72, 81, 107, 150
–, gestresstes 25
–, nachtaktives 41
Impfempfehlungen RKI 192
Impfungen 125, 171, 175 185, 191f.
Impingement-Syndrom 133
Implantate, bioresorbierbare 134f.
Impotenz 188
Industrialisierung 122
Inemuri 37
Inkontinenz 186
Innere Organe, Ultraschall 183
Innere Uhr 42, 50
Innerer Schweinehund 85, 131
Insomnien 38
Insulin 23, 59, 62, 64, 68, 71, 75, 80, 89, 104, 125

Insulinresistenz 23, 70, 80, 89, 102, 125, 173
Interessen, geistige 10
Interessensverlust 31, 47
INTERHEART-Studie 20, 46
Interleukin 6 128
Interprofessionalität 194
Intervallfasten 104, 111, 113
Intima-Media-Dicke 183
Jodmangelstruma 183
Joggen 54, 122, 129, 131, 138, 140f.

K

Kabat-Zinn, Jon 34
Kaffee 16, 25, 43, 103
Kaiserschnitt 173
Kalium phosphoricum 26
Kalorien, versteckte 97
Kalorienverbrauch 94, 95, 138, 139, 149, 190
Kalorienverbrauchsmessung 95, 190
Kalzium 29, 63, 82
Kamille 26, 167
Kampfreflex 14
Ketogene Diät 111
Kinder, gestresste 21, 24
Kinderwunsch 72, 172ff.
Kindgerechte Dosierung 27
Klimakterium
   s. Wechseljahre
Knieoperation 134
Knieprobleme 127
Knieprothese 134
Knoblauch 72, 73, 82
Knochenbrüche 151
Knochenschutz 126
Knorpelschaden 134, 135
Kohl 22, 28, 60, 73, 81
Kohlenhydrate 23, 41, 59f., 68, 69, 71, 78, 96, 105f., 109, 110f., 113, 143

Kollapsibilität der Atemwege 39
Koloskopie s. Darmspiegelung
Konzentrationsmangel 17, 30, 31, 36, 47
Konzentrationsübungen 49
Koordinationstraining 126
Kopfschmerzen 17, 25, 26, 31, 36, 89, 167, 173
Koronare Herzerkrankung 19, 20, 51, 89, 114, 125, 150
Körperfettanteil 93, 183, 190
Körpergewicht 93
– und Stress 24
– und Schlaf 41
Körperliche Untersuchung 176f.
Körperspannung 151
Körpertemperatur, nächtliche 42
Körperzusammensetzung 93, 183, 190
Kortison 188
Kostenübernahme 171, 192
Krafttraining 96, 127, 131, 148ff.
Krebs vorbeugen 72f., 81, 128, 182
Krebsfrüherkennung 170, 171, 187ff.
Krebsrisiko 68, 70, 72, 89ff., 187, 189
Krebsvorsorge im Mund 67
Kreuzblütler 81
Kropf 183
Künstliche Befruchtung 173
Kürbis 60, 81, 186
Kurkuma 82
Kürsch, Florian K. 26ff.
Kurschat, Dr. med. Peter 178

L

Lactit 64
Laktat 137, 144, 145
Laktose 62f.
Laktoseunverträglichkeit 63
Langeweile 9, 35, 100, 103, 131
Langschläfer 37
Langzeitgedächtnis 30, 145
Lavendel 42
LDL 79, 88, 90, 182
Lebenserwartung 20, 89, 90
Lebensfreude, Verlust an 17
Lebensmitteleinkauf 74ff.
Lebererkrankungen 79
Leberwerte 79, 182
Leere, innere 31, 100
Leeregefühl im Kopf 17, 36
Leinsamen 60, 73, 82, 114
Leistungsfähigkeit, nachlassende 31
Leptinresistenz 41
Licht tanken 50
Lichtschutzfaktor 179ff.
Lingohr, Dr. Dr. Thea 65
LOGI-Ernährung 110 f.
Loslassen vom Alltag 55
Low Carb 109
Lues 187
Luftverschmutzung 20
Lungenerkrankungen 27, 72, 177
Lungenfunktionsprüfung 177
Lutein 73
L-Tryptophan 42
Lycopin 72, 81

M

Magen-Darm-Beschwerden 17, 25, 26, 32
Magenbluten 26
Magengeschwür 25, 26, 28

Magenschleimhautentzündung 25
Magnetresonanztomografie (MRT) 134, 171
Mahlzeiten, regelmäßige 104
Makrosomie 173
Mandelentfernung 87
Mangold 81, 82
Masttierhaltung 77
Matetee 43
Maximale Herzfrequenz 141, 144
MBSR (Mindfulness Based Stress Reduction) 34, 46, 51
Medikamenteneinnahme 26ff., 72, 87, 112, 128, 151, 176, 185, 188
Mediterrane Ernährung 49, 78, 88, 110f.
Meersalz-Nasenspülung 27
Mehrfachzucker 59
Melanokortin 101
Melanom 179
Melatonin 38, 42, 44, 89
Melisse 26, 42
Meniskusriss 134
Mental-Balance-Projekt 15
Metabolisches Syndrom 21, 86–90, 182, 188
Mikrobiota 60f., 80, 106, 110
Mikronährstoffe 71ff.
Milch mit Honig 42
Milchprodukte 63, 68, 79, 105
Milchzucker 63
Mineralstoffe 63, 71, 77f., 81
Misstrauischer Typ 33
Mitochondrien 128, 144, 149, 150
Mittagsschlaf 36f.
Möhren 60, 72, 105, 112
Montag, Christian 15
Motivation 131 140

Müdigkeit 9f., 30f., 89
Multitasking 14, 19, 51, 53
Multivitaminpräparat 27, 73
Mundgeruch 65
Mundgeschmack, eisenartiger 65
Mundschleimhautveränderungen 67
Muskelabbau 68, 123, 149
Muskelanspannung, ständige 25
Muskelaufbau 80, 107, 126, 151
Muskelbrennen 151
Muskelentspannung 26
Muskelmasse 93f., 96, 111, 123, 126, 128, 140, 148, 149, 151, 183, 191
Muskelschmerzen 31
Muße 17, 45, 54
Mutlosigkeit 30

N

Nackenschmerzen 36, 151
Nackenverspannungen 25, 167
Nahrungsergänzungsmittel 28, 29, 72, 78, 172
Nahrungsverwertung 94
NASA-Studie 37
Nasenbluten 89
Nasenspray 27
Nasenspülung 27
Nebenbei essen 11, 23, 25, 84, 103
Nebenwirkungen 26, 28f., 90, 173, 188
Negative Energiebilanz 113
Nein sagen 35, 53, 102
Nervenerkrankung 186, 188
Nervenwasseruntersuchung 48
Nervosität 17, 31, 32, 89

Neuropsychologische Testung 48
Nichtsteroidale Antirheumatika (NSAR) 28
Nierensteine 28
Nierentumor 187
Nikotin 16
Nikotinersatz-Therapien 21
Nordic Walking 135, 137
Nüchternblutzucker 89
Nüsse 22, 60, 69, 71, 77, 82, 88, 105, 114

O

O-Beine 135
Obst 22, 60, 62f., 72, 73, 75ff., 78, 81, 182
Ödeme 165
Olivenöl 22, 71, 82, 88
Omega-3-Fettsäuren 29, 69, 71, 82, 172
Omeprazol 29
Organsenkungen 187
Osteoporose 126
Östrogenabhängiger Tumor 91
Östrogenspiegel 174
Ozontherapie 67

P/Q

PA-Sonde 66
Paleo-Diät 108
Panikattacken 9
Paprika 75, 81
Paracetamol 26, 27
Parodontitis 65ff.
Passionsblume 42
Pausen 15ff., 24, 30, 37, 45, 46, 50
Pelargoniumwurzel 28
Peptid YY 105
Pessimismus 11
Peters, Achim 23

Pfefferminzöl 26
Pflanzenextrakte 28
Pflanzenöle 22, 70f.
Pflanzenschutzmittel 75
Photodynamische Therapie 66
Physicians Health Study 72
Physiotherapie 49, 133, 134, 176
Phytinsäure 73
Phytoöstrogene 73
Phytosterine 73
Pigmentierung 180
Plaques 88
Polysomnografie 40
Potenzstörungen 90f., 188
Powernap 50
Präbiotika 61, 110
Prävention 175ff., 180, 187
Predimed-Studie 82
Preis, Dr. Stefan 133
Primärprävention 5, 175
Prioritäten setzen 53
Probiotika 61, 80
Progredienz 175
Prostatakrebs 70, 72, 171, 182, 188f.
Protease-Inhibitoren 73
Proteine 64ff.
PSA 182, 188f.
PSI-Code 66
Psychische Erkrankung 47ff., 188
Psychometrischer Test 48
Psychotherapie 35, 40, 48, 52, 176
Puls 89, 140f.
Pulsuhr 144
Purpur-Sonnenhut 28
Quercetin 73

R

Rachen, schlaffer 39, 40
Radfahren 54, 127, 135, 138
Rauchen 5, 11, 16, 21, 33, 66, 171, 176, 177, 183, 187
Raumtemperatur, hohe 87
REBIRTH active Studie 31
Redaèlli, Dr. Marcus 193
Reflexe prüfen 177
Reiss, Prof. Steven 131
Reizbarkeit 9, 17, 36
Reizüberflutung 14, 31
Reserve, geistige 48
Resilienz 33, 45, 55
Rheuma 70
Risikofaktoren 19, 20ff., 79
Risikoprofil, individuelles 171
Rituale im Alltag 17, 42
Rollen, familiäre 39
Röntgenstrahlung 171
Rückenschmerzen 25, 28, 31, 36, 127, 138, 151
Rückzug 31
Ruhepuls 141, 142
Ruheumsatzmessung 190
Rumpfmuskeltraining 127

S

Saccharose 62, 63
Säfte 76, 98, 109
Salz 22
Saponine 73
Sättigungsgefühl 59, 60, 101ff.
Schafgarbe 26
Schilddrüsenhormone 182
Schilddrüsensonografie 183
Schilddrüsenwerte 80
Schlaf 9, 10, 38ff., 50, 147
–, Fettverbrennung im 147
–, guter 38ff.
– und Gewicht 41, 147, 176
Schlafapnoe 38, 39f., 87
Schlafhormon 38, 42, 43, 89
Schlafrhythmus, fester 44
Schlafstörungen 9, 10, 21, 22, 31f., 36, 38, 40f., 47, 87, 174
Schlaganfall 19, 51, 65, 70, 82, 88, 89, 125, 188, 194
Schmerzdepot 134
Schmerzmittel 26ff., 29, 151
Schnarchen 38ff., 42, 44
Schokolade 23f., 62, 106
Schrittzahl pro Tag 122, 132
Schuhwerk, richtiges 135
Schuldgefühle 47
Schulterschmerzen 133
Schulterverspannungen 25
Schüßler-Salze 26
Schutzimpfungen 191
Schwangerschaft 111, 172ff.
Schwarzer Hautkrebs 179
Schwarztee 43
Schweißausbrüche 31
Schwimmen 54, 122, 138, 140
Schwindelgefühle 17, 89
Seelische Beschwerden 32
Sehkraft fördern 73
Sehnenreizung 133
Sehstörungen 31
Sekundäre Pflanzenstoffe 60, 61, 71ff., 81
Sekundärprävention 5, 175
Selbstabtastung der Hoden 189
Selbstvertrauen, vermindertes 47
SELECT-STUDIE 72, 78
Senföl 81
Serotonin 62, 101
Sexuell übertragbare Erkrankungen 187f.
Sexuelle Lust 90, 91, 174
Siesta 37
Sitzen 45, 93, 98, 123, 152, 166
Sixpack 150

Smartphone 14f., 24, 43, 50, 190
Smoothies 76, 78, 114
Sodbrennen 25, 26, 44
Softdrinks 21, 22, 98, 99
Soja 60, 68f., 73, 77, 82, 88, 174
Sonnenbrand 178, 180
Sonnenexposition 178f.
Sonnenschutz 178
Sorgloser Typ 32f.
Soziale Schwierigkeiten 90
Spazieren gehen 100, 132, 134, 137, 140
Speicherzucker 59, 102
Spermien 173, 174
Spinat 60, 73, 81, 82
Spiroergometrie 102, 137, 138, 190
Sportarten 54
Sporteinsteiger 137, 140, 152
Sportirrtümer 147
Sportpause 121
Sportverletzungen 121, 140
Sprint 145
Spurenelemente 29, 60, 71
Steinzeitmenschen 14f., 18, 122f., 145
Stephan-Odenthal, Dr. med. Michael 184
Stimmung, gedrückte 17, 47
Stoffwechsel, gesunder 78ff.
Stoffwechselstörungen 79, 87
– Schilddrüse 87
Stopp sagen 35
Strandurlaub 9, 179
Stress 7–52
– und Hunger 102
– und Gewicht 24
– und Schlafstörungen 39
– vorbeugen 61
–, emotionaler 188
–, essen unter 23
–, positiver 9, 30
–, psychosozialer 23
–, zu wenig 35
Stressauslöser 14
Stresshormone 14–19, 23ff., 30, 31, 39, 43, 55, 176
Stressmanagement 31, 34ff.
Stressreaktion 14f., 18, 25, 102
Stresssituationen, überflüssige 34
Stressspirale 30, 35
Stresstest 10ff.
Stuhlgang, geregelter 105
Stuhluntersuchungen 182
Sulfide 73
Sulforaphan 81
Suppenübung 104
Survival of the fittest 119
Suspensionsoperation 187
Süßigkeiten 21, 24, 59, 101
Süßstoffe 64
Svoboda, Dr. med. David 47
Systolischer Wert 89

T

Tag-Nacht-Rhythmus 43, 50
Tagesplanung 35, 52, 55
Tagesrhythmus 11, 42, 50
Tagträumen 45
Taillenumfang 93
Teilnahmslosigkeit 17
Telomere 31
Terpene 73
Tertiärprävention 5, 175
The Million Women Study 91
Theobromin 23
Thrombosegefahr 86
Thymusdrüse 50
Thyroxin 80
Tinnitus 31
Tödliches Quartett 90
TOFI 93, 171

Tomate 72, 75, 81, 82, 103
Training mit Gewichten 150
Trainingsintensität 137ff., 144
Trainingspuls 141
Tränenfluss 166
Transfette 22, 70, 82, 88
Traubensaft 73
Traurigkeit 30, 52, 174
Treppensteigen 11, 54, 132
Triglyzeride 88, 182
Tryptophan 42, 62, 107
Tumorrisiko 91
Tyrosin 107

U

Übelkeit 26
Übergewicht 5, 17, 19, 21, 23, 24, 36, 39, 42, 55, 86, 87, 90, 92f., 94ff., 126, 128, 190
– und Gelenkbeschwerden 127
– und Schlaf 176
– und Schwangerschaft 173
– und Sport 132, 137f.
–, starkes 87
Überstunden 19, 51
Ultraschall 183
Umckaloabo 28
Ungesättigte Fettsäuren 67, 69ff., 78, 81f., 88, 182
Unterkiefervorschubschiene 40
Unzufriedenheit 31
Urin-pH Wert 185
Urinuntersuchungen 182
Urlaub 9, 15, 55, 178
–, krank im 25
Urologische Erkrankung 184
UV-Exposition 178, 179

V

Vaskuläre Demenz 49
Veganer 27, 77, 108

Vegetarier 27, 80, 108
VELscope 67
Verdauungsbeschwerden 17, 25, 29, 31, 61
Vergesslichkeit 30, 48f.
Vertrauen zum Arzt 33, 177
Vitamin A 69, 72
Vitamin B 27f., 29, 77, 182
Vitamin C 28, 29, 78
Vitamin D 50, 69, 172, 181, 182
Vitamin E 69, 72, 78
Vitamine 60f., 71ff., 182
Vitaminpräparate 27f., 72
Vollkornprodukte 59, 60, 105
Vorsorge 33, 170ff., 175ff., 189, 193

W

Waist-to-Height-Ratio (WtHR) 93, 190
Wasseransammlungen 165
Wechseljahre 81, 174
Weißer Hautkrebs 179
Weißmehl 21, 60, 71
Wellness-Moves 162ff.
Wermut 26
Winterschlafmodus 123
Work-Life-Balance 13
Wurst 21, 62, 68, 77, 103

X/Y/Z

X-Beine 135
Xylit 64
Yoga 162ff.
Zahnbehandlung, ganzheitliche 65
Zähne, starke 65ff., 171
Zahnfleischbluten 65
Zahnfleischtaschen 65f.
Zeaxanthin 73
Zellabbau 128, 129
Zellerneuerung 69f., 128
Zellreparatur 150
Zellwachstum 69
Zink 27, 29
Zittern 31
Zucker 21, 59ff.
–, verstecker 60, 64
–, Verstoffwechslung 23
Zuckeralternativen 63
Zuckeraustauschstoffe 64
Zuckerkonsum 60, 62
Zuckermangel 59, 102
Zufriedenheit 46, 58, 194
Zwei-Minuten-Entspannung 36
Zweifachzucker 59
Zweitmeinung, ärztliche 32
Zyklus, weiblicher 173
Zynismus 31

REGISTER DER ÜBUNGEN

Aktives Gähnen 167
Apfelernte 161
Arme und Wirbelsäule 161
Bizeps 157
Butterfly 154
Augen erfrischen und befeuchten 167
Dynamisches Sitzen 166
Elastische Sprünge 165
Faszien lockern 165
Faszien dehnen 165
Gerade Bauchmuskeln 158
Halber Drehsitz 164
Kobra 163
Krieger 163
Liegestütz 159
Mit den Armen rudern 165
Nacken und Schultern 160
Nah-Fern-Schwung 167
Palmieren 167
Rücken und Beinrückseiten dehnen 160
Rudern 153
Schräge Bauchmuskeln 156, 158
Schultern 156
Sitzende Vorwärtsbeuge 164
Unterarmstütz 159
Winkearm 155

MEHR ENERGIE, MEHR WOHLBEFINDEN!

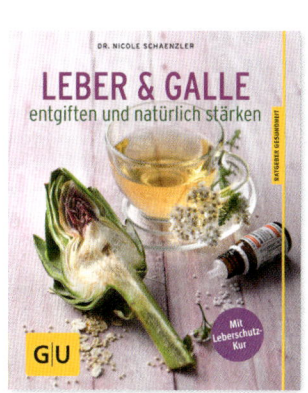
ISBN 978-3-8338-5647-1

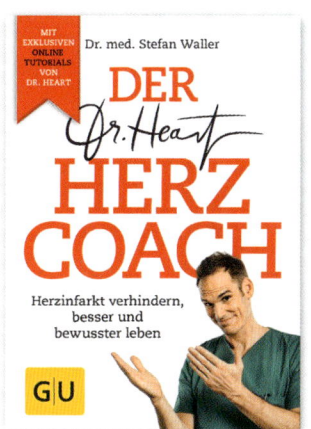
ISBN 978-3-8338-6142-0

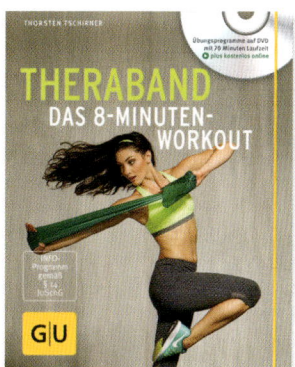
ISBN 978-3-8338-5833-8

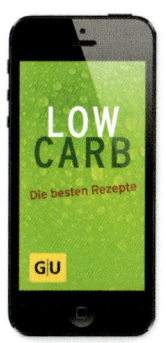
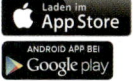

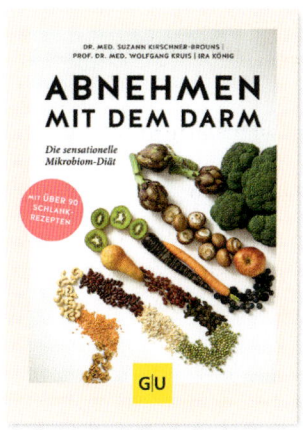
ISBN 978-3-8338-6701-9

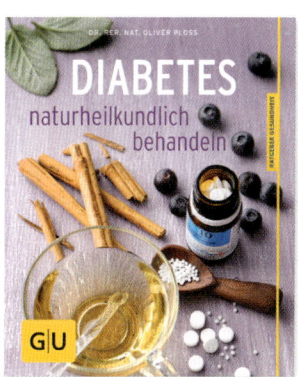
ISBN 978-3-8338-4224-5

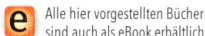 Alle hier vorgestellten Bücher sind auch als eBook erhältlich.

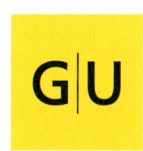

Mehr von GU auf www.gu.de und facebook.com/gu.verlag

IMPRESSUM

© 2019 GRÄFE UND UNZER VERLAG GmbH, München
Alle Rechte vorbehalten. Nachdruck, auch auszugsweise, sowie Verbreitung durch Bild, Funk, Fernsehen und Internet, durch fotomechanische Wiedergabe, Tonträger und Datenverarbeitungssysteme jeder Art nur mit schriftlicher Genehmigung des Verlages.

Projektleitung: Barbara Fellenberg
Lektorat: Barbara Kohl
Bildredaktion: Simone Hoffmann
Umschlaggestaltung: independent Medien Design, Horst Moser, München
Innenlayout: Anzinger & Rasp, München
Herstellung: Susanne Mühldorfer
Satz: Christopher Hammond
Repro: Longo AG, Bozen
Druck & Bindung: Drukarnia Dimograf Sp.zo.o., Polen

ISBN 978-3-8338-6826-9

1. Auflage 2019

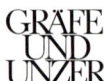

Ein Unternehmen der
GANSKE VERLAGSGRUPPE

BILDNACHWEIS

Adobe Stock: 2 (Illustration, Wdh.), 86, 170, 177; Getty Images: 34, 71, 74, 92, 110, 115, 118, 124, 129, 130; GU-Archiv: 76 (Großmann & Schürle), 162, 164 (Nick Olonetzky), 160–161 (Manuel Ringlstetter), 158–159, 163, 165 (Johannes Rodach); istockphoto: 18, 23, 30, 53; Valentina Kurscheid: Cover, 4, 6, 24, 56, 116, 153–157, 168, 195; mauritius images: 45, 58; plainpicture: 141; shutterstock: 136, 148; Stocksy: 8, 62, 96, 147; Your Photo Today: 167

Syndication:
www.seasons.agency

WICHTIGER HINWEIS

Die Gedanken, Methoden und Anregungen in diesem Buch stellen die Meinung bzw. Erfahrung des Verfassers dar. Sie wurden vom Autor nach bestem Wissen erstellt und mit größtmöglicher Sorgfalt geprüft. Sie bieten jedoch keinen Ersatz für persönlichen kompetenten medizinischen Rat. Jede Leserin, jeder Leser ist für das eigene Tun und Lassen auch weiterhin selbst verantwortlich. Weder Autoren noch Verlag können für eventuelle Nachteile oder Schäden, die aus den im Buch gegebenen praktischen Hinweisen resultieren, eine Haftung übernehmen.

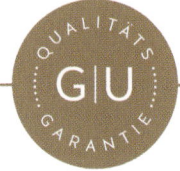

LIEBE LESERINNEN UND LESER,
wir wollen Ihnen mit diesem Buch Informationen und Anregungen geben, um Ihnen das Leben zu erleichtern oder Sie zu inspirieren, Neues auszuprobieren. Wir achten bei der Erstellung unserer Bücher auf Aktualität und stellen höchste Ansprüche an Inhalt und Gestaltung. Alle Anleitungen und Rezepte werden von unseren Autoren, jeweils Experten auf ihren Gebieten, gewissenhaft erstellt und von unseren Redakteuren/innen mit größter Sorgfalt ausgewählt und geprüft.

Haben wir Ihre Erwartungen erfüllt? Sind Sie mit diesem Buch und seinen Inhalten zufrieden? Haben Sie weitere Fragen zu diesem Thema? Wir freuen uns auf Ihre Rückmeldung, auf Lob, Kritik und Anregungen, damit wir für Sie immer besser werden können. Und wir freuen uns, wenn Sie diesen Titel weiterempfehlen, in Ihrem Freundeskreis oder bei Ihrem online-Kauf.

Sollten wir Ihre Erwartungen so gar nicht erfüllt haben, tauschen wir Ihnen Ihr Buch jederzeit gegen ein gleichwertiges zum gleichen oder ähnlichen Thema um.

KONTAKT
GRÄFE UND UNZER VERLAG
Leserservice
Postfach 86 03 13
81630 München
E-Mail: leserservice@graefe-und-unzer.de

Telefon: 00800 / 72 37 33 33*
Telefax: 00800 / 50 12 05 44*
Mo–Do: 9.00–17.00 Uhr
Fr: 9.00–16.00 Uhr
(*gebührenfrei in D,A,CH)

UMWELTHINWEIS

Dieses Buch wurde auf PEFC-zertifiziertem Papier aus nachhaltiger Waldwirtschaft gedruckt.

www.facebook.com/gu.verlag